清太医院代茶饮和五官科医方精选

李顺保　编著

科学技术文献出版社

SCIENTIFIC AND TECHNICAL DOCUMENTATION PRESS

·北京·

图书在版编目（CIP）数据

清太医院代茶饮和五官科医方精选 / 李顺保编著. —北京：科学技术文献出版社，2018.4（2022.1重印）
ISBN 978-7-5189-4111-7

Ⅰ.①清… Ⅱ.①李… Ⅲ.①茶剂—验方—汇编 ②中医五官科学—验方—汇编 Ⅳ.① R289.5

中国版本图书馆 CIP 数据核字（2018）第 055295 号

清太医院代茶饮和五官科医方精选

策划编辑：周国臻　责任编辑：王瑞瑞　马新娟　责任校对：文　浩　责任出版：张志平

出　版　者　科学技术文献出版社
地　　　址　北京市复兴路15号　邮编　100038
编　务　部　(010) 58882938，58882087（传真）
发　行　部　(010) 58882868，58882870（传真）
邮　购　部　(010) 58882873
官方网址　www.stdp.com.cn
发　行　者　科学技术文献出版社发行　全国各地新华书店经销
印　刷　者　北京虎彩文化传播有限公司
版　　　次　2018 年 4 月第 1 版　2022 年 1 月第 5 次印刷
开　　　本　710×1000　1/16
字　　　数　300千
印　　　张　18.25
书　　　号　ISBN 978-7-5189-4111-7
定　　　价　78.00元

前　言

我国宫廷医生渊源久远,上溯上古时黄帝列有岐伯、鬼臾区、雷公、伯高、少俞、少师六位医官,但无医疗机构,入周后始建医事制度及医学分科,自秦汉设置医疗机构,以后各朝代承袭。太医院名称始于金朝,沿用至清末。

清太医院系皇家医院,服务于皇亲国戚及王公大臣,官署设在东交民巷(《辛丑条约》后迁地安门外),但无病房,有似今日的家庭病房。清太医院为五品衙门,设院使(院长)一名,正五品职衔;左院判(第一副院长)、右院判(第二副院长)各一名,正六品职衔;御医(主任医师)十三名,正八品职衔;吏目(主治医师)二十六名,八、九品职衔(各半);医士(住院医师)二十名,九品职衔;医生(助理医师)三十名,无职衔。太医院实行全天候值班制,分内直(廷内)和六直(廷外),皇帝外巡,委派医疗小组护驾。

清太医院医术分科,始为十一科,后渐改九科、七科、五科,因满族多天花、麻疹、水痘,增设痘疹科,此为各朝代医院所无,亦可谓我国最早的传染病科设置。

清御医的选拔、甄别、考核、晋升、奖惩等极为严格,程序也极为规范,要求也极高。御医首先要具备忠君思想,医术顶级,可谓全国医家精英组成名医医院。

我国的病历医案最早出现于汉代,司马迁的《史记·扁鹊仓公列传》记载淳于意二十五则医案,名"诊籍"。清太医诊病,名"请脉",均需详细、认真书写病历,名"脉案",且造册存档,备查。皇室按个人造册,宫女等集体造册。因清太医院执行严格的"脉案"造册存档制度,故保留了大量的清宫医案,为今研究清太医院医药学术提供了大量的宝贵资料。

我们从清太医院脉案中可以看出,其辨证论治思路清晰,方法理论独特,方剂加减变化应用灵活,剂型种类繁多,内容描写论述详尽,具有研究价值和借鉴意义。但因儒家礼教的影响,大量的清太医院医案中罕见其舌象和体征的描述记载,我们借鉴尤当注意。

清太医院医案及常用组方数量之大,浩如烟海,整理实属不易。中国中医科学院西苑医院陈可冀院士领衔专家组承担这项艰巨的任务,共同编著《清宫代茶饮精华》《清太医院医案集成》《清宫组方研究》《慈禧光绪医方选议》等清宫古方研究著作,数年前,陈可冀教授等人将二十世纪八九十年代出版的《慈禧光绪医方选议》《清代宫廷医话》《清宫药引精华》《清宫代茶饮精华》《清宫外治医方精华》《清宫医案研究》汇集成巨帙《清宫医案集成》。陈可冀、李春生主编的《中国宫廷医学》、关雪玲的《清代宫廷医学与医学文物》、恽丽梅的《清宫医药与医事研究》《中国宫廷医学》收集、梳理了先秦至清代宫廷医学史实和大量医学资料。其中,《中国宫廷医学》下卷专门阐述清代宫廷医学相关问题。《清代宫廷医学与医学文物》《清宫医药与医事研究》则分不同的专题阐述了清代宫廷医学诸问题。

在此,我们博采诸家之长,潜心研究与探讨,形成了这本关于清太医院医案中涉及五官科病治疗的书籍。写作本书的初衷与设想是联系五官科病临床,从清代古方中寻找可借鉴的治疗五官科病的有效中药组方,希望能够在继承基础上有所提升,同时阐发出新意,形成自己的组方。本书参考上述著作中的古代组方,探讨了五官科治疗组方的研制，为相关的中医临床研究提供理论基础和临床应用，同时，对相关的医药档案进行整理出版，以飨读者，希望能够为五官科的相关学术研究提供参考。

呈现在读者面前的这本书即是遵循以上设想进行写作、整理的。然而，由于笔者才疏学浅，设想与现实仍然有一定的差距。诚恳倾听专家、读者的批评，笔者愿意随时修正。

本书在写作过程中，参阅和选用了一些书籍、报刊的资料，未能一一标明出处，特致歉意和谢忱！

全国名老中医、甘肃省名中医、

甘肃省中医学会副会长、主任医师

海陵七十八叟李顺保写于金城苔花斋

二〇一七年十一月十日

目　　录

第一章　清太医院医案简叙

第一节　清太医院医案的特点

中华传统文化源远流长,而作为其中翘楚的中国传统医学也经过了近千年的发展,不断地被先人进行实践、总结并丰富其成果,延续至清朝时,中医理论日臻完善,那些在经过无数实践检验而得到的共识部分更是成为中国传统医学发展的基石。即使清朝处于封建王朝行将就木之时,来自于西方世界的冲击也极大地影响了中华民族的原有的自信,并渗透在了社会生活的方方面面。医学方面也不例外地出现了"西学东渐"的局面。但这些情况并未影响中国传统医学的发展,学术争鸣的现象仍极为鼎盛,最具代表性的如经方时方之争、伤寒温病之争、温补与反温补之争,诸此种种都足以佐证中国传统医学在清朝不仅得到传承,而且在一定程度上有所创新和发展,具有其鲜明的时代特征和时代属性。本章主要从清太医院的建制和现存医案研究为出发点,归纳清太医院医案的特点。

一、清太医院体制健全,皇家重视,地位超然

在研究清太医院医案前,有必要对清太医院的运行体制及其地位有一定的了解和认识。

"生老病死"是人生的自然规律,因此,封建王朝统治者对于医疗的重视也贯穿于始终。宫廷专属的医药机构在初期便拥有一席之地,发展至封建王朝末期的清朝时,体制十分健全,而且地位超然。在清朝,太医院则拥有很大的独立权限来履行行政业务。在管理体制上,清太医院设长官一名,称为院使,相当于今天的"中央保健局局长",设副长官两名,称左右院判,下设御医十到十五人,医士二十到三十人不等。这些人员各司其职,各有分工,人员编制总数虽有增减,但体制一直没有变化,十分稳定。在官阶地位方面,院使为五品官,御医均授七品官,准用六品冠带,这足以体现出御医在清朝的崇高地

位及皇家对太医院的重视程度。

二、清太医院分科实用合理,诊疗程序严谨,医案真实可考

清太医院的医疗分科经过长期的发展,到清朝末期在分科上更加专业化,更加实用合理。清初,太医院分设十一科,为大方脉、小方脉、伤寒科、妇人科、疮疡科、针灸科、眼科、口齿科、咽喉科、正骨科、痘疹科。发展到乾隆年间,太医院将痘疹科并入小方脉,将疮疡科并入口齿科,计为九科。之后,又将伤寒科、妇人科并入大方脉,疮疡科改为外科,撤销针灸及正骨两科。据光绪年间的《会典》记载,太医院共设五科,为大方脉、小方脉、外科、眼科、口齿科。值得注意的是,从清初到清末,五官科始终独立设科,未发生过合并、裁撤的情况,相关医案记录也比较独立、完备。

因为是为皇家进行治疗,因此太医院的诊疗程序也是异常严谨。凡宫中传唤太医院侍直(值班)的医官入大内(皇宫)看病,都要由御药房太监带领,诊治疾病并开出处方后,必须与太监互相监督一同在御药房合药,将药方联名封存,然后具报处方中所列药物的药性和功用及治疗方法,并由医官和太监在日期下署名,再进呈皇帝阅览。嗣后将本章登记造册,封存入档案,以备查阅。因此,清太医院的医案非常完整,对于病情的描述,病理的分析也都十分明晰,有很高的参考价值。

三、清太医院人才选拔严谨,培训规范

因清朝御医作用重要,因此担当清太医院御医需经一系列严谨的选拔程序,主要途径:一是由礼部直接调聘;二是由各地官员保举推荐。大部分御医都是通过第二条途径选拔而来。御医不仅要具备深厚的中医理论和丰富的临床经验及良好的文学修养,重要的是要有忠君思想,方能跻身太医院。出于自身前途和身家性命的考虑,地方官吏绝对不敢向皇帝推荐没有真才实学者,因此,清太医院的御医们都是全国各地的中医精英。同时,宫廷里的用药丰富精良,更是民间无法企及,因此,清太医院代表了当时国家的最高医学水平。

除选拔人才之外,清太医院内还设教习厅对相关人员进行医药教育,主要以培养、造就宫廷医务人才为主。教习厅分设"内教习"和"外教习"两种,"内教习"职责是教育太医院供职的医生,对其中有培养前途的,给予重点关注。"外教习"职责则是教育和培养太医院医官子弟或普通平民学医者。

四、御医处方注重实效,辨证论治思维明确

清代御医的本职工作是为皇家进行医疗服务,因此诊治疾病是否准确,疗效是否显著,成为检验御医的唯一标准,达到标准者,方可得到奖赏或者升迁,反之,则会受到严惩甚至招致杀身之祸。由此可见,胆大心细是御医必须具备的素质,注重实效则是清代宫廷医疗的最大特征。清太医院案例记载:雍正七年二月二十三日,光禄寺正卿冀栋、御医刘裕铎治内大臣侯陈泰的伤寒病,效如桴鼓,雍正大悦,降旨曰:"陈泰病症,难为冀栋、刘裕铎医治,著各赏记录一次,钦此。"案例中的"记录"即是记功。

辨证论治则是中国传统医学中的诊疗原则,它含有朴素的哲学意义,强调具体问题具体分析,这一点在清朝御医中也得到了很好的传承。他们十分注重辨证论治,主要表现为:一是注重五脏相关,强调生制变化;二是注重中州畅达,强调气机升降;三是注重气血调和,强调益气为先;四是注重祛邪扶正,强调邪去正安;五是注重四时变化,强调天人相应。如清太医院案例记载:道光元年八月十六日,和嫔医案载:"脉息弦滑。原系肝郁夹饮,荣分不足之症。昨服枳芍疏肝汤,喘热稍减。惟气滞湿饮尚盛,今议用缓肝化饮汤,午服一帖调理。"该医案的组方是:当归四钱、抚芎一钱五分、茯苓块三钱、研制香附三钱、青皮二钱、炒柴胡八分、枳壳二钱、炒焦楂三钱、熟军二钱、黄连八分、牡丹皮二钱,药引荷梗一尺。该处方的主要功用是治疗痰喘,该症的发病机制是"喘由痰壅于肺,而蕴痰之因乃是肝郁。肝郁气滞,克及脾土,脾失健运,湿浊内停,蕴痰犯肺,痰壅气道,咳喘遂作"。意为肝脾存有五行相生相克的关联,御医用开肝郁、健脾运、化痰湿之法,其喘自平。

五、清宫御医博采众长,继承和创新中医医术

清宫御医继承前人的理论、实践成果,并在为皇家诊疗过程中进行了创新。从清太医院医案中我们可以看到,他们所用经方大都出自《伤寒论》《金匮要略》《千金方》等医籍中。不过,清宫御医们虽然注重师从古方,但却并不墨守成规,也会凭借着深厚的医学理论和临床实践经验,依患者病情采用不同的方式予以治疗。

博采众长是清朝御医的一大特点,并很好地体现在对经方的运用上。在清太医院医案中御医所用经方较多,例如,桂枝汤多用于杂病,麻黄汤多用于伤寒,白虎汤类多用于咽喉,柴胡与葛根汤多用于疲劳医治,按达原饮多用于

疟疾,泻心汤类方多用于鼻衄、气道郁结、肺胃热盛、咽喉作痛等症,五苓散类方多用于红白痢、口渴水泄、水气作鸣、四肢倦怠等症,四逆汤类方多用于心脾虚弱、头晕心跳等症。

除广用经方之外,清太医院医案中应用时方的记载亦颇多,且在临床应用中有独特之处。清太医院御医会时常向民间同行请教,互为进益,结合患者的病情、自己的经验及温病学说,创立了不少时方,这也是清太医院御医应用传统医学的鲜明特点。例如,医案中记载的二香汤、清咽消毒饮等时方,临床治疗效果均很显著。大量时方的应用,充分说明御医治病在继承的基础上是有所发展的,而非一味师从古人。

六、清太医院医案去伪存真,御医革新养生方法

历来的封建王朝统治者都热忱地希望自己能够长命百岁,江山永固,然而又深知人的寿命总会终结的自然规律,于是就尝试各种方法以达目的。从秦始皇派大臣远赴海外求取长生不老仙药,到明朝嘉靖年间皇家浓厚的炼丹之风,无不是统治者为了延年益寿而进行的"大胆的、愚昧的"尝试。结果事与愿违,对于长生不老,确实没有灵丹妙药,但注重养生,确可以对身体机能的衰老起到一定的延迟作用。

在清太医院医案中,关于养生与药补有较为详细记载,但炼丹之术及皇家服用金石的记载则几乎没有。清朝自雍正后,均十分重视药饵的补益与调理,形成此特点,一方面是因为宫中御医地位较高,而且皇家也崇尚实效而反对方术;另一方面是因清朝历代皇帝(尤其是皇太极、福临、玄烨等早期皇帝)、王公大臣对于骑马射猎、习武健身强体都非常喜欢。乾隆皇帝作为清朝最长寿的皇帝,驾崩之时并无重大病症,死亡原因是自然衰老,而他长寿的原因,除了注重养生保健外,长期服用药物补益品所产生的作用也是不容忽视的。根据清朝医案及组方所载,乾隆皇帝经常服用的补益与长寿之品包括散剂如龟龄集,酒剂如龟龄酒、松龄太平春酒、椿龄益寿药酒、健脾滋肾壮元酒,丸剂如健脾滋肾壮元丸、秘授固本仙方等。在清太医院医案中记载的近百首补益方剂中,以补肾壮阳之品居多,并相应辅佐滋阴之品,这些补品主治气血阴阳不足,尤其对于气虚阳虚的治疗效果更佳,长期少量服用,能够治疗老年头晕眼花、阳痿遗精,当有益肾固本之功用,可以达到补益长寿之目的。

七、清太医院医案组方丰富,灵活多变

清御医十分重视组方药物归经及处方使用药引,组方十分丰富而且根据病情的不同灵活掌握,而药引种类繁多,作用也各不相同。据初步统计即有入脏腑、入病位、引经报使、组合成方等。药引取药范围也很广泛,一般而言,草木、金石、甲介、虫兽及茶叶、食物等都能成为药引。选用药味方面,单味、双味、多味变化丰富,应用灵活。因用药对象是皇家,使用贵重药引也很常见,有的确实是病情所需,而有的则是纯粹用来显示用药的考究,如以燕窝与赤金等名贵药品作为药引便是如此。除此之外,还有选用病家易于接受的丸药为引的,如选用蜂蜜、红糖等矫正药味的物品为引,诸如此类。总而言之,太医院选用药引的时候,兼具药物归经理论与皇家治病的用药特点,下面以案例记载详而述之。

单味药引:在清太医院医案处方中,单味药引十分普遍,而且适用范围广,如外感风寒多用生姜三片为引。

双味药引:在方术中比较少见,但在清太医院医案中记录却很多,如治天花处方。医案记载:乾隆三十八年正月初八日,绵志阿哥病天花,"喜痘三朝","颜色红润,痘形渐长"。御医蔡世俊等用活血助长汤调治,方用生地、当归、丹皮、陈皮、牛蒡子、赤芍、川芎、南渣、连翘、僵蚕、白芷、紫草等味,滋阴养血,清热解毒、疏表透疹,领用香檀三片、冬笋尖三个为药引。

多味药引:清太医院医案中三味、四味药引也有较多记载。如宣统五年四月十六日,端康皇贵妃患疾,御医石国庆因其"咳嗽、头闷、中满、口渴、体倦"等症,应用舒肝利肺、清解止嗽之法治疗。用酒条芩三钱、苦桔梗二钱、鲜姜一片为药引。

贵重药引:在医案记载中也不少见。所谓"贵人食贵药",在为皇家提供医疗服务过程中,有的贵重药引确系病情所需,而有的则是为体现皇家的地位考究。例如,嘉庆年十二月初十日,御医苏钰、李浩名、于天成、白凌云、高永茂等为五阿哥诊病,因系"天花七朝","议用养血保浆饮",处方为:大生地四钱、当归三钱、麦冬三钱、花粉二钱、连翘二钱、木通二钱、栀子二钱(炒)、僵蚕一钱、山楂三钱、白芍二钱、甘草六分。引用燕窝三钱为药引。燕窝为高级滋补药品,功能养阴润燥,益气补中,一般作为补剂用治虚损,在此作药引,主要是体现皇家的尊贵地位。

丸药为引:丸药也经常被用作引药,它具有报使引经和治疗的双重作用。

如光绪某年十月二十九日戌刻瑾妃病重，"脉息左关弦细，右寸关沉浮，抽搐未止，痰涎壅盛，气息尚闭，神志不清，仍觉筋惕肉瞤，症势渐重"，御医急用调肝豁痰止搐之法调治，并以"琥珀抱龙丸一丸煎"为引。

矫正药味：清宫药引还可用来矫正药味。如道光二年六月十九日和妃病"暑湿停滞，受风之症"。"脉息沉实""大便未行"，御医以加味承气汤治疗，并用"红蜜一茶勺"为引，来以甜味中和药汤之苦。

特殊药引：对于特殊的病情，清宫御医会根据需要采用特殊药引，如虫兽、人的排泄物等。医案记载，光绪某年三月二十三日，光绪帝因"湿热下行于经络，致作足跟疼痛，上蒸湿热则作耳鸣，运行滞塞，转疏迟化"，御医用舒肝建中、利湿活络法组方，并用"蚯蚓一钱(土炒)"为引。

八、清太医院医案代茶饮法具有明显的现实意义

在清太医院医案中多见记载代茶饮。代茶饮是御医根据辨证论治原则，用处方煎汤让患者当作茶品的一种治疗方法，众多得到当时皇室的普遍认可，对于当代社会人们的养生调理也有很好的现实意义。当下亚健康人群日益增多，日常保健得到越来越多人重视，而通过日常茶饮对身体进行调理，是当代人们很乐意接受的方式，因此对于清太医院医案的代茶饮法进行研究，具有极强的现实意义和深远的历史意义。

清太医院代茶饮主要应用在善后调理、辅助主方治疗、轻病对症治疗及妇科回乳、小儿调治等几个方面。首先是对于善后调理有很好的帮助，在患者病后恢复期间，一般会因为食用药物时间过长，出现食欲欠佳、体力衰弱的症状，而代茶饮可取得使患者徐缓和胃的效果，让患者的食欲恢复，从而取得更好的调理功用。其次，辅助治疗作用明显，病重和病情复杂的患者，可以选用对症的代茶饮以做辅助治疗，对于尽快治愈有不错的效果，这在医案中也常可见到。最后，对于病情较轻的患者，常用代茶饮对症进行调理也很常见。除此之外，宫中用炒麦芽等煎汤代茶回乳也常见。可以说，代茶饮在宫中应用范围十分广泛。

医案记载的代茶饮有很多，一般我们都会按照功用进行归类，有解表代茶饮，主要用于疏风解表、清热解表、宣肺解表；有清热代茶饮，对于养阴清热、利湿清热、和中清热有很好的功用；有除湿代茶饮，可以起到化浊除湿、理脾除湿、利水除湿、祛风除湿的效用；有祛暑代茶饮、温中代茶饮，能够清气祛暑、利湿祛暑、清暑益气；还有补益代茶饮，可以起到补气、补血、补阴的效果。

宫中代茶饮的组方原则与临床所用的方剂组方是相同的,用药分君臣佐使,拟方看温凉寒热。如果方中药味较少,就会突出其中的一味,如果药物组合比较多,就采用兼顾的原理,如果效用很好,即使药味比较重也不会有所禁忌,而药味较轻的话,会根据现实情况进行一定的增减。当然,代茶饮的组方与临床组方还是有一定的不同之处的,这是由代茶饮服药的特点及治疗对象所决定的。

第二节　清太医院医案的研究价值

保存完整的清太医院医案都是第一手的实践资料,这些医案中,有成功的经验,也有失败的教训,只要对这些医案认真进行研究,对于提高临床治疗是不无裨益的。同时,清太医院医案记载翔实、全面,在中国传统医学临床实践的理论研究上也为我们提供了重要的史料,对于当代中国传统医学的发展及世界对中国传统医学文明的认知更是具有十分重大的意义。

一、清太医院医案是清代医案的精华荟萃

在清代,保留下来的医案著作也有很多,并且这些医案的质量较之以往朝代也有相当程度的提高,而清太医院医案则是清朝众多医案著作中集大成者。清宫太医院御医在为皇家提供医疗服务过程中,为了提高其医术临床技能和水平,以得到皇家更高程度的认可,在其从业过程中也会不断地向民间求师,研究民间医案、典籍,与时俱进。在这个过程中,御医们为了避免"医疗事故",对于民间医案会进行审慎的判断和临床检验,以去其糟粕,取其精华。因此可以说,由御医们记录的清太医院医案是民间、宫廷中国传统医学的精华荟萃,是集清代各家医案之大成。通过清太医院医案的研究,可以让我们清晰地了解清代近三百年的医学发展。

二、清太医院医案融汇中医理论精髓

清太医院御医在接受过严格的训练,通过重重考核后,方得以跻身太医院为皇家服务。他们无论是理论知识,还是实操技能,都胜超民间中医不止一筹。因为太医院诊疗程序的严谨,使得清朝的御医需要如实地将传统中医理论完整地体现在每个具体的医案当中。研究清太医院医案,对于更好地继承并发展中医理论起到重要作用。

历代医案著作《内经》《伤寒论》《金匮要略》等中医经典中的理论内容贯穿其中,后世医家又将理论上的新发明,诊疗技术上的新方法、新体验,方药应用上的新见解融入医案之中。医案记录及医案著作的不断涌现,充分表明中医医案不仅是中医理论的有力验证,更给中医理论的继续发展提供了本源,清太医院医案则很好地将这些理论予以了融会贯通!

三、清太医院医案凸显中医理法方药的整体性

由于时代的局限性,民间流传的医案不能完全涵盖中医理法方药,而清太医院医案在这方面有先天的优势。很多先进的中医理法方药仅仅在宫廷中应用。研究清太医院医案,可以更多地挖掘出一些未知的中医理法方药,每则规范完整的医案在分析病机、辨别证候、诊断疾病、选择处方、加减用药的过程中均包含了中医阴阳、五行、脏腑、经络、病因、病机、四诊、八纲、辨证、方剂、中药等全方位知识,以及中医临床各科的基本知识,是中医的整体观特色的最好体现。

四、清太医院医案是中医学术流派传承和发展的最好教材

清太医院因为其地位特殊,御医们可以看到全国范围内各个中医学术流派的典籍,从而进行有效的整合利用。清太医院医案对各个学术流派独到的诊疗思想和临床技能的如实记录,给流派传承人提供了学习的重要途径,尤其对于那些濒临断代或已经失传的学术流派更是意义重大,后世医家可以依据这些医案类文献继续学习并发展流派精粹。

五、清太医院医案能对当代中医发展颇有启迪

清太医院医案属于皇室秘密,医案的流传范围较小,民间对此研究还比较匮乏,通过研究医案,分析、总结并公开其中一些成功的治疗方法、处方,对当代中医的发展能起到很积极的作用,并能进一步加强中医学人对传统医学的信心。

六、清太医院医案体现出中医药文化的特征

清太医院御医们不但有精湛的医术,同时拥有很高的文化造诣,御医书写的医案风格也是各有千秋。从行文之法上看,有正叙、倒叙、插叙、夹叙;从分析疾病机制方面,有的删繁存精,有的丝丝入扣,有的猎险而惊人,有的则是错

误案例需要引以为戒,可谓风采各异,琳琅满目,充分体现了中华民族中医药文化的特征。

七、清太医院医案的研究可以提高中医的国际影响力

中国传统医学文明在清代得到了极大的发展,清代的中国传统医学汇集了中医文明上千年传承并发展下来的累累硕果。从某种意义上来说,清朝是中医发展最为鼎盛的时期,《清太医院医案集成》则是最能展现这个时期的代表性著作之一。对它的研究,能让世界对中国传统医学文明有更加全面且深入的认识,对于进一步提高中医的国际影响力有很积极的意义。

第三节　清太医院五官科医案的研究意义

对于清太医院医案的研究意义十分重大,从现今对于清太医院医案价值的挖掘及研究现状来看,还留有我们研究的余地,主要体现在当前的研究集中于内科、外科、妇科、骨科,而对眼科、口齿科、咽喉科等五官科医案的整理与挖掘还有待进一步整理和研究,因此,对清太医院五官科医案等的研究需要引起高度的重视。

一、五官科病影响生活的各个方面

五官科病虽然不会像内科疾病那样,对人体相关机能造成严重的影响,但若是五官出现问题,却可以立即对生活带来极大的不便。例如,一旦患有眼疾,会让人们难以辨识外界事物,影响人们正常的行动;一旦鼻子出现问题,直接影响到呼吸系统,让整个人处于呼吸不畅的状态;若是耳朵机能不正常,则影响人与人之间的正常交流,同时因为与大脑距离较近,治疗起来也十分麻烦;咽喉出现问题,对语言功能直接形成障碍,或是不能说话,或是因为病痛不想去说话,对于正常饮食也产生影响。所以,五官科的疾病同样是不容忽视的。

二、清太医院五官科医案的研究应引起重视

由于其他朝代距离我们较遥远,并且朝代更迭均会历经战争动乱,太医院的医案早就散失殆尽。清太医院医案距离我们年代较近,并得到了相当严格的管理与保护,所以我们才能得以有幸看到这一中医瑰宝。清朝御医又是中

医医术上集大成者,同时也因皇家医案严谨要求,确保这些中医大家的思想通过医案得以保存并流传下来,若不去将其中的价值充分挖掘、利用起来,有暴殄天物之嫌,这种挖掘、继承、发展应当是全方位的,而不能局限于某些方面,对清太医院五官科医案研究急需引起我们高度重视。

三、清太医院医案中代茶饮对五官科治疗的积极意义

在研究清太医院五官科案例的时候,代茶饮医案的研究更应该作为重中之重。代茶饮的治疗方法与一般中医上的针灸火石有本质的不同,它通过组方煎汤,达到去除病灶,强身健体的功用。这种方式痛苦小,操作简便,成本低廉,且对于患者日常生活几乎没有影响,所以更易于被患者接受并推广。通过对清太医院医案中代茶饮对五官科的治疗记载进行深度挖掘,并将其利用到人民群众的日常保健中,以此更好地守护人民群众的健康是一件非常有意义的事情。

第二章 解密清太医院医案代茶饮法

第一节 中药代茶饮在中医药学中的地位

上文说到了清太医院医案中,代茶饮的现实意义十分重大,并简单地对代茶饮进行了介绍。本节着重对代茶饮的本质、出现和演变历程、在中医药中的地位及在皇室医疗中占据高比重的原因等进行解析,从而梳理出代茶饮在我国传统医学中的价值,以使得大家对清宫太医院在运用代茶饮在五官科治疗中的作用有个清楚的认知。

中药代茶饮就是我们普通人群中的药茶,在专业领域里也称茶剂。它的原理是将中草药与茶叶按照一定比例进行科学搭配,或根据需要将单味或复方中草药加工成或粗或细的粉末,用沸水冲泡或者加水煎煮取汁,供人们随时饮用。从药茶的构成方面而言,主要由一些芳香性植物药及经冲泡或煎煮有效成分容易溶出的轻灵药物组成,如花、叶、质轻的根茎、果实的鲜品及干品等,都可以作为药茶的重要组成部分。

中药代茶饮与中药普通煎剂不同,普通煎剂需要进行一定时间的煎煮,而且对于服用的时间和次数及用量有一定的要求,如需要饭前或饭后服用、一次服用多少用量、一天服用几次等都有明确的规定,而中药代茶饮则采用直接冲泡饮用方式,方便快捷,可以不拘泥于时间和用量,随时饮用。

中国的中药代茶饮历史悠久,因它在治疗疾病、保健养生上具有简单、方便、有效等特点,使得它在中国医药学中占有独特的地位(图2-1)。

代茶饮的出现跟悠久的种茶史是紧密相连的,为了更好地保存茶叶,将采摘的新鲜茶叶制成茶饼,并放置火上烘烤至深红色,再和葱姜等配料研磨,用沸水冲泡,饮用后起到提神醒酒的功用。

从某种意义上说,茶叶水便是中药代茶饮的源头,历史可以追溯到周工朝。司马迁的《史记·周本纪》中记载,武王伐纣时,有巴蜀部落将茶作为贡品献给武王,汉朝书籍《尔雅》也有相关的记录,但是此时尚未出现代茶饮的

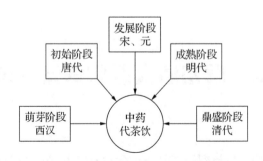

图 2-1 中药代茶饮的历史演变过程

名称。

西汉是目前比较认可的中药代茶饮的萌芽时期。三国时的著作《广雅》中说,在距今两千二百年前的西汉,已经开始应用代茶饮,但只是雏形,应用范围也非常有限。晋·孙楚的《山歌》中记载"姜桂茶荈出巴蜀",梁·陶弘景的《本草经集注》中记载"西阳、武昌、庐江、晋陵皆有好茗,饮之怡人,凡所饮物,有茗及木叶、天门冬苗、菝葜叶,皆宜人",《茶经·七之事》中记载陶弘景《杂录》云"苦茶,轻身换膏。昔丹丘子、黄山君服之"。这些都说明了西汉时期已知服用茶叶水可达到身体康健的目的。

从汉朝到六朝晚期,茶的发展经历了一个完整的历程,从而也为中药代茶饮的出现奠定了良好的基础。西汉最初,关于茶叶的记载只能见到其名称,而到魏晋时,关于茶的形态、功用、产地、烹茶法等内容已经记录得较为详细,在六朝的梁·陶弘景《本草经集注》中的苦菜注文则是第一次将茶纳入正统本草。到六朝晚期,茶饮的地位已经得到显著提升,成为祭祀、宴请的必用饮料。而在茶饮发展的同时,其他植物饮料也在不断地涌现。

唐后,代茶饮开始得到广泛的推广,可以说唐朝是正宗中药代茶饮发展的初始阶段,此时一些其他植物也开始出现在代茶饮的组方中。如唐·陆羽的《茶经·六之饮》曰:"滂时浸俗,盛于国朝。"是说在汉晋以来,饮茶的风气逐渐扩展,成为时尚与习俗,最后兴盛于唐代。

唐朝的书籍中详细记载了很多代茶饮的饮用方法。《唐本草》正式确立了茶在本草中的独立地位,对此后的医药书产生了深远的影响。之后的唐·孟诜的《食疗本草》记载:"茗叶,利大肠,去热解痰。煮取汁,用煮粥良。又,茶主下气,除好睡,消宿食,当日成者良。蒸、捣经宿,用陈故者,即动风发

— 12 —

气。"详细描述了茶的医疗效用。唐·昝殷的《食医心镜》也记载了茶作为饮食物的治疗作用。《食疗本草》确定的茶叶能"利大肠,去热解痰""下气,除好睡,消宿食",则是从《唐本草》的记载中转引而来。孟诜提到的茶要"当日成者良。蒸、捣经宿,用陈故者,即动风发气"的服用法,大概是不喝过夜茶习俗的最早记载。

唐代著名医学家王焘的《外台秘要》中所载治疗疾病的药茶组方被称为"唐代代茶饮",组方如下:"黄芪、通草各 2 斤,茯苓、干姜、干葛、桑根白皮各 1 斤,鼠粘根 3 斤,生干地黄、枸杞根、忍冬、薏苡仁各 10 两,菝葜 8 两,麦门冬、萎苏各 5 两。上十四味,并拣择,各别捣,以马尾罗筛之,搅拌令匀调,重筛,务令相入,不令偏,并别取黄白楮皮根相兼细切,煮取浓汁,和溲令硬软得所,更于臼中捣,别作一竹卷子,围阔二寸半,厚二分以下,临时斟量大小,厚薄作之,此亦无定,众人依模捻成饼子,中心穿孔,曝干。"从中可见该方的加工方法、煮饮法,都与当时的饼茶如出一辙,故称该方为代茶饮。

进入宋、元以后,中药代茶饮的应用更加广泛,进入蓬勃发展的阶段。北宋结束了五代十国的混乱,营造了较长的承平一统时期。宋代继承了唐代饮茶成风的传统,并且将茶更多地用于医疗保健。与此同时,各种保健"汤"开始盛行,成为此时饮料发展史上最有特色的内容。将茶与药物配合饮用,是宋代比较多见的一种方法。鉴于所有的香料其实都属于药物,所谓茶、药结合,也应该包括香、茶的结合。

北宋初的《太平圣惠方》载方 16 834 首,用茶的组方有 168 首,可见在宋代,茶叶在中药方剂之中的应用已较为广泛,之所以出现这种现象,与代茶饮在唐代渐渐对社会发展(包括医药)产生诸多影响是分不开的。通过对此时代茶饮在医药中的运用和分析,可以发现将茶作为治病的主药还是非常少见的。在《和剂局方》中 64 首用茶的方剂中,只有如圣散用腊茶,如圣胜金锭用嫩茶,其余都是用来作送服汤的。在这个时期,把代茶饮治病经验整理成书籍,并流传于世,对后世产生了很大的影响,如《太平圣惠方》《圣济总录》《饮膳正要》《养老奉亲书》等。代茶饮的取材已广泛,应用也已多元化,到达了蓬勃发展阶段。

元代《居家必用》对各类饮品进行了分类,也是相关方面的最早记载。《居家必用》全称《居家必用事类全集》,共十集,是元代初期的一部家庭事务的百科全书,其中有饮品的专门记载。由于该书不是专业的医药用书,而是面向社会市民的日用小百科之类的读物,因此反映社会实际使用各种饮品情况更加真实。该书把饮品分为五大类,分别是"诸品茶"（文 15 则,茶 10 品）、"诸品汤"（30 种）、"渴水"（8 种）、"熟水"（7 种）、"浆水"（5 种）,可见代茶饮在元代有了进一步的发展。

明代堪称代茶饮发展的成熟阶段,标志为《普济方》的出现。这部医籍收了药茶方 8 首,详细记述药方的适应证和饮用方法。嗣后,出现大量的记载代茶饮方的医籍,著名的如《韩氏医通》《赤永玄珠》《永乐大典医药集》,其中,最经典的当属明代著名医药学家李时珍的名著《本草纲目》,其中有大篇幅对茶的论述"苦甘微寒,无毒。主治瘘漏,利小便,去痰热,心渴……下气消食",书中记载了许多药茶良方,如治疗血尿的茅根茶、小便不通的萱草根茶等,并详细论述了药茶的功用。

清代,中药代茶饮发展到鼎盛阶段,日臻完善。表现在专著日趋成熟,如《本经逢原》《本草求真》《茶史》《本经求真》等,对于中药代茶饮方的记载已十分详尽,其中以沈金鳌编著的中医丛书《沈氏尊生书》中记载的"天中茶"最为著名,迄今仍在临床上得到广泛应用。这些书籍的完好保存为研究和整理中药代茶饮提供了宝贵的资料。

清太医院医案中记载了多个饮用代茶饮的案例。例如,光绪三十一年六月十六日,御医姚宝生为慈禧诊脉认为慈禧肝胃有火,湿热未清,拟方"金银花三钱,白扁豆四钱,竹叶卷心二钱,莲子心一钱,鲜藕五片,水煎代茶",方中白扁豆健脾益气、利湿;金银花清热解毒、辛凉散热;竹叶卷心、莲子心清热除烦;鲜藕生津止渴。诸药配伍以取益气祛暑、清热利湿之效。

又如医案记载慈禧太后所用膳食油腻居多,又不加节制,再加上终日忧虑致脾胃健运受阻,御医以消食化积药物为主,佐以健脾和胃之品,组成代茶饮方,方用加味焦三仙饮:焦山楂、焦麦芽、焦神曲各六钱,橘红二片。方中焦三仙消积导滞,橘红苦辛温,能燥湿化痰、消食宽中,尚可止咳,对于慈禧太后的病症有很好的效果。

再如《主子等位用药底簿》记载,敦宜皇贵妃采用清热化湿代茶饮防治疾患。方中炙香附行气解郁,治疗肝郁气滞、胸胁胀痛,甘菊清肝明目,二者共奏清肝胆湿热之效;桑叶、竹茹味皆甘寒、清肺热,陈皮和半夏味皆辛温,燥湿化痰,二者共奏清肺化痰之效。前者泄肺平喘,用于肺热喘咳;后者善清肺、胃、胆三经之热而化痰,常用于治肺热咳嗽。

光绪十八年十月初五日庄守和医案记载,皇后脉息和平,唯肺胃稍有欠和,采用和胃代茶饮调理,水煎随意饮服;恭亲王府夏季采摘鲜嫩的灯心草叶和竹叶,像茶叶一样用沸水冲泡服用。灯心草性寒味淡,具有降心火、清肺热的作用,而竹叶则有祛烦热、利肛肠的功用;慈禧太后曾因胃火炽盛、肺经风热,导致上腭咽喉疼痛,御医姚宝生采用"清热代茶饮"(鲜青果、鲜芦根)清泄肺胃之热、生津利咽;道光二十七年六月一日,琳贵妃采用生津代茶饮治疗其疾病,方中的沙参、麦冬益气生津,竹茹清热除烦,益元散即六一散加辰砂,则具有清热利湿、镇心安神的疗效。诸药合用可达到益气祛暑、养阴生津的功用。

由于代茶饮对于预防暑邪也有很好的功用,在酷夏时节,祛暑类代茶饮还是清代皇帝及后妃们日常的防病制剂之一。

医案中如上述的案例非常多,由此可见代茶饮在宫廷医疗中应用之广泛程度,可以说,它是清宫皇室预防疾病的重要剂型之一,而且在清太医院医案中关于代茶饮的各种组方也是非常之多。

清朝覆亡后,清宫太医院医案记载的代茶饮组方也由多种渠道流入民间,但经后人篡改,与原本的组方及功能作用已有改变。时至近代,中药代茶饮的医疗保健作用又再次受到人们的重视,如中华人民共和国成立后编著的第一部《药典》中即记录了药茶的制作方法和注意事项,这为药茶的重新发掘起到了一定的促进作用。之后,《中医大辞典·方剂分册》及多种方剂专著和民间单验方集、各种医学报纸杂志都刊载了数量可观的药茶方,许多医院和药店也推出了许多药茶成品,如午时茶、天中茶、甘露茶、减肥茶等,这些都为中国药茶的发掘、整理及临床应用奠定了良好基础。近年来,很多医著也提出了许多新药茶方,并对一些未解决的问题进行了讨论,为相关的学术研究和临床应用做了很多基础性工作。与此同时,不断发展的中药代茶饮也已与世界接轨,国外也越来越盛行饮用药茶,如袋泡茶、速溶茶、冰茶等,它们都因其方便性和较好的疗效得到了人们的青睐。药茶与现代发达的科技的不断结合,必然会给它带来更旺盛的生命力,而将清太医院医案中的代茶饮组方进行挖掘、整理、研究,对于传承中医药文化,让传统医药文明造福于人是一件利在当代、功在千秋之事。

第二节　中药代茶饮的基本特征

因为皇家人员对于养生长寿等方面十分重视,清代太医院医案中有关养生保健、防治疫疾、美容养颜的记载十分丰富而且宝贵,这些医案中很多医方用药考究精当,饮食搭配科学合理,对当今人们的养生及疾病治疗仍然有很强的指导意义。尤其是医案中记载的中药代茶饮因为众多的特点成为中医治病调理、强身益寿的特殊中药剂型,在当前的医疗保健事业中也占据了重要的地位。总体来说,中药代茶饮的优缺点有以下几个方面(表2-1)。

表2-1 中药代茶饮的优缺点

优点	缺点
饮服方便,易于调理	药效容易挥发
药效充分,疗效显著	
轻灵精巧,甘淡平和	剂量不好把握
长期服用,缓缓调治	冲泡偶有不便
有病治病,无病调理	

一、中药代茶饮的第一个优点是便于患者饮服,而且调理身体十分简便

中药代茶饮可以根据患者病情的需要辨证组方,随病症的发展变化而进行用量的加减,按药物的性能等选择恰当的使用方法,操作程序简单,调组方便,且具有很强的针对性。可以说它在保持中医汤剂辨证论治加减灵活、疗效显著特色的同时,又摒弃了传统汤剂煎煮烦琐、携带不便等缺点。中药代茶饮储存及携带便利,可以随时多次饮用,且吸收效果良好,辅助治疗作用突出,可以在特殊情况或某些急症时备用。

二、中药代茶饮第二个优点是药效发挥充分,医疗效果十分显著

在中药代茶饮中,药材都是粉碎成粗末或切制成细丝、小段,这样的处理方式可以使得药材表面积增大,与溶媒接触面也会增加,如果再经过煎煮,药物的有效成分便很容易溶出,故可取得很好的治疗效果。

在药物药效发挥上有两个实验证明,一是药物经粉碎后的药液浓度比未粉碎药材浸出液的药物浓度要高很多,因此,中药代茶饮的药效是十分充分的。而将中药以沸水冲泡或稍加煎煮后饮用,可以避免传统的中药汤剂因加工、久煎造成某些药物,尤其是芳香类药物有效成分的损失,同时,以沸水冲泡药物,还可以迅速降解灭活药物中的酶,防止药物中的有效成分分解。二是解表药中多含有挥发油,在常温下便可挥发,有水蒸气条件下挥发加速,所以不

宜久煎；当药液温度在 30～40℃ 时，药物所含酶的活性很强，在酶的作用下，药物的有效成分容易发生分解，含量降低，影响疗效。鉴于以上两个原因，对于阿胶、鹿角胶、饴糖等不耐高温的胶类药物及薄荷、藿香、香薷、青蒿、金银花等芳香类含挥发油多的药物，最好的方式便是做成药茶。胶质类药入煎剂易粘锅煮焦，并对其他药物形成黏附，影响药物成分溶出，若以药茶形式出现，可以避免因久煎导致的有效成分损耗，让药效得以充分发挥，提高疗效。

三、中药代茶饮第三个优点是药性甘淡平和，成品轻灵精巧，携带方便

代茶饮的组方完全遵循着辨证论治的原则，且选药十分精当，同时用药量轻是它的一个突出特点。与汤剂相比，代茶饮对于药源的节省效果很明显。例如，《本草纲目》所载"僵蚕良姜茶"具有祛风止痛作用，善治头风。药方中仅含白僵蚕、高良姜两味，等分为末，每服一钱，即 3g。若是采用汤剂，常用量则为 20g。如此算来，采用茶剂每剂就能节约用药 17g。可见用中药代茶饮的方法可以节省相当可观的药材用量。

从药性来说，代茶饮所用的药物大都药性平和，对于肠胃基本没有伤害，而且药味以甘淡为主，部分微苦微寒，服用起来不会觉得味苦难咽，却能够除疾调理，对于不喜欢苦味的小儿患者十分适宜。

从药物功用而言，代茶饮所用的中药，多具有解表、清热、止嗽、除湿、和胃、消导、通便、祛暑、安神、补益等作用，对于外感风寒、外感风热、痰湿犯肺、湿热内蕴、食积不化、肠燥津枯、暑热伤津、心神不宁、气血两虚所导致的诸多病症均有很好功用。

四、中药代茶饮第四个优点是可以长期服用以起到缓慢调理的效果

因为中药代茶饮用量轻，适合经常性服用，而且药性平和，对于肠胃没有不良反应，所以患者可以长期坚持服用，以慢慢达到治疗效果，对于慢性病的治疗及对身体机能的调整最为适宜。

对于很多病症，长期服用药茶还可以让药物的有效成分在体内达到某个量化标准，这样药效会更加巩固，作用则更为持久。如患泌尿系结石患者，持续多次服用药茶后，能保持泌尿道中的药物浓度，同时可稀释尿液，清洁尿路，加大对尿路结石的冲刷力，从而有利于结石的缩小与排出。

五、中药代茶饮第五个优点是调理与治疗可以兼顾

因中药代茶饮具有平和的药性，以及调和脏腑阴阳、气血盛衰的作用，长期饮服，既可帮助患者治疗疾病，又可帮患者调理身体。尤其对重病初愈的患者作用更为显著，对其体力恢复大有裨益。

当然，中药代茶饮也有诸如药效容易挥发、剂量不好把握、冲泡偶有不便的缺点，但瑕不掩瑜，基本可忽略不计。

总而言之，中药代茶饮的主要宗旨是祛邪治病，防病保健，具有方便、灵活、有效、节约药量、针对性强、适应性广等众多优点。它的药效显著，与汤剂相比不相上下，却又没有繁杂、浪费药材等缺点，宜于长期服用。

第三节　中药代茶饮的应用范围

中药代茶饮作为中医药发展中十分重要的成果，因众多的优点被患者广泛接受并深深喜爱。现代中药代茶饮在人民群众日常生活中的保健作用十分常见，而治疗疾病的功用则主要体现在对一些常见病的治疗及患者病症痊愈后的调理，更好地巩固治疗效果上。对于疾病防治方面的应用，主要是针对内科、外科、妇科、儿科、五官科等。

一、防治内科病

内科病有外感病和内伤病之分。前者主要是六淫外因所致伤寒、温病、风湿等相关疾病，后者则是七情内因所致肺、心、脾胃、肝胆、肾等五脏六腑相关的疾病，中药代茶饮治疗对于其中的大多数疾病均有良好的疗效。

以感冒为例，它属肺系病症，而《太平圣惠方》中记载的"葱豉茶方"便是一首用以治疗感冒疾病疗效显著的方剂。药方由葱白、豆豉、荆芥、薄荷、栀子、石膏、紫笋茶末组成，水煎代茶，随时服用，具有解表散寒、清肺化热的功用。

再如惊悸，它属于内科心病。清太医院医案中的"安神代茶饮"即是治疗此病的常用药方，组方为龙齿、石菖蒲，制作为代茶饮，后常被皇家作养心安神之用。

再如《千金要方》中的"竹茹芦根茶"，是针对呃逆这种脾胃内科常见疾病的良方，由竹茹、芦根组成，生姜水煎成代茶饮用，这也是流传至今治疗呃逆的

知名茶方。

对于肝胃有火而导致的眩晕,则可以使用医案中记载的"清热理气代茶饮"治疗,药方由甘菊、霜桑叶、橘红、鲜芦根、建曲、炒枳壳、羚羊角、炒谷芽等组成,制成代茶饮,可以起到理气健脾胃的功用。

代茶饮治疗因饮食不节导致的肠系痢疾的组方也可见到,《普济方》中"连梅止痢茶"对于此症有一定的疗效。方中以胡黄连、乌梅肉、灶下土为方,加腊茶煎汤温服,可以达到清热利湿的效果。

患有淋症,会出现尿频、疼痛等症状,这属于内科泌尿系疾病。《本草图经》中有以生姜、甘草煎汤调服海金沙、腊面茶的药方,对于治疗小便不通、脐下满闷具有一定的疗效。

传染性较强的瘟疫是常见的传染科疾病,中药代茶饮也是多以防疫为主。最著名的茶方为"板蓝根茶",在现在也有十分广泛的应用,是家家必备的防病良药。药方由板蓝根、大青叶、野菊花、金银花组成,用沸水冲泡,代茶频饮,可以达到清热解毒的良好效果,可以说是防疫的首选药方。

二、防治外科病

医案关于中药代茶饮治疗外科疾病的记载也有很多,如治疗疮疡类、皮肤病类、肛门病类、肿瘤类等。

如《实用中医外科学》中有关于治疗疮疡的记载,用鲜马齿苋水煎代茶,不限时进行饮服,可以达到清热解毒、凉血止血的功用。

如民间有关于治疗由于对鱼、虾、蟹过敏而引起的皮肤瘾疹病的良方,药方由乌梅、防风、柴胡、五味子、生甘草组成,制成代茶饮,对于治疗因风热蕴结、湿毒内郁所致的瘾疹有很好的疗效。

痔疮、脱肛是常见的肛肠外科疾病,俗话说,十男九痔,尤其久坐不立的人更容易患有这种顽疾。对于此症,《食医心镜》中记载,嫩槐叶蒸熟晒干后沸水冲泡,代茶饮服,对治疗肠风痔疮下血有很好的疗效。而脱肛的原因多是气虚下陷。古方中的"升麻蜜根茶"是治疗脱肛的有效药方,它由升麻、棉花根、仙鹤草、当归、黄芪组成,制成代茶饮,对于因为气虚而引发的脱肛有不错的疗效。

瘿瘤的表现是患者颈前喉结两旁结块肿大,占方记载,取海藻、海带、紫菜、昆布、龙须菜制成代茶饮可以散结肿块。

癌症是当今世界严重危害人类健康、死亡率较高的疾病之一,中医上也有关于抗癌的茶方,白花蛇舌草、绿茶、甘草作为代茶饮经常性服用,可以达到清热解毒、利湿抗癌的功用。而用抗癌茶方配合化疗方法,是现代提高癌症疗效的很重要的途径。

三、防治妇科病

中药代茶饮关于防治妇科病的药方也有很多。例如,煮白茅根浓茶后,加红糖制成代茶饮,对于月经先期、经量过多等症状有很好的治疗作用。又如,将当归、川芎、益母草制成代茶饮服用,能够起到活血养血、调经止痛的功用,可以治疗经期错后、经量过少、经行腹痛等众多症状;再如,取石榴皮做成代茶饮饮服,可以温肾固脉,有效地治疗脾肾虚弱带下等症状;对于胎动不安这类孕妇常见的病症,《太平圣惠方》中"糯米黄芪饮茶"有很好的效果,药方由糯米、黄芪、川芎组成,制成代茶饮对调气血安胎、治气血不和、胎动不安等症状疗效显著。代茶饮用于哺乳期母亲退乳断奶的治疗也较常见,清太医院医案中记载以回乳代茶饮进行回奶有很好的效果,将生、熟麦芽做成代茶饮,能起到健脾开胃、理气消胀、回乳的功用。

四、防治儿科病

因为药性甘淡,利于下咽,因此代茶饮法在治疗儿科病方面具有一定的优势,在防治儿科病上也得到很多的应用。例如,治疗号称儿科四大病之一的水痘,医案中就有详细记载,道光十一年十二月,年仅一岁的六公主因内有蕴热,外受风凉而面发水痘,御医使用"疏解代茶饮"进行治疗,并取得了良好的效果,代茶饮由薄荷、桔梗、荆芥、甘草组成,对于疏风解表透疹、祛邪外出有很好的功用。

再如,被称为儿科四大病症之一的疳症,其发病原因多与脾胃失调有关。医案中记载用山楂、麦芽、莱菔子、大黄经沸水冲泡后代茶饮服,可以消食化积、兼养脾胃,针对此症有很好的效果。

小儿夏季热则是婴幼儿时期的一种特殊疾病。古方中以金银花、香薷、杏仁、淡竹叶、绿茶为组成,以沸水冲泡,制成代茶饮让婴幼儿服用,可以有效地防治小儿夏季热。

小儿遗尿的发病多是由肾气不足、下焦虚寒及脾肺气虚、膀胱失约所致。对此,《本草纲目》中提到,用乌药嫩叶炙碾,做成代茶饮,可防止小便滑数。

五、防治五官科病

以代茶饮法治疗五官科病的经验也有很多。如常见的眼科疾病视力减退,有效的药方是明目中药代茶饮,经常性饮用可以达到很好的效果。《瀚海颐生十二茶》载:枸杞子、菊花、霜桑叶、谷精草水煎代茶,对于肝肾阴虚所导致的视力减退有良效。

导致听力下降的耳部疾患病因多是因为肝胆热盛,上攻耳窍所致,治疗应以清泄肝胆湿热为原则。医案记载,慈禧太后曾患右耳堵闷之症,御医艾世新用"平肝清热代茶饮"(龙胆草、醋柴胡、川芎、甘菊、次生地)进行调理,取得很好的效果。

鼻渊是一种常见的鼻部疾病,病因多是热邪壅滞鼻窍所致。有效药方为苍耳子、辛夷、白芷、薄荷、葱白、茶叶以沸水冲泡代茶频饮,可以达到散风清热燥湿、芳香通窍的功用。

咽痛是常见的咽喉疾病,对于此症也有很多的代茶饮药方记载。如慈禧太后曾因肝肾有火,肺经感有风热,导致上腭咽喉作痛,御医姚宝生使用"清热代茶饮"(鲜青果、鲜芦根)进行调理,以清泄肺胃之热,生津利咽。

口腔溃疡则是人们常犯的口腔类疾病,对此《救生苦海》中记载,茶树根煎汤代茶饮,可治口烂,因为茶树具有消炎作用。

除了防治各类疾病,中药代茶饮因为平和的药性,经常饮用对于身体有良好的调理作用,常被用作病后初愈的患者进行巩固治疗,让患者五脏阴阳、气血盛衰趋于正常,调理效果十分显著。

第四节　中药代茶饮的机制

一、祛除邪气以正身心

中医理论认为,祛邪的药剂虽然可以治疗很多疾病,但是对于人体元气也有一定的伤害,因此不能使用太多,当病症消解之后便可以停止使用,之后应该饮用药性温和的中药代茶饮,以慢慢调理身体,让脏腑缓缓趋于正常,从而达到疾病痊愈的目的,这也是中药代茶饮起到的作用。

如《医学衷中参西录》载:一妇人因经闭久日积成癥瘕,出现虚劳的症状,后来用生黄芪、山药、三棱、莪术等具有益气健脾、活血破血的药品进行治疗,症状得到消解。但是病的时间太长,担心身体中的邪气没有去除干净,就以山楂片水煎冲红蔗糖制成代茶饮服用,以进行后续调理。山楂酸甘微温,有很好的消食作用而又不伤及脾脏,可以在不破血的情况下散瘀,作用和缓,能够达到祛邪而不伤正气的效果,与红蔗糖搭配使用可以益气活血,是病后调摄的良方。可见,中药代茶饮的扶正祛邪作用还是较为明显的。

二、调养胃气以健脾胃

疾病后期以茶疗调理的案例在清代太医院医案中很常见,疾病初愈之后,人们因为长时间服用药物,肠胃会受到很大的影响,因此调养胃气是最为医师注重的。经常性饮服具有和胃功用的代茶饮是比较适宜的,中医以胃气为本,胃被称为"水谷之海",胃气强弱直接关系到脾对水谷精微的运化,同时对其他脏腑的功能活动也有重要影响,因此,代茶饮调养胃气而使得脾胃得以康健是它很好的一个应用。

《中藏经》云"胃气壮,五脏六腑皆壮",也是对于胃气的重要性的很好注解。据清太医院医案记载,道光年间,孝慎成皇后曾患内停饮热,外受风凉之症,病及表里,后来经过治疗,症状缓解,但是身体仍然余热不净,胃气欠和,御医赵永年便用竹茹、麦冬、小生地、花粉、赤苓、神曲、焦楂、谷芽、灯心等制成清热和胃代茶饮进行后续调理。药方具有清余热、和胃气的双重作用,而且药性平和,是非常好的辅助善后茶药方。

三、补益元气以壮身骨

步入老年,肾气就会逐渐衰减,一旦患病便会元气大伤。所以老年人病愈之初,根据自身情况,合理选用一些具有补益元气作用的药茶,如人参茶、首乌茶等饮用很有必要,可以达到缓缓调理身体,渐渐恢复元气,促进精神体力复原之目的。

人体的衰老是一个慢性过程,伴随着耳目失聪、行动迟缓、须发早白、肌肤枯皱、记忆减退等众多特征。而人体衰老的根本原因是五脏气血虚损所致,所以想要有效抗衰老就必须注重补益,以补气血、补五脏为前提。中医理论中,肾是先天之本,脾是后天之本,因此补益就是补肾健脾。

中药代茶饮作用温和,而且疗效持久,便于长期服用,是中医理论中重要的养生保健、抗衰老方法之一。针对自身情况,饮用合适的保健药茶,补益五脏,调和气血,对于延缓衰老、健身长寿是有很大好处的。如《外台秘要》所载

"消渴茶"由黄芪、通草、茯苓、干姜、干葛、桑根白皮、鼠粘根、干生地、枸杞根、忍冬、薏苡仁、菝葜、麦冬、玉竹组成,水煎代茶饮服,对于补腰脚、缓筋骨、生肌长肉、聪耳明目具有多方面的补益作用。方中黄芪甘温,益气升阳;干生地、麦冬、玉竹甘润,滋阴养血;枸杞滋补肝肾,益精明目;茯苓、薏苡仁健脾利湿。诸药合用,扶阳寸阴,气血双补,肝肾脾胃兼顾。四肢肌肉得脾胃所运化水谷精微之充养而坚满,腰脚筋骨得肝肾经血之濡润而强壮,常服久饮,可减轻耳目失聪、行动迟缓等衰老症状,具有一定的强体健身作用。它可以说是古人留给我们抗击衰老的一个很好的药方。

第五节　中药代茶饮常用方法

一、代茶饮常用方法

中药代茶饮的使用方法有很多种,其中泡服法与煎服法是最常用的两种。

一是泡服法。一般而言,单味茶方或茶方中所含药物少、药量小及内有含挥发性成分中药者多用泡服法。具有发汗、解表、散寒、祛风、止痛明目等作用的药茶也常用冲泡法饮服。具体操作是将所需中药放入泡药器具中,冲入沸水,搅匀,加盖,闷泡 10～20 分钟后饮服,药液用完后可再加沸水冲泡,以泡 2～3 次为宜。

二是煎服法。其一,若药茶所含药味多,剂量大,茶具内无法冲泡,采用煎服法比较适宜;其二,方中若含有质地坚硬、有效成分不易溶出中药的,也适宜用煎服法;其三,若方中有厚味、滋补类药物,药效需煎煮一定时间方能产生时,也以采用煎服法为佳;其四,治疗慢性病的茶疗方多用煎服法饮服;其五,有些茶方因所含药物质地或病情需要,亦需采用煎服法。具体操作是将茶方中诸味中药置茶具中,加水,煮沸 10～15 分钟后离火,取汁,煎 2～3 次后合并药液,过滤,代茶频饮。

二、代茶饮服用时间和剂量

根据不同药茶的性质,采用不同的服用时间和剂量,一般而言,解表药不拘时间,温饮顿服。饮后可服一些热稀粥以助药力,以周身微微出汗为度,不可大汗淋漓,以免损耗阳气与津液。补益药通常饭前服,以便药物充分吸收,发挥滋补强壮作用。健胃及对胃肠有刺激的药茶通常饭后服,以减轻药物对胃肠的刺激。泻下药茶空腹服,需要密切观察大便的次数和颜色,因此类药茶易伤胃气,所以见效即停,切忌过量,并注意保胃气。若泻下次数过多,可以停服。安神药茶临睡前服。治疗咽喉部疾病药茶,煎泡后慢慢湿润咽部,再缓缓饮服,多次反复,以便药物在咽部充分发挥药效,作用持久。治疗泌尿感染药茶持续多次频服,保持泌尿道中的药物浓度,同时稀释尿液,清解尿路,有利于湿浊废物迅速排出。防疫药茶宜根据疾病的流行季节合理选用。老年保健药茶及治疗慢性病的药茶应做到饮服持久性。一般药茶以现制现服为佳,忌隔夜服用。

饮服剂量与服药时间一样需要引起我们高度重视。患者要综合自身年龄、体质强弱、耐受情况、药物的性质和强度、病程长短、病势严重程度等进行全面考虑,确定一个适度的服药剂量。

药量若是过少,难以充分发挥药物作用;若是过量服用,则会对人体的正气造成损耗,乃至产生毒副反应。药剂量的一般规律是:第一,根据病势不同而处理。急性病或病势较重,需要急速治疗的患者,药量应该大一些,可按常规剂量一次饮服,或者日服 2～3 剂,以便药效充分发挥;慢性病或病势较轻的患者,用量可以适当小一些,以少量多次为宜,以取得药效持续、缓慢建功的目的。第二,根据年龄不同而处理。小儿脏腑尚未发育完全,因此用药适宜浓缩,以少量多次服用为原则,而老年人气血渐衰,对药物的耐受力较弱,尤其是作用强烈的攻病祛邪药物对于自身元气也会造成损伤,所以用量应适当低于中青年人的用量。第三,根据药性的程度不同而处理。质轻的药物用量要小一些,质重的用量可稍大一些,性味浓厚、作用较强的用量可稍小一些,性味淡薄、作用温和的用量可稍大一些,一般不使用毒性药,必须使用的时候,对于安全限度一定要严格地予以把握,不可超出标准以带来不利的后果。

第六节　清太医院代茶饮种类及特点

清宫代茶饮一般会在中医辨证论治指导下选用中药代茶饮方,以便更加切中病症,提高疗效。清宫代茶饮种类较多,上文也已进行分类,此处不再赘述。重要代茶饮的药引用药多是属于轻灵之品,如解表药中常见的是桑叶、菊花;清热药中常用的是天花粉、竹叶、青果等;祛湿药中常用的是苍术、广藿香、泽泻、灯心草等;消导药中常用的是山楂、神曲、麦芽、谷芽;理气药中常用的是陈皮、香附等;理血药中常用的是丹参、川芎;止咳化痰药常用的是桔梗、竹茹、半夏、川贝母等;安神药常用的是酸枣仁、远志、龙骨、菖蒲;补气药常用的是白术、白扁豆;助阳及温里药常用的是杜仲、肉桂、吴茱萸;养血药常用的是当归、熟地、白芍;滋阴药常用的是麦冬、沙参、石斛等。

清宫中使用中药代茶饮治疗疾病时还有以下特点。

一是在为皇家医疗服务过程中,清太医院非常重视妇女围产期医疗保健,因此代茶饮也常被用来治疗围产期疾病,如用于胎动不安、妊娠心烦、妊娠咳嗽、产后回乳。

二是清宫代茶饮不仅用于疾病善后调理,在危重疾病抢救中也经常用到,如脱症、热毒内陷等,它也因此成为清代宫廷特有剂型。

三是代茶饮尤其善于调理应用,在清涤余邪、养阴保津,扶助正气、平调阴阳,调理脾胃、增进饮食方面有极好的疗效。

第七节　清太医院代茶饮治疗常用方剂

清太医院记载的代茶饮组方非常多,经过认真甄选,有以下常用治疗方剂。

一、润肺和胃方

1. 麦橘代茶饮

组方:麦冬三钱　枳壳一钱　橘红一钱五分　桔梗二钱　羚羊角一钱　生甘草四分

用法:引用秋梨三片。

功用:清热润肺,止咳化痰。

注:本方见道光四年孝全成皇后医案。道光四年十月十一日,孝全成皇后头疼身痛烦热胀满,御医崔良玉、叶元德诊断孝全成皇后脉象浮滑,系妊娠肝胃热盛,感受寒凉之症,于是使用苓术六合汤一剂,十二天后症状缓解,但肺热伴有咳嗽未减。御医张永清、崔良玉使用麦橘代茶饮进行调理,方中羚羊角善清肝火,还能清肺胃之热,麦冬、秋梨、生甘草能清热润肺,橘红、桔梗能止咳化痰。药中肯綮,如鼓应桴。

2. 加味三仙代茶饮

组方:焦三仙九钱　橘红一钱　竹茹二钱　鲜青果七个(研)

用法:水煎,代茶。

功用:清热化滞,止咳化痰。

注:光绪二十八年十一月十九日,懿嫔(后来的慈禧太后)咳嗽,咯痰黏稠,胸膈不畅,饮食不香。御医庄守和、张仲元使用清热化滞的方法给懿嫔治疗,症状都有所好转,于是继续使用加味三仙代茶饮清解余热,消导和胃。方中焦三仙、竹茹消食泻热导滞,鲜青果、橘红清热化痰,理气宽胸。

3. 解金沸草代茶饮

组方:荷梗二尺 荷蒂七个 鲜石斛三钱 银花二钱 橘红八分 鲜青果十个 羚羊角三钱

用法:水煎,代茶。

功用:清肺泻肝,化痰止咳。

注:该方于光绪三十四年十月二十四日御医张仲元、戴家瑜治疗懿嫔胸胁串痛,口渴咽干,时作咳嗽,左关脉弦右寸关滑数时所用。方中羚羊角、银花、荷梗、荷蒂对肺肝中的邪热具有良好的清解作用,而鲜石斛则有清热养阴的效果,鲜青果、橘红能够化痰止咳。这些药一同使用对于懿嫔所犯病症有很好功用。

4. 清金代茶饮

组方:羚羊角一钱五分 橘红三钱 麦冬四钱 花粉三钱

用法:水煎,代茶。

功用:清肺止咳。

注:同治五年十二月二十八日,祺贵嫔大病初愈,仍略有咳嗽。御医周之桢采用清金代茶饮进行调理治疗。方中羚羊角、花粉、麦冬可以生津止渴,清热养阴,橘红对于化痰止咳有良好效果。

5. 清肺化湿代茶饮

组方:金石斛二钱 甘菊二钱 桑叶二钱 前胡一钱五分 酒黄芩一钱五分 陈皮一钱五分 神曲二钱 鲜青果七个(研)

用法:水煎,代茶。

功用:清肺止咳,理气化湿。

注:本方见于光绪帝医案。光绪四年二月初三日,光绪帝肺胃饮热,感受风寒之疾,通身憎寒发热,兼偏右头疼、鼻塞身倦、口黏恶心等症状。御医庄守和采用疏风清热化湿的方法进行调理。两日后,症状均有缓解,但是肺燥湿饮没有完全好,导致光绪帝喉中发咸,夜里咳嗽。后御医庄守和用清肺化湿代茶饮进行调理。

方中甘菊、桑叶、前胡可以疏风散热,宣肺解表,陈皮、金石斛、神曲理气和胃化湿,黄芩、鲜青果、前胡清肺止咳化痰。

6. 清嗽化湿代茶饮

组方:酒黄芩一钱五分　前胡二钱　桑皮二钱　川贝母二钱　天花粉二钱　紫菀一钱四分　桔梗二钱　鲜青果七个(研)

用法:水煎,代茶。

功用:清热化痰,宣肺止咳。

注:本方在光绪皇帝医案中有记载。光绪皇帝服用上述清肺化湿代茶饮后,夜间躺下仍有些许咳嗽,御医庄守和经诊断认为肺经饮热还有一点没有清解,又采用清嗽化湿代茶饮继续进行调理。

方中酒黄芩、桑皮、天花粉可以清泻肺热,川贝母、紫菀、鲜青果、前胡、桔梗宣肺可以化痰止咳,共同使用可以达到清肺止咳化痰的功用。

7. 清肺化湿代茶饮

组方:金石斛二钱　甘菊二钱　桑叶二钱　前胡一钱五分　酒黄芩一钱五分　陈皮一钱五分　炒神曲二钱　鲜青果七个(研)

用法:水煎,代茶。

功用:清热止咳,理气化痰。

注:此方记载于光绪皇帝医案。某日,光绪帝喉中发咸,夜间轻微咳嗽,御医通过诊断认为光绪帝肺中有热,湿饮内停,便采用清肺化湿代茶饮作为医治用药。

方中甘菊、桑叶、前胡、酒黄芩、鲜青果具有清肺散热止咳的效用,陈皮可以理气祛湿,炒神曲则能消导和胃,金石斛发挥清热养阴的作用。值得注意的是,《清太医院医案集成》中消热化湿饮方中阴药有很多搭配,因宫廷人虽生活条件优越,但情绪易产生抑郁,致使多数人均有阴虚症状。此外,搭配养阴药对于清邪热,防止热邪伤阴也有很好的作用,这也是《清太医院医案集成》用药的一个重要特点。

8. 清嗽代茶饮

组方:酒黄芩一钱五分　前胡二钱　桑皮二钱　紫菀一钱五分　天花粉二钱　川贝二钱　枳壳一钱五分　芦根一支(切碎)

用法:水煎,代茶。

功用:清肺泻热,止咳化痰。

注:本方在光绪皇帝医案中有记载。光绪某年二月初七日,光绪皇帝出现

咳嗽、口渴症状,御医庄守和使用清嗽代茶饮对其进行医治。

方中酒黄芩、桑皮、天花粉、芦根对于清泻肺胃中热、生津止渴有良效;前胡、紫菀、川贝母则能理气化痰止咳;枳壳能理气宽中。这些药搭配使用,可以有效清肺止咳,和胃生津。

9. 清肺代茶饮

组方:前胡一钱五分 酒黄芩一钱五分 桑皮二钱 法夏一钱五分 花粉二钱 桔梗一钱五分 云苓二钱 生草七分

用法:水煎,代茶。

功用:清肺止咳,化湿蠲饮。

注:本方在光绪皇帝医案中有记载。光绪某年二月初八日,光绪帝已连续咳嗽四天,症状未见好转,夜里尤其更重。御医庄守和通过诊断认为其病为肺胃饮热未净,因此导致夜咳,便采用清肺代茶饮进行医治调理。

方中酒黄芩、花粉、桑皮具有清解肺热的作用;前胡、桔梗、生草可以宣肺止咳化痰;法夏、云苓利于健脾化湿,蠲化痰饮。这些药搭配使用,对于清肺止咳、蠲化痰饮有良好效果。

10. 清肺和胃代茶饮

组方:生地三钱 元参三钱 麦冬三钱 花粉三钱 前胡二钱 橘红一钱五分 桑叶二钱 竹茹二钱

用法:水煎,代茶。

功用:清肺止咳,和胃生津。

注:此方在光绪皇帝医案中有记载。光绪某年十月十一日,光绪皇帝头疼身痛,憎寒发热,口干舌渴,咳嗽不止。御医庄守和先是采用清肺止咳、和胃化湿的方法进行治疗。三日之后,除咳嗽外,所有的症状均有好转,经诊断原因是邪热伤津,余热未尽,便用清肺和胃代茶饮进行调理。

方中生地、元参、麦冬、花粉对于清热生津止渴有很好的效果;桑叶、前胡、橘红则能够清肺化痰止咳;竹茹善于和胃化痰。可以说此方用药准确,切中病症。

11. 清肺理嗽代茶饮

组方:瓜蒌皮二钱 川贝二钱 前胡一钱五分 酒芩一钱五分 蜜桑皮一钱五分 桔梗二钱 甘草七分

用法:水煎,代茶。

功用:清热化痰,宣肺止咳。

注：此方在光绪皇帝医案中有记载。光绪某年正月十九日,光绪皇帝外感风邪,御医庄守和首先使用清解化湿饮法进行治疗。三日后,大部分症状均缓解,但肺经稍有饮热未净而致的咳嗽,鼻塞不通气未见好转,于是使用清肺理嗽代茶饮继续进行调理治疗。

方中酒苓、蜜桑皮善于清解肺经余热;瓜蒌皮、川贝、前胡、桔梗理气化痰止咳有良效;甘草调和以上各药能够达到清肺化痰、理气止咳的功用。

12. 清肺和胃代茶饮

组方: 前胡八分　杏仁一钱五分　桔梗一钱　薄荷五分　陈皮六分　厚朴七分　竹茹一钱　甘草五分

用法: 水煎,代茶。

功用: 祛湿和胃,化痰止咳。

注：此方在光绪医案中有记载。光绪某年十二月二十二日,光绪皇帝感受外邪,在使用清肺化饮汤治疗后,多数症状缓解。但因饮热未净、肺气不清而致的咳嗽、鼻塞、口中干苦,食少不甜等症状没有消失,御医李德昌经过诊断确定为饮热内滞,便用清肺和胃代茶饮进行调治。

方中陈皮、厚朴可起到健脾化湿、理气祛痰的作用;前胡、杏仁、桔梗、竹茹则有宣肺化痰止咳的功用;薄荷、甘草则清肺利咽。这些药一起搭配使用,可达理气化痰、宣肺止咳的功用。

13. 和胃清肺饮

组方: 茯苓三钱　陈皮六分　厚朴七分　杏仁一钱五分　桔梗一钱　炙草五分

用法: 水煎,代茶。

功用: 理气化痰,宣肺止咳。

注：此方在光绪医案中有记载。光绪某年十二月二十三日,光绪皇帝犯鼻塞、咳嗽、少食、口黏的症状。御医李德昌诊断后发现病因是痰浊阻肺,肺失肃降,使用和胃清肺饮进行医治。

方中陈皮、厚朴理气祛湿化痰;茯苓运肺化湿;桔梗、杏仁、炙草宣肺止咳。这些药一起搭配使用,可达健脾和胃、宣肺止咳的功用。

14. 止嗽代茶饮

组方: 前胡二钱　苏梗子各八分　桔梗二钱　金沸草二钱　陈皮一钱　法半夏一钱五分　桑皮二钱　款冬花二钱

用法: 水煎,代茶。

功用: 理气化痰,肃肺止咳。

注:此方在光绪医案中有记载。光绪三年初四日,光绪皇帝咳嗽痰涎,鼻息稍欠清爽。御医庄守和、李德昌诊断后发现光绪帝脉象左关稍弦,右寸关见滑缓,因此认为病因为肺气欠和,湿饮未净,便使用止嗽代茶饮进行医治。

方中前胡、桔梗、金沸草、苏梗子、桑皮、款冬花可以宣肺化痰止咳;法半夏、陈皮则对理气祛湿化痰有功用。这些药一同搭配使用,达到了健脾化痰、宣肺止咳的效果。

15. 清嗽代茶饮

组方:前胡二钱 苏梗子各八分 枳壳一钱五分 橘红八分 法夏二钱 金沸草二钱 桑皮二钱 枇杷叶二钱

用法:水煎,代茶。

功用:清热化痰,宣肺止咳。

注:此方在光绪医案中有记载。光绪某年三月初五日,光绪皇帝偶犯咳嗽、痰涎,面赤作呛,有鼻塞等症状。御医庄守和、李德昌采用清嗽代茶饮进行医治。

方中前胡、苏梗子、枇杷叶、桑皮、金沸草、橘红等对于清肺化痰止咳有良好的功用;枳壳、法夏起到理气除痰的作用,这些药一起使用,可助于清肺止咳,理气化痰。

16. 菊花竹茹代茶饮

组方:菊花炭一钱五分 苦桔梗八分 陈皮七分 青竹茹一钱 杏仁二钱

用法:水煎,代茶。

功用:清肺散邪,化痰止咳。

注:此方在光绪医案中有记载。光绪某年三月二十七日,光绪皇帝在经治几天咳嗽后不再有咯血,御医薛福辰、庄守和、李德昌诊断后认为光绪帝脉右寸关略带浮滑,其余脉象较平和,使用菊花竹茹代茶饮对其进行调理。

方中菊花炭有清热凉血止血的作用;苦桔梗、陈皮、青竹茹、杏仁有助于清肺化痰止咳。这些药一起使用,可以达到清肺散热、化痰止咳止血的效果。

17. 参地芍橘代茶饮

组方:西洋参三钱 生地四钱 当归四钱 杭芍四钱 大熟地六钱 杜仲三钱 龙骨三钱 莲蕊三钱 焦枣仁三钱 川芎一钱五分 川贝三钱 桑叶三钱 甘菊花三钱 苦梗三钱 橘红一钱五分 生草一钱

用法:水煎,代茶。

功用:益气化痰,养血安神,清肺止咳。

注:此方在光绪医案中有记载。光绪某年五月十一日,光绪皇帝犯咳嗽,夹杂咯痰、言语气怯、中州较空、不耐凉热、手微发胀、腰腿有时酸痛的症状。御医杨际和诊断后发现其脉象左寸关滑力软,两尺仍弱,因此判定病机是总缘气虚阴亏,脾肾不足,肝经易旺,从而导致生浮火热,便用参地苏橘代茶饮进行医治。

方中西洋参有助于补气健脾;当归、杭芍、生地、大熟地、川芎能够养血滋肾;杜仲、龙骨则可补肾安神;焦枣仁、莲蕊对于清心安神有很好作用;苦梗、橘红有助于清肺化痰止咳。这些药一起使用,可达到益气养血、滋补肝肾、清肺止咳的良好效果。

18. 清肺代茶饮

组方:苏梗子二钱　前胡一钱五分　金沸草一钱五分　枳壳一钱五分　广橘红一钱　榖砂八分

用法:水煎,代茶。

功用:宣肺止咳,行气化痰。

注:此方在光绪医案中有记载。光绪二十年四月二十七日,珍嫔偶染咳嗽,但睡眠和食欲均较好。御医李德昌诊断后发现其脉象寸关滑缓,判定为痰饮阻肺,气机失调,使用清肺代茶饮进行医治。

方中苏梗子、前胡、金沸草、广橘红对于化痰理气止咳有很好的作用;枳壳、榖砂则能够帮助理气宣肺。这些药一起使用,可以达到宣肺止咳的效果。

19. 清热代茶饮

组方:酒芩三钱　酒连八分　栀子三钱　焦三仙六钱　次生地五钱　木通三钱　川军一钱五分

用法:水煎,代茶。

功用:清泻胃热。

注:此方在咸丰医案中有记载。咸丰十一年十一月十一日,吉嫔牙龈肿痛,先使用清热化滞汤医治,牙疼及面颊红肿逐渐减轻,但是阳明郁热症状仍未见好转,于是御医使用清热代茶饮进行医治,并以外敷牛黄冰苏散配合治疗。

方中酒芩、酒连、栀子可助人体清泻邪热;次生地具有养阴凉血清热作用;木通能够清热利水;川军助于泻火通便。此方用药准确,取得非常好的效果。

20. 清热代茶饮

组方:麦冬去心三钱　桔梗二钱　银花三钱　知母二钱　豆根三钱　竹叶一钱五分

用法:水煎,代茶。

功用:清解阳明郁热。

注:《清太医院医案集成》载,同治八年二月二十三日大公主脉息浮滑,面部颧骨处生出很多颗粒,并连成了一片,瘙痒难耐。御医诊断是肺胃湿热、血热受风的症状,便用疏风清热除湿方药进行医治,后面部颧骨处的颗粒渐渐好转,但是肠胃余热未净,从而导致公主口干舌燥,牙齿轻微肿胀疼痛。于是使用清热代茶饮进行医治,以清理肠胃余热。

方中麦冬、知母具有清热护阴的作用;银花、豆根助于人体清热解毒、散结止痛;桔梗则可清热引药上行;竹叶能够清热利尿,使邪热从小便排出。这些药一同使用,可以达到清解阳明郁热的效果。

21. 清热代茶饮

组方:焦三仙六钱 小生地三钱 麦冬三钱 竹茹二钱 白菊花二钱 甘草梢一钱

用法:水煎,代茶。

功用:清肝泻火。

注:此方在光绪医案中有记载。光绪四年八月初一日,皇帝脉息左关弦数,右寸关滑数,有发热、口渴、腹中有时作痛、小便短赤、大便黏滞等症状,御医判定病因是火郁结滞,使用清热化滞之药进行调理,几日后症状有所好转,唯独肝经余热未尽,使用清热代茶饮进行后续调理。

方中白菊花、甘草梢可以清除肝中余热;小生地、麦冬有养阴护肝的效果;竹茹、焦三仙能够清热消导和胃。这些药一同使用,可以取得清肝养阴的效果,使得热邪清除,胃气复原。

22. 和解清热代茶饮

组方:柴胡一钱 薄荷一钱五分 地骨皮三钱 葛根二钱 胡连二钱 条芩三钱 生杭芍三钱 白芷二钱 次生地八钱 泽泻二钱 锉羚羊角二钱

用法:水煎,代茶。

功用:和解清热。

注:此方在光绪医案中有记载。光绪二十一年闰五月二十一日,光绪帝犯头闷、身体不出汗、厌冷腿软的症状,御医判定为蓄有饮热湿滞感受风凉,使用清热化湿截疟之法进行医治。十日后,光绪帝仍感头部疼痛,且烧热亦未减轻,仍有口渴思凉、胸膈不畅、身肢疼痛的症状。御医诊断后发现其脉象有时躁急,脉息左寸关浮弦右寸关滑数,判定是疟邪太旺盛、气道欠调、里滞尚未下

行。于是使用和解清热代茶饮进行医治。

方中柴胡、葛根、薄荷、白芷可清热和解透邪;次生地、地骨皮具有养阴透热并防热邪伤阴的作用;泽泻助于清热利水,使邪有出路;羚羊角性味咸寒,入心肝二脏,有平肝熄风、清热镇惊解毒的功用。光绪帝疟邪缠绵,烧热不退,用羚羊角入药可帮助清肝、散热解毒,且用量二钱,比常规用量多,是这个方子的特点。

23. 清热代茶饮

组方:焦三仙六钱　小生地三钱　麦冬三钱　竹茹二钱　白菊花二钱　甘草梢一钱

用法:水煎,代茶。

功用:清肝养阴。

注:此方在宣统医案中有记载。宣统三年八月初四日,御医诊断宣统帝脉息左关弦缓,右寸关滑缓。判定肝经有热,使用清热代茶饮进行医治调理。

方中小生地、麦冬、白菊花具有养阴清肝之功;竹茹则清热和胃;焦三仙、甘草梢利于消导清热。多药共同配合医治好了宣统帝的病。

24. 清肺益阴代茶饮

组方:细生地四钱　元参四钱　杭芍四钱　丹皮三钱　黑山栀二钱　黄芩二钱　瓜蒌三钱　浙贝二钱　青连翘二钱　橘红一钱五分

用法:水煎,代茶。

功用:清肺养阴化痰。

注:此方在宣统医案中有记载。宣统十五年正月初一日未刻,御医诊断宣统帝脉息左寸关平缓,右寸关略滑,判定是肺热未愈,便用清肺益阴代茶饮进行医治。

方中细生地、元参可养阴清热;黄芩、杭芍具有清肝柔肝作用,防木火刑金;黑山栀、丹皮、青连翘能够清散肺热;瓜蒌、浙贝、橘红有助清热化痰。因皇帝肺热较盛,方中给予清金抑火化痰丸一起清肺热。据医案记载,同日戌刻也按照此法,水煎代茶,清泻郁热调制,正月初二日,因邪热耗气伤阴,于是在清肺养阴的基础上,加入西洋参以水煎代茶,次序分明,很有章法。

25. 平胃清上代茶饮

组方:霜桑叶二钱　甘菊二钱　焦三仙各二钱　车前子三钱(包煎)　青竹茹二钱　橘皮二钱　明天麻一钱五分

用法:水煎,代茶。

功用:清热和胃。

注:此方在光绪医案中有记载。光绪三十二年十一月十三日,光绪帝犯眩晕、胸膈不爽、口干微渴、小水不畅等症状,御医诊断后判定是肝胃蓄有饮热所致,于是使用平胃清上代茶饮进行医治。

方中甘菊、明天麻可以清肝平肝;霜桑叶可以清肺肃肺;焦三仙、橘皮对于理气化湿和胃有很好疗效。这些药一起使用,水煎代茶,可以达到清热和中的效果。用霜桑叶清肺调气,用焦三仙消导和胃,达到气清胃和之功后,热饮便能自去。

26. 清热和胃代茶饮

组方:陈皮一钱 竹茹六分 蒌皮二钱 麦冬二钱 石斛二钱 条芩一钱 元参二钱

用法:水煎,代茶。

功用:清热养阴和胃。

注:此方在宣统医案中有记载。宣统八年七月初九日,皇帝心肺有热、停蓄暑饮,兼受风凉,御医先用清暑疏解化饮,后采用清热和中化滞法治疗。用药后皇帝症状取得好转,但胃气仍未调畅。于是御医使用清热和胃代茶饮进行治疗。

方中麦冬、石斛、元参具有清热化饮的作用;陈皮、竹茹可以理气和胃养阴;条芩、蒌皮能够清热燥湿。

27. 清热平胃代茶饮

组方:生地三钱 丹皮二钱 寸冬门三钱 杭芍一钱五分 竹茹二钱 青皮二钱 金石斛一钱 生草六分

用法:水煎,代茶。

功用:清热养阴、理气和胃。

注:此方在宣统医案中有记载。宣统帝原是邪热内于肺胃的疾病,御医使用清解法治疗,所有的症状都有所好转,唯胃肠余热未尽,后采用清热平胃代茶饮进行治疗。

方中生地、寸冬门、金石斛可以清热养阴护胃;丹皮具有清透热邪的效用;青皮、杭芍可理气疏肝;生草用来调和诸药。据后来几天的医案记载,御医使用这个方法进行调理取得了很好的效果。

28. 清热代茶饮

组方:酒芩一钱五分 灯心一寸 竹叶十片

用法:水煎,代茶。

功用:清解郁热,缓解头痛。

注:此方在道光医案中有记载。道光四年十二月十一日,全贵妃出现头痛身痛、烦热胀满的症状,御医诊断后认为是妊娠肝胃热盛、感受寒凉导致。服用汤药后,症状有所好转。三日后却感觉心肺余热未清,便用酒芩、灯心、竹叶煎汤代茶,以清解余热。

29. 清胃利湿代茶饮

组方:天麻一钱 法夏二钱 陈皮一钱五分 甘菊二钱 桑叶二钱 川芎一钱五分 藿梗一钱 竹茹二钱

用法:水煎,代茶。

功用:清热燥湿,除痰止晕。

注:此方在光绪医案中有记载。光绪某年四月初七日,光绪皇帝出现头晕症状,稍动更会疼痛加重。御医庄守和诊断后判定为"胃经湿饮未清,上焦浮热不净",采用清胃利湿代茶饮进行调服。

方中法夏、陈皮、竹茹、藿梗具有健脾化湿除痰的作用;甘菊、桑叶则对于清上焦浮热有疗效;天麻助于平肝熄风止晕。这些药一起使用,功用甚佳。第二日,按照此方进行加减调理,使得病情好转。

30. 平胃化湿代茶饮

组方:陈皮二钱 茅术一钱五分 赤苓三钱 半夏二钱 甘菊二钱 桑叶二钱 灯心三寸

用法:水煎,代茶。

功用:健脾燥湿,清肝泄热,止渴止晕。

注:此方在光绪医案中有记载。光绪三十二年十一月十六日,光绪皇帝出现头晕、口渴症状,御医李德昌诊断后采用平胃化湿代茶饮进行医治。

方中陈皮、茅术、赤苓、半夏有助于健脾燥湿和胃;甘菊、桑叶、灯心可清肝泄热利湿;桑叶善于清肺热。

31. 加味平胃化湿代茶饮

组方:陈皮二钱 茅术二钱 赤苓四钱 半夏二钱 甘菊三钱 桑叶二钱 芦根二支 灯心三寸

用法:水煎,代茶。

功用:化湿和胃,散热平肝,止渴止晕。

注:此方在光绪医案中有记载。光绪三十二年十一月十七日,光绪皇帝出

现头晕、口渴等症,御医李德昌使用加味平胃化湿代茶饮进行调治。

方中陈皮、茅术、半夏具有健脾化湿和胃疗效;赤苓、灯心、芦根助于清利湿热;甘菊、桑叶则可疏散肝热。这些药一起使用,具有清热化湿、和胃平肝的效果,皇帝的这些症状在此方作用下有所好转。

32. 平胃化湿代茶饮

组方:茅术一钱五分 厚朴一钱五分 陈皮一钱 神曲二钱 法夏二钱 竹茹一钱五分 甘草七分 生姜汁五六滴

用法:水煎,代茶。

功用:健脾和胃,理气化湿,治疗恶心、吐酸。

注:此方在光绪医案中有记载。光绪某年六月初二日,光绪皇帝出现胃胀疼痛、不思饮食、呕吐酸水、身肢软倦等症状。御医庄守和、杨际和诊断后判定为"脾虚胃软,停饮不化,肝郁湿热"。于是以平胃化湿代茶饮进行治疗。

方中茅术、厚朴、陈皮具有理气化湿作用,法夏、竹茹、生姜、神曲可以和胃降逆。这些药一起使用可达到理气祛湿、和胃降逆、止呕止酸的效果。

33. 花粉苓通代茶饮

组方:花粉三钱 赤苓三钱 木通二钱 竹茹三钱 麦冬三钱

用法:水煎,代茶。

功用:清热利湿,养阴生津。

注:此方在道光医案中有记载。道光三年十二月初六日,祥妃原来的头闷身痛、发热恶寒等症状有所好转,为除余邪,御医郝进喜使用花粉苓通代茶饮进行清化湿热。

方中赤苓、木通助于通利小便,使热有出路;花粉则可以清热养阴生津;麦冬具有滋阴效果;竹茹助于清热和胃。

34. 清热化湿代茶饮

组方:鲜芦根二支(切碎) 竹茹一钱五分 焦楂三钱 炒谷芽三钱 橘红八分 霜桑叶二钱

用法:水煎,代茶。

功用:清热化湿,消食和胃,止晕。

注:此方在光绪医案中有记载。光绪三十一年正月十二日,慈禧出现头晕目眩、胸膈不畅、恶心、手心出汗、身肢懒倦等症状,后内服清热化湿代茶饮一剂。

方中鲜芦根、竹茹有清利湿热的作用;橘红、焦楂、炒谷芽有助于理气宽中消食和胃;霜桑叶对于清肃肺气有很好效用。肺气清降,湿热易除。

35. 腹皮麦冬代茶饮

组方:腹皮一钱　麦冬三钱　花粉三钱　赤苓三钱　竹茹一钱五分

用法:水煎,代茶。

功用:清热化痰,理气化湿。

注:此方在同治医案中有记载。同治元年四月十四日,丽皇贵妃有咳嗽咯痰、头痛发热等症状,后为痰湿内阻,热伤肺胃,使用腹皮麦冬代茶饮一帖,症状减轻。

方中腹皮、赤苓可以理气化湿;麦冬、花粉具有清热养阴生津效用;竹茹助于清热化痰和胃。这些药一起使用,可以达到理气化湿、清热养阴的效果。

36. 清解化湿代茶饮

组方:薄荷一钱　荆芥二钱　防风三钱　羚羊角二钱　酒连一钱五分　生地四钱　炒青皮三钱　酒军一钱五分　酒芩三钱

用法:水煎,代茶。

功用:疏风解表,清热化湿。

注:此方在光绪医案中有记载。光绪二十二年十二月初七日,光绪皇帝舌左边糜烂中通,连及左项稍肿胀木,经诊断判定是属于肝肺胃三经有热、湿郁熏蒸、外感风邪之症。御医使用清解化湿代茶饮结合清热解毒、祛湿化瘀的药进行医治。

方中薄荷、荆芥、防风具有疏散表邪的作用,又可引药上行;羚羊角善于清热解毒,疏散肝热;黄连、黄芩用酒炮制可以将其苦寒之性去除,更好地发挥其燥湿化湿的作用;酒军具有清热解毒、活血化瘀的作用;炒青皮可以理气活血。这些药一同使用,外可解表,内可清热解毒,理气活血化瘀,第二日医案记载,皇帝风邪解除,肿势消除,说明方药对症。

37. 和胃化湿代茶饮

组方:赤苓三钱　猪苓二钱　泽泻二钱　车前子三钱　竹茹二钱　花粉三钱　生地三钱　炒谷芽三钱

用法:水煎,代茶。

功用:清热利湿,消导和胃,治口黏消渴。

注:此方在光绪医案中有记载。光绪某年六月初三日,光绪皇帝头晕微疼,口黏消渴,谷食不香,身肢疲倦,御医判定是属于热邪没有去掉,导致胃蓄饮滞,后使用清解化湿去饮方药进行医治。三日后,光绪皇帝"症状好转,但

胃气稍有欠和,余湿不净",御医遂采用和胃化湿代茶饮进行调理。

方中赤苓、猪苓、泽泻、车前子有利于清热利湿化饮;花粉、生地、竹茹利于清热养阴和胃;炒谷芽则可帮助消食导滞。用药对于皇帝病情十分切合。

38. 平胃化湿代茶饮

组方:霜桑叶二钱 甘菊二钱 赤苓三钱 车前子三钱 橘皮二钱 腹皮二钱 灯心三寸

用法:水煎,代茶。

功用:清肝和胃,健脾利湿。

注:此方在光绪医案中有记载。光绪三十二年十一月十四日,光绪皇帝头晕口渴,小水不畅,御医李德昌判定皇帝"肝胃湿热未净,时或熏蒸",于是使用平胃化湿代茶饮进行医治。

方中橘皮、赤苓助于健脾化湿;车前子、灯心、腹皮助于清利湿热;霜桑叶、甘菊对疏散肝热有好的作用。这些药物一起使用,可达到清肝和胃、化湿运脾的效果。

39. 抑火化湿代茶饮

组方:元参三钱 生地三钱 花粉三钱 陈皮二钱 赤苓四钱 石斛三钱 竹茹三钱 桑叶二钱

用法:水煎,代茶。

功用:清热利湿,养阴生津,治口干欲饮,止咽喉痛。

注:此方在光绪医案中有记载。光绪某年十九日,皇帝肝胃饮热,稍感风凉,出现头痛、眩晕、口中干黏、身肢发寒等症状,御医使用疏风清上化湿饮进行调理,服药后症状有所缓解,但是肝胃饮热仍有留滞,偶尔还会有头晕口渴的症状。于是御医采用抑火化湿代茶饮进行调理。

方中元参、生地、花粉、石斛具有清热养阴的作用;陈皮能够理气化湿;赤苓有助于清热利湿;竹茹则可清热和胃化饮;桑叶清宣肺热。此方具有清热化湿、养阴生津的良效,与皇帝病情十分切合。

40. 理脾清化代茶饮

组方:茯苓三钱 野于术一钱 杭芍二钱 厚朴一钱 橘皮二钱 青竹茹二钱 花粉三钱 枳壳一钱五分 甘菊二钱 酒胆草一钱五分 灯心三寸

用法:水煎,代茶。

功用:清热化湿和胃。

注:此方在光绪医案中有记载。光绪某年十一月二十九日,光绪皇帝因肝

胃素蕴湿热,出现眩晕、胸膈不爽、懊恼、口干作渴等症状,用中清化饮调理,病势取得好转,但饮湿未除,尚有余热。于是御医使用理脾清化代茶饮进行调理,以起到清化湿热、疏解余邪的效果。

方中茯苓、野于术对于运脾化湿有良效;甘菊、酒胆草、杭芍可以起到清肝柔肝、泻热化湿的作用;厚朴、橘皮、枳壳能够宽中理气化湿;青竹茹能够清热和胃化饮;花粉能够养阴护津。用药对于皇帝病情十分切合,十二月初二日、初三日御医因光绪皇帝又出现偏右头痛,于是初二日方中又加入川芎以活络止痛,后几日按照此法继续清化湿热,为避免热邪日久从而对于阴津有所耗损,于是又加入乌梅、麦冬等养阴生津药以养阴护津,至十二月初六日,皇帝病情好转,只是饮热仍未消,御医用养阴清热化湿诸药熬煎成膏内服,以进行后续治疗。该医案的用药因阶段而异,对于病机的把握与处理十分值得效仿。

41. 清上化湿代茶饮

组方: 甘菊二钱 桑叶二钱 花粉三钱 陈皮二钱 竹茹二钱 车前子三钱 猪苓二钱 灯心三寸

用法: 水煎,代茶。

功用: 清热利湿,生津止渴,治咽干口渴。

注: 此方在光绪医案中有记载。光绪某年十二月十九日,光绪皇帝出现脾胃饮热、头晕口渴的症状,御医用止渴抑火化湿法进行调理。六日后,症状有所好转,唯独饮热未清。御医用清上化湿代茶饮继续调理以清化饮热。

方中甘菊、桑叶、花粉能清解上焦热邪,而且具有生津止渴的效果;车前子、猪苓、灯心能清热利水,引热下行;竹茹、陈皮则对于理气清热和胃有良效。这些药一起使用,对于消解皇帝的症状有良好的效用,可以说用药精炼。

42. 清化利湿代茶饮

组方: 陈皮一钱五分 焦三仙各一钱五分 滑石三钱 甘草七分 花粉三钱 青竹茹二钱

用法: 水煎,代茶。

功用: 清利湿热,健脾和胃,治口干渴。

注: 此方在光绪医案中有记载。光绪某年正月十七日,光绪皇帝口干口渴,小便不利,精神饮食尚属正常。御医李德昌诊断后,使用清化利湿代茶饮进行医治。

方中陈皮能够理气醒脾化湿;滑石、甘草能清利湿热;青竹茹、花粉能清热和胃,生津止渴;焦三仙具有消食导滞的作用。据三十日医案记载,光绪皇帝症状有所好转,但仍感有时口渴,小水不畅,说明方药取得了一定的效果。而感口渴及小水不畅,是津不化气的症状,于是改用利湿代茶饮进行后续调理。

43. 清热利湿代茶饮

组方:大元参三钱 知母二钱 川柏二钱 牛膝二钱 赤苓块三钱 泽泻二钱 木通一钱 沉香四分

用法:水煎,代茶。

功用:清热养阴,利湿止渴。

注:此方在宣统医案中有记载。宣统十三年八月十八日,宣统皇帝出现肾虚内热的症状,又因食生冷过多感觉风凉。御医用理气调中、化湿热之法调治。后来症状有所好转,但是肾虚湿阻更加突出,于是使用清热利湿代茶饮进行后续调理,以达到养阴清热、分利湿热的效果。

方中大元参、知母、川柏、牛膝助于滋肾阴,清湿热;赤苓、泽泻、木通可以清热利水,引热下行;用沉香作为辅助,可达到引气归元、促肾气化的效用。

44. 南薄粉葛代茶饮

组方:南薄荷一钱 粉葛一钱 陈皮一钱五分 淡豆豉二钱 木通一钱 泽泻二钱 赤苓三钱 鲜竹叶二十片 槟榔一钱 条芩二钱

用法:水煎,代茶。

功用:清肺泻肝,利湿治咽,止咳治痰。

注:此方在宣统医案中有记载。宣统十五年正月二十八日,婉容皇后出现头闷肢倦、咽痛、咳嗽等症状,御医赵文魁给婉容皇后使用南薄粉葛代茶饮内服。

方中南薄荷、粉葛、淡豆豉、条芩能清解肺热;木通、泽泻、赤苓、鲜竹叶可清热利湿;陈皮、槟榔助于醒脾理气和胃。这些药一起使用,对于热去湿除、脾运恢复有很好的效果。

45. 杭芍胆草代茶饮

组方:杭白芍二钱 胆草八分 青皮一钱五分 香附一钱五分 赤茯苓二钱 木通一钱五分 泽泻二钱 瓜蒌三钱 甘菊花二钱 桑叶一钱 黄芩一钱五分

用法:水煎,代茶。

功用:清解肺热,泻肝利湿,止咳止咽痛。

注:此方在宣统医案中有记载。宣统十五年二月初八日,婉容皇后出现咳嗽、口干口苦、口渴咽痛、肢倦等症。御医赵文魁采用杭芍胆草代茶饮作为医方。

方中黄芩、胆草、木通、泽泻清利肺干湿热;青皮、香附、杭白芍有疏肝柔肝解郁理气的功用;甘菊花、桑叶能清肺凉肝;瓜蒌可清热化痰。这些药一同使用,标本兼顾,肺肝同治。

46. 利湿代茶饮

组方:甘菊二钱　桑叶二钱　花粉二钱　麦冬三钱　腹皮二钱　泽泻一钱五分　三仙各二钱　薄荷七分

用法:水煎,代茶。

功用:清热养阴,利水渗湿,止咳止咽干。

注:此方在光绪医案中有记载。光绪某年二月十九日,光绪皇帝早晨出现头晕、口渴、便燥的症状。御医庄守和诊断后使用利湿代茶饮进行调理。

方中甘菊、桑叶、薄荷能清肺散热;花粉、麦冬具有清热、养阴生津的作用;腹皮、泽泻利水渗湿;三仙可助消食导滞。这些药一同使用,可达到清热利湿、生津止渴的效果。

47. 化湿代茶饮

组方:甘菊二钱　桑叶二钱　川芎一钱五分　麦冬二钱　花粉二钱　腹皮二钱　三仙各二钱　青果七个

用法:水煎,代茶。

功用:清肺解热,利水渗湿,止渴治头晕。

注:此方在光绪医案中有记载。光绪某年二月二十日,光绪皇帝在使用清热利水诸多药物进行调理之后,仍然出现头晕口渴的症状。御医庄守和判定此症状属于"肺胃稍有饮热未清",于是使用化湿代茶饮进行清解余热,渗湿化饮。

方中甘菊、青果、桑叶可清肺解热;麦冬、花粉助于养阴生津清热;腹皮能够行气利水化湿;三仙能消导和中;川芎味辛性烈,疏风和营。这些药一同使用,可达到清热养阴、利水渗湿的效果。

48. 清上化湿代茶饮

组方:甘菊二钱　桑叶二钱　花粉三钱　陈皮二钱　竹茹二钱　车前子三钱　猪苓二钱　灯心三寸

用法:水煎,代茶。

功用:清热利湿,生津止渴。

注:此方在光绪医案中有记载。光绪某年十二月二十五日,光绪皇帝出现头晕、口渴症状,御医判定属于饮热未清,于是使用清上化湿代茶饮内服。

方中甘菊、桑叶可疏风清热;花粉可清热生津;竹茹能够清热和胃化痰;车前子、灯心、猪苓助于淡渗利湿;陈皮对于理气醒脾化湿有良效。这些药一同使用,达到上清下利、行气运中、清热利湿、生津止渴,治愈了皇帝的症状。

49. 疏风除湿代茶饮

组方:白鲜皮三钱 地肤子三钱 威灵仙一钱五分 秦艽二钱 生地三钱 酒黄芩二钱 炒枳壳二钱 蝉蜕二钱

用法:水煎,代茶。

功用:疏风除湿,止痒止咳治咽干。

注:此方在光绪医案中有记载。光绪十二年三月十一日,光绪皇帝出现咽燥口干、周身皮肤瘙痒、手背微有浮胀的症状。御医庄守和判定属于"肺胃有热,血脉湿郁,外受风邪",于是使用疏风除湿代茶饮内服。

方中白鲜皮、地肤子、蝉蜕、威灵仙、秦艽可以疏风除湿止痒;酒黄芩可以清热燥湿;炒枳壳能行气宽中;生地能清热养阴、"通血痹"。这些药一同使用,达到疏风除湿、止痛的效果。

50. 和胃化湿代茶饮

组方:薄荷一钱 荆芥二钱 蔓荆子二钱 川芎一钱五分 白芷二钱 香附二钱 元参三钱 酒连一钱 酒芩三钱 花粉三钱 枳壳三钱 焦三仙九钱

用法:水煎,代茶。

功用:疏风解表,清热化湿,止渴治头疼头闷。

注:此方在光绪医案中有记载。光绪某年二月十八日,光绪皇帝感到头疼头闷,出现舌起口疮、口渴而黏的症状。御医判定属于湿热内滞,外感风邪,于是使用和胃化湿代茶饮进行治疗。

方中薄荷、荆芥、蔓荆子、白芷、川芎可疏风止痛;香附、枳壳可理气行滞;酒连、酒芩能清化湿热;焦三仙能消导和中。这些药一同使用,达到了外散内清、理气调血的效果,与光绪皇帝的症状比较切合。

51. 加减和胃化湿代茶饮

组方:建曲二钱 荆芥一钱五分 姜连一钱 赤苓三钱 茅术一钱五分 厚朴二钱 枳壳二钱 陈皮一钱五分 花粉二钱 蔓荆子一钱五分 香附一钱五分 生草六分

用法:水煎,代茶。

功用:疏风解表,理气化湿,止痛治咽干口渴。

注:此方在光绪医案中有记载。光绪某年二月二十九日,经二十八日调治后,光绪皇帝仍然感觉头晕、头痛、舌上口疮等症状没有好转,御医判定湿热未

清,表邪不尽,于是在上方基础上加平胃散以取得理气燥湿的功用,同时仍用冰散调敷患处,内外同治。

52. 益气祛暑养阴代茶饮

组方:沙参三钱　麦冬三钱　竹茹一钱　益元散三钱

用法:水煎,代茶。

功用:益气祛暑,养阴生津,治口干。

注:此方在道光医案中有记载。益气祛暑养阴代茶饮具有益气生津养阴的作用,一般是为暑热渐清、气津耗伤而设。道光二十七年六月十一日,琳贵妃在经过一段时间的调理后,饮滞稍有未净,于是用调中化滞汤中午服用一帖,并使用生津代茶饮进行后续治疗。生津代茶饮即是本方。

方中沙参、麦冬能益气生津;竹茹能清热除烦;益元散为六一散加辰砂,能清热利湿,而且可以镇心安神。这些药配合使用,可以达到"清暑热而益元气"的目的。

53. 和肝代茶饮

组方:香附二钱　麦冬三钱　白芍三钱　归身三钱

用法:水煎,代茶。

功用:养血益阴,和肝理气。

注:此方在咸丰医案中有记载。婉容皇后因为肝气稍有未和,出现头眩心悸、身肢酸倦、懒食少寐等症状,御医用此方养血滋阴和肝,并用清肝丸进行调理。

方中归身、白芍、麦冬滋阴养血,敛肝柔肝;香附疏肝行气,共成养血调肝的药方,对于妇女血虚肝郁及月经不调、痛经也有很好的良效。

54. 滋肾清上代茶饮

组方:玉竹三钱　熟地四钱　生地四钱(大片)　当归三钱　白芍三钱(炒)　川芎三钱　莲蕊三钱　菊花三钱　桑叶三钱　川贝三钱(研)　酒连一钱五分(研)　吴萸五分　杜仲三钱(炒)　炙草一钱五分　炒栀三钱

用法:水煎,代茶。

功用:养血益阴,清上明目,壮腰涩精。

注:此方在光绪医案中有记载。光绪二十四年五月初二日,光绪皇帝服用此代茶饮方。当日医案记载:"脉息左寸关弦软近缓,右寸关滑数力软,两尺力弱。白睛丝渐退。右耳前颊车之处疼痛已好。唯有耳中时有鸣声,面上起有小泡,手仍发胀,中州较空,偶尔咳嗽,腰腿时有酸疼。"以后医案中还记载

有"常有遗精之候""上焦浮火不清,以致舌尖左边起有红粟,左目肿胀而微赤"。综合分析可知,光绪皇帝病因是肝肾阴血不足,水亏于下,火旺于上,上焦浮火,因而出现头耳目舌诸症,加上光绪皇帝肾虚精亏腰痛遗精的疾病,因此采用此代茶饮方治疗。

方中药味比较多,是兼顾多方而配置的。此后半个月内,继续用此方加减之四物汤加味方代茶饮治疗。可见代茶饮为宫中常用治法之一。

55. 生津代茶饮

组方:沙参三钱 麦冬三钱(去心) 竹茹一钱 益元散三钱

用法:水煎,代茶。

功用:滋阴生津,消暑利湿,宁心除烦。

注:此方在道光医案中有记载。道光二十七年六月,琳贵妃患暑温症时服用此方。益元散源自《宣明论方》卷十,是滑石、甘草以六比一的比例调制的散剂,所以《伤寒标本》卷下也将其称为六一散,具有清热利湿的效果。而《医方集解》以六一散加朱砂进行调配成为益元散,朱砂具有镇心安神的作用,对于暑病和惊烦不安的症状有缓解的作用。将散剂成药加入代茶饮方中,并不常见,可能是清宫代茶饮方的第一首。

56. 生津代茶饮

组方:青果五个(研) 金石斛二钱 甘菊二钱 荸荠五个(去皮) 麦冬三钱 鲜芦根二支(切碎) 桑叶三钱 竹茹二钱 鲜藕十片 黄梨二个(去皮)

用法:水煎,代茶。

功用:滋阴清热,生津止渴。

注:此方在光绪医案中有记载。光绪三十二年三月十一日,慈禧太后出现肝经有火、肺胃饮热的症状。御医用此方作为调理之用,十分得当。

方中药味较多,但很多属于水果食品,药性平和,对于脾胃没有不良反应。

57. 清热代茶饮

组方:花粉三钱 麦冬三钱(研) 焦曲三钱 山楂三钱(炒) 麦芽三钱(炒) 竹茹三钱

用法:水煎,代茶。

功用:滋阴清热,生津止渴,消食和胃。

注:此方在道光医案中有记载,曰:"皇后脉息滑缓,系饮热受凉之症。用药调治,诸症具减,疼痛减轻,惟胸膈满闷……"本方具有滋阴清热、消食化积、消肿除满的三重功效。

58. 清金代茶饮

组方:麦冬三钱(去心) 浙贝三钱 霜桑叶三钱

用法:水煎,代茶。

功用:滋阴清热,止咳化痰。

注:此方在咸丰医案中有记载。咸丰皇帝肺经稍有饮热,用此方调理。方中虽然只有三味药,但是却有养肺阴、清肺热、润肺燥、生肺津、止咳化痰的众多疗效,组方十分精当。

59. 和胃代茶饮

组方:白术三钱(土炒) 陈皮二钱 川贝八分 块苓二钱 竹茹二钱 甘草六分

用法:水煎,代茶。

功用:健脾益气,行气和中,化痰止咳。

注:此方在道光医案中有记载。道光年间彤贵人出现"脾胃素弱,饮食不能消化,以致食后满闷,倦怠嗜卧,咳嗽痰壅"的症状,于是用此方达到健脾和胃、止咳化痰的效果。

60. 和胃代茶饮

组方:山药三钱 陈皮一钱 茯苓三钱 竹茹二钱 砂仁五分 炒谷芽三钱

用法:水煎,代茶。

功用:健脾益气,行气和中,开胃消食。

注:此方在光绪医案中有记载。珍妃为珍贵人时出现大便有白滞、谷食不香、身肢酸倦的症状,在使用化痰理脾祛湿等法治疗后,症状好转,但是脾胃仍未完全调和,于是用本方代茶饮进行后续调理。

61. 和胃代茶饮

组方:金石斛二钱 陈皮丝一钱 甘菊二钱 茯苓二钱 霜桑叶二钱 生薏米三钱 竹茹一钱

用法:水煎,代茶。

功用:健脾和胃,滋阴生津,清肝明目。

注:此方在光绪医案中有记载,曰:"皇上脉息和缓,诸症具好。眼边浮肿已消,口渴亦减。惟目上睑少有浮红未净,胃气稍有欠和。"可见,此代茶饮方在病后调理善后,兼顾脾胃、阴津和头目三个方面有很好的疗效。方中药味不多,但是对光绪皇帝当时病情十分吻合。

62. 清嗽化湿代茶饮

组方:酒黄芩一钱五分 前胡二钱 炙桑皮二钱 川贝母二钱(研) 天花粉二钱

紫菀一钱五分 桔梗二钱 鲜青果七个(研)

用法:水煎,代茶。

功用:清热化湿,止咳化痰。

注:此方在光绪医案中有记载。二月初六日,御医庄守和为皇帝把脉,发现其脉息左部和缓,右寸关滑而稍数,是因肺经饮热稍有未清,导致夜间咳嗽的症状,于是用清嗽化湿代茶饮调理。

63. 疏风清热代茶饮

组方:薄荷四分 川芎八分 甘菊花三钱 桑叶三钱 酒芩三钱 苦桔梗二钱 竹茹二钱 生桑皮三钱 知母三钱(炒) 甘草八分

用法:水煎,代茶。

功用:清热止咳。

注:此方在光绪医案中有记载。二月十一日,御医张仲元经诊断判定皇帝肝胃饮热受风,导致出现口中味咸、有时咳嗽、偏左太阳觉木、咽嗌发干的症状,于是用疏风清热代茶饮进行调理。

64. 加味三仙饮(一)

组方:焦三仙各一钱 毛橘红八分 竹茹三钱 干青果七个(研)

用法:水煎,代茶。

功用:清热化痰止呕,清热解毒,利咽化痰。

注:此方在光绪医案中有记载。光绪某年五月初七日,老佛爷加味三仙饮。

65. 加味三仙饮(二)

组方:三仙饮各三钱 炙桑皮三钱

用法:水煎,代茶。

功用:泻肺止咳化痰。

注:此方在光绪医案中有记载。光绪某年十月二十四日,姚宝生谨拟老佛爷加味三仙饮。

66. 清热代茶饮

组方:鲜青果二十个(去核) 鲜芦根四支(切碎)

用法:水煎,代茶。

功用:清热利咽,去火化痰。

注:此方在光绪医案中有记载。光绪某年二月初二日酉刻,姚宝生谨拟老佛爷清热等代茶饮。

67. 清热化湿饮

组方:甘菊一钱五分　霜桑叶三钱　广皮一钱五分　云茯苓四钱　泽泻一钱五分 酒连炭八分(研)　甘草一钱　焦枳壳一钱五分

用法:引用灯心一寸,代茶。

功用:清热除湿。

注:此方在光绪医案中有记载。光绪某年十二月十三日申刻,姚宝生谨拟老佛爷清热化湿饮。

二、治喉方

1. 清咽利膈代茶饮

组方:牛蒡三钱(研)　荆芥穗一钱五分　防风一钱五分　桔梗三钱　连翘一钱五分　栀子一钱五分(炒)　元参二钱　花粉二钱　枳壳一钱五分(炒)　麦芽二钱　浙贝母二钱(去心)　甘草七分

用法:引用姜皮二片,荷蒂二个。二帖,每晚代茶。

功用:宽膈利咽。

注:本方最早见于乾隆医案"罗衡、田福请得十一福晋脉息浮数,系肺胃有热,微受风凉,以致烦热咽喉疼痛,左项微浮,食后呕恶"。此方不仅扬名于清廷秘方,早在前朝医籍中有所记录,向上溯源亦有相关描述。明代薛己所著的《喉症全科紫珍集》中记载了72种喉舌病,并对其症状和药方进行了详细记录,清咽利膈汤即出于此书,其成分为金银花、连翘、荆芥、防风、薄荷、牛蒡子、玄参、栀子、黄芩、黄连、大黄、玄明粉、桔梗、甘草等十几味珍贵中药,具有清热泻火、解毒利咽的功用。明代秦景明编著的《幼科金针》一书中亦有加味清咽利膈汤的记载,此方组成为连翘一钱、川连一钱、元参一钱、金银花一钱、黄芩一钱、桔梗一钱、甘草一钱、青防风一钱、牛蒡一钱、荆芥一钱、朴消二钱、薄荷头一钱、山栀一钱、大黄一钱,主要用于治疗喉痹。相比明代治疗喉疾的药方,清廷医案中的清咽利膈代茶饮方加入了花粉、枳壳、麦芽、浙贝母等几味药,去掉金银花、黄连、大黄、玄明粉等药,加强清热利咽、润肺化痰的功用,清咽利膈代茶饮的成分也渐渐固定,由黄芩、西青果、桔梗、竹茹、胖大海、橘红、枳壳、桑叶、香附、紫苏子、紫苏梗、沉香、生甘草十三味中药制成。而后辗转近百年,此方又经过医者灵活化裁,方剂中保留苏梗、黄芩、青果、香附、橘红、沉香、竹茹、胖大海等药材,不损药效,祛除苦辛,后演化为宽膈利咽代茶饮,不仅成为清热解毒的良方,更成为御用清喉利咽的日常茶饮,用于滋阴润肺、清咽利喉。

2. 清金代茶饮

组方:羌活一钱五分 防风一钱五分 苏梗一钱五分 生地三钱 麦冬三钱 桔梗二钱 知母二钱 黄芩二钱 生甘草五分

用法:引用芦根三把,代茶。

功用:疏风解表,清热止咳。

注:此方在道光医案中有记载。道光四年十二月十九日,孝全成皇后出现身热咽干、时伴咳嗽的症状,御医张永清、陈昌龄诊断后判定是妊娠热盛、火烁肺金的病症。于是使用清金代茶饮进行调理。通过前后几天医案记载分析,皇后当时有外感风凉的症状,于是加入羌活。

方中防风可疏风邪;生地、麦冬、知母、黄芩、生甘草可清肺热,滋肺阴;苏梗、桔梗可止咳化痰。该方具有散风解表、清肺止咳的功用。

3. 解金沸草代茶饮

组方:荷梗二尺 荷蒂七个 鲜石斛三钱 银花二钱 橘红八分 鲜青果十个 羚羊角三钱

用法:水煎,代茶。

功用:清肺泻肝,化痰止咳。

注:此方在光绪医案中有记载。光绪三十四年十月二十四日,懿嫔出现胸胁串痛、口渴咽干、咳嗽的症状,御医张仲元、戴家瑜使用解金沸草代茶饮进行医治。

方中羚羊角、银花、荷梗、荷蒂可清解肺肝中的邪热;鲜石斛可清热养阴;鲜青果、橘红可化痰止咳。这些药一同使用,可达到清肺泻肝、止咳化痰的功用。

4. 清金代茶饮

组方:羚羊角粉一钱五分 橘红三钱 麦冬四钱 花粉三钱

用法:水煎,代茶。

功用:清肺止咳。

注:此方在同治医案中有记载。同治五年十二月二十八日,祺贵嫔久病得治,但还有稍微咳嗽的症状。御医周之桢用清金代茶饮对祺贵嫔进行后续调理。

方中羚羊角粉、花粉、麦冬可清热养阴,生津止渴;橘红可化痰止咳。这些药共同使用,可达到清肺润肺、化痰止咳的效果。

5. 清肺化湿代茶饮

组方:金石斛二钱 甘菊二钱 桑叶二钱 前胡一钱五分 酒黄芩一钱五分 陈皮一钱五分 神曲二钱 鲜青果七个(研)

用法:水煎,代茶。

功用:清肺止咳,理气化湿。

注:此方在光绪医案中有记载。光绪四年二月初三日,光绪帝出现发热、偏右头疼、鼻塞身倦、口黏恶心的症状。御医庄守和诊断后按照疏风清热化湿进行调理,二月初五日,症状好转,唯有肺燥湿饮没有完全好,导致皇帝喉中发咸,夜里时而咳嗽,于是用清肺化湿代茶饮进行后续调理。

方中甘菊、桑叶、前胡可疏风散热,宣肺解表;陈皮、金石斛、神曲可理气和胃化湿;酒黄芩、鲜青果、前胡能清肺止咳化痰。

6. 清肺化湿代茶饮

组方:金石斛二钱 甘菊二钱 桑叶二钱 前胡一钱五分 酒黄芩一钱五分 陈皮一钱五分 炒神曲二钱 鲜青果七个(研)

用法:水煎,代茶。

功用:清热止咳,理气化痰。

注:此方在光绪医案中有记载。光绪某年二月初五日,光绪帝出现喉中发咸、夜间轻微咳嗽的症状,御医通过诊断后判定皇帝肺中有热,湿饮内停,于是用清肺化湿代茶饮进行医治。

方中甘菊、桑叶、前胡、酒黄芩、鲜青果可清肺散热止咳;陈皮可理气祛湿;炒神曲消导和胃;金石斛清热养阴。

7. 清肺和胃代茶饮

组方:前胡八分 杏仁一钱五分 桔梗一钱 薄荷五分 陈皮六分 厚朴七分 竹茹一钱 甘草五分

用法:水煎,代茶。

功用:祛湿和胃,化痰止咳。

注:此方在光绪医案中有记载。光绪某年十二月二十二日,光绪皇帝感觉外邪,在使用一剂清肺化饮汤后,大多症状缓解,但因饮热未净,肺气不清,导致咳嗽、鼻塞、口中干苦、食少不甜的症状。御医李德昌诊断后使用清肺和胃饮进行医治。

方中陈皮、厚朴可健脾化湿,理气祛痰;前胡、杏仁、桔梗、竹茹可宣肺化痰止咳;薄荷、甘草可清肺利咽。这些药一起使用,达到了理气化痰、宣肺止咳的功能。

8. 止嗽代茶饮

组方:前胡二钱 苏梗子各八分 桔梗二钱 金沸草二钱 陈皮一钱 法半夏一钱五分 桑皮二钱 款冬花二钱

用法:水煎,代茶。

功用:理气化痰,肃肺止咳。

注:此方在光绪医案中有记载。光绪三年初四日,光绪皇帝出现咳嗽痰涎、鼻息欠清爽的症状。御医庄守和、李德昌诊断后判定是肺气欠和,湿饮未净。于是使用止嗽代茶饮进行医治。

方中前胡、桔梗、金沸草、苏梗子、桑皮、款冬花可宣肺化痰止咳;半夏、陈皮理气能祛湿化痰。这些药一起使用,可达到健脾化痰、宣肺止咳的效果。

9. 菊花竹茹代茶饮

组方:菊花炭一钱五分 苦桔梗八分 陈皮七分 青竹茹一钱 杏仁二钱

用法:水煎,代茶。

功用:清肺散邪,化痰止咳。

注:此方在光绪医案中有记载。光绪某年三月二十七日,光绪皇帝咳嗽几天后不再咯血。御医薛福辰、庄守和、李德昌诊断后发现光绪帝脉右寸关略带浮滑,其余脉象较平和,于是使用菊花竹茹代茶饮进行调理。

方中菊花炭能够清热凉血止血;苦桔梗、陈皮、青竹茹、杏仁可清肺化痰止咳。这些药一起使用,可达到清肺散热、化痰止咳止血的效果。

10. 参地苏橘代茶饮

组方:西洋参三钱 生地四钱 当归四钱 杭芍四钱 大熟地六钱 杜仲三钱 龙骨三钱 莲蕊三钱 焦枣仁三钱 川芎一钱五分 川贝三钱 桑叶三钱 甘菊花三钱 苦梗三钱 橘红一钱五分 生草一钱

用法:水煎,代茶。

功用:益气化痰,养血安神,清肺止咳。

注:此方在光绪医案中有记载。光绪皇帝出现偶尔咳嗽、咯痰、言语气怯、中州较空、不耐凉热、手微发胀、腰腿有时酸痛的症状。御医杨际和通过诊断,判定为气虚阴亏,脾肾不足,肝经易旺,从而导致生浮火热。于是使用参地苏橘代茶饮进行医治。

方中西洋参补气健脾;当归、杭芍、生地、大熟地、川芎可养血滋肾;杜仲、龙骨能补肾安神;焦枣仁、莲蕊能清心安神;川贝、桑叶、苦梗、橘红能清肺化痰止咳。这些药一起使用,能达到益气养血、滋补肝肾、清肺止咳的良好效果。

11. 清金代茶饮

组方:酒芩二钱　麦冬三钱　元参三钱　苦桔梗二钱　生甘草一钱

用法:水煎,代茶。

功用:清热养阴解毒。

注:此方在道光医案中有记载。道光二十七年二十五日,琳贵妃出现牙齿肿胀极大、咽喉疼痛、发热恶寒、肢节疼痛、夜晚不能入睡的症状。御医诊断判定是肺胃蕴热、外感春温、风热郁结导致。于是使用疏解利咽方药进行医治,所有症状都有所缓解,但咽喉仍然疼痛,是因为肺之邪热没有清除干净,于是使用清金代茶饮进行调理。

方中酒芩、苦桔梗可清宣肺之余热;元参、麦冬、生甘草可清热养阴,解毒利咽。这些药一起使用,对于清热养阴、解毒利咽有很好效果。

12. 利咽代茶饮

组方:元参八钱　山豆根三钱　苦梗三钱　麦冬三钱　僵蚕三钱　青果六枚

用法:水煎,代茶。

功用:清热养阴利咽。

注:此方在同治医案中有记载。本方见于同治十三年十一月初一日午刻,同治皇帝脉息浮洪,天花二朝,瘟热毒滞过盛,头上、面部、脖子处出现较多颗粒,颜色紫滞,咽喉作痛,便秘尿赤,御医使用清解活命饮进行医治,因为气血瘟毒太大,午刻使用利咽代茶饮用来帮助清解热毒,利咽止痛。

方中元参、麦冬能清热养阴;配山豆根、青果、苦梗以解毒利咽止痛;僵蚕能散结消肿止痛,因为热毒壅滞在里面,需要清除干净,汤药、代茶饮一同使用,以希望达到热毒快速化解的目的。

13. 清热利咽代茶饮

组方:大青叶一钱五分　元参二钱　连翘二钱　薄荷一钱　干寸冬二钱　黄芩二钱　炒栀二钱　花粉一钱五分　鲜青果五个　炒杏仁八分　赤芍一钱五分

用法:水煎,代茶。

功用:清热解毒利咽。

注:此方在宣统医案中有记载。宣统皇帝本来是肝肺结热、外感风凉的症状,御医使用清热、理肺、利咽、和肝等方式治疗,取得一定的效果,继而使用清热利咽代茶饮进行调理。

方中大青叶、连翘、黄芩、炒栀可清热解毒;薄荷、炒杏仁可宣肺疏肝理气;

干寸冬可养阴清热；鲜青果、花粉清热生津利咽；赤芍清热凉血活营。这些药一起使用，共同起到清热解毒利咽的效果。

14. 清肺代茶饮

组方：桔梗三钱 天花粉三钱

用法：水煎，代茶。

功用：清解肺热，养阴生津。

注：此方在乾隆医案中有记载。乾隆四十七年三月初九日，十一福晋原来患有痰热、外感风寒等病，御医使用疏解清热化痰药抑制后，表面症状已经缓解，但是肺经余热没有痊愈，于是停止服用汤药，用桔梗、天花粉水替代，用来清解肺中余热。

15. 清热代茶饮

组方：元参一钱五分 麦冬三钱 竹茹二钱 苦梗一钱五分 橘皮一钱 生草五分

用法：水煎，代茶。

功用：清热养阴祛湿。

注：此方在光绪医案中有记载。光绪十四年十一月十五日，皇帝原患肠胃蕴热、湿饮内滞的病状。御医使用清热化滞法进行医治后皇帝症状缓解，但余热未尽，于是使用清热代茶饮进一步治疗。

方中元参、麦冬可养阴清热；竹茹可清热化湿和胃；苦梗、橘皮能调理气机。据十六日医案记载，皇帝基本痊愈，药方取得很好效果。

16. 和解清胃代茶饮

组方：柴胡一钱五分 薄荷一钱 地骨皮三钱 青皮二钱 条芩三钱 胡连一钱 蔓荆子三钱 常山三钱 生地六钱 元参五钱 焦三仙各三钱 厚朴一钱五分

用法：水煎，代茶。

功用：和解养阴清胃。

注：此方在光绪医案中有记载。六月初二日，光绪帝出现头闷眩晕、口黏作渴、胸膈不爽、食无味、身肢疼痛的症状，御医判定是暑湿疟邪未清，气道不畅，饮滞化而未净。于是使用和解清胃代茶饮治疗。

方中柴胡、条芩、胡连清解少阳疟邪；合薄荷、蔓荆子以清热和解透邪；常山截疟；生地、元参养阴清热；青皮、厚朴、焦三仙理气和中。这些药一起使用缓解了光绪帝的症状。

17. 养阴清肺代茶饮

组方：小生地二钱 元参二钱 苏梗一钱 姜栀仁二钱 酒芩二钱 炒枳壳二钱

用法:水煎,代茶。

功用:清热养阴利咽。

注:此方在宣统医案中有记载。宣统十三年三月初四日,宣统出现颃颡干燥、咽嗌作痛的症状,御医判定是由肺胃滞有饮热造成的。于是使用养阴清肺代茶饮来清热利咽,养阴润肺。

方中小生地、元参清热养阴利咽;姜栀仁、酒芩清散郁热;苏梗、炒枳壳条达气机。

18. 清热代茶饮

组方:蒌仁三钱　麦冬五钱(朱砂拌)　竹茹四钱

用法:水煎,代茶。

功用:清热化痰。

注:此方在乾隆医案中有记载。乾隆二十年十二月初二日,御医崔文光经诊断判定定贵人脉息滑大、痰涎上壅、气闭作抽。元气已亏、汗出防脱,因病在痰涎郁热阻塞气机,故方用蒌仁、竹茹化痰清热,理气宽胸;朱砂拌麦冬养阴安神,以防因伤气脱。这些药一同使用,共同达到化痰清热、养阴安神的效果。

19. 加味三仙饮

组方:焦三仙各一钱　橘红一钱　霜桑叶三钱　甘菊二钱　淡竹叶一钱　羚羊角六分

用法:水煎,代茶。

功用:清热化湿。

注:此方在光绪医案中有记载。光绪三十一年六月十九日,老佛爷出现肝胃有火、湿热未清的症状。御医先用清热化湿的方药进行治疗,病状稍有缓解。但两日后,老佛爷肝胃中火、湿热仍然没有清除干净,于是用加味三仙饮水煎代茶进行调理。

方中橘红、焦三仙理气和胃化湿;霜桑叶、甘菊、羚羊角清解肝胃郁热。这些药一起用,能达到清热化湿的效果。

20. 清咽化痰代茶饮

组方:元参一钱　黄芩一钱　牡丹皮二钱　霜桑叶二钱　麦冬二钱　橘络一钱　生栀子八分　生白芍一钱

用法:引用鲜芦根三钱。水煎,代茶。

功用:清热化湿,利咽化痰。

注:此方在宣统医案中有记载。宣统十三年正月十一日,宣统皇帝出现肝

胃郁热上蒸、痰多咽痛的症状。御医诊断后使用清咽化痰代茶饮进行医治。

方中黄芩、生栀子可清热燥湿;生白芍、牡丹皮可清肝平肝;元参、麦冬可养阴清热;橘络、霜桑叶可清肺化痰;用三钱鲜芦根作为药引,以发挥其善清肺热、生津的功用。这些药一起用,共同达到清肝胃、利咽化痰的功用。

21. 清胃和肝代茶饮

组方:黄芩一钱 知母一钱 元参一钱五分 麦冬二钱 扁豆二钱 杭芍一钱五分

用法:水煎,代茶。

功用:清肝利胃,利咽清喉。

注:此方在宣统医案中有记载。宣统十四年闰五月二十二日,皇上出现腹胃作鸣的症状,经诊断是肝胃饮热所致,于是采用此方进行调理。

方中黄芩、杭芍、知母可清泻肝胃;元参、麦冬可养阴清热利咽;扁豆可健脾和胃,水煎代茶,可以用它的优点,避免苦寒滋腻影响脾胃运化。

22. 清化代茶饮

组方:荆芥穗八分 甘菊二钱 桑叶二钱 陈皮一钱 谷芽三钱 神曲二钱 竹茹一钱五分 甘草八分

用法:水煎,代茶。

功用:健脾化湿,清热疏邪,除痰止晕。

注:此方在光绪医案中有记载。光绪某年四月初十日,光绪帝偶尔出现头晕症状。因原来是胃经湿热、上焦有热之症,后用清热化湿法治疗,湿邪治愈,但仍有上焦邪热,于是使用清化代茶饮进行医治,以达到化湿清热散邪的效果。

方中陈皮、神曲、竹茹可健脾化湿,消食除痰;荆芥穗、甘菊、桑叶可疏散上焦热邪。

23. 清解化湿代茶饮

组方:荆芥一钱 竹茹二钱 厚朴二钱 赤苓三钱 川芎一钱五分 降香八分 广砂八分 腹皮三钱 赤芍二钱 白术一钱五分 白芷一钱五分 蒌仁二钱 生姜二片 藿梗一钱

用法:水煎,代茶。

功用:理气化湿,疏风止痛。

注:此方在光绪医案中有记载。光绪某年二月二十日,光绪皇帝"外感风凉,内停饮热以致头痛作呕,胸中懊恼,饮食不香"。御医萧德琳使用清解化湿代茶饮进行医治。

方中赤苓、白术、厚朴、藿梗、生姜可健脾化湿和胃;荆芥、川芎、白芷可解表止痛;降香、赤芍可理气活血;竹茹、蔻仁可清热化痰。这些药一起使用,可达到解表化湿、肺胃同治、气血并调的效果,切中皇帝病机。

24. 腹皮麦冬代茶饮

组方:腹皮一钱 麦冬三钱 花粉三钱 赤苓三钱 竹茹一钱五分

用法:水煎,代茶。

功用:清热化痰,理气化湿。

注:此方在同治医案中有记载。同治元年四月十四日,丽皇贵妃出现轻咳嗽咯痰、头痛发热等症状,判定是痰湿内阻,热伤肺胃。于是使用腹皮麦冬代茶饮一帖进行调理。

方中腹皮、赤苓理气化湿;麦冬、花粉清热养阴生津;竹茹清热化痰和胃。这些药一起使用,共同达到理气化湿、清热养阴的效果。

25. 清热泻湿代茶饮

组方:薄荷一钱五分 生地四钱 元参三钱 赤芍三钱 羚羊角二钱 酒芩三钱 苦梗三钱 酒连一钱五分 青皮二钱 酒军一钱 连翘三钱 银花三钱

用法:水煎,代茶。

功用:清热利湿,解毒,清咽利喉。

注:此方在光绪医案中有记载。光绪二十年十二月初八日,经过七日调治,皇帝风邪已基本消解,但热毒还在。御医使用清热泻湿代茶饮进行调理。

此方为初七日去疏解表的荆芥、防风,加元参以养阴清热,散结解毒;银花、连翘清热解毒;赤芍凉血和营解毒。初九日,方去酒军,加醋柴代茶为饮,以增强疏散热毒的效用。同时结合漱药调理。从这个医案可以看到,先是疏风解表,清热解毒化湿,表去则力专清解湿热邪毒,恐邪热伤阴,加元参以养阴清热,热势挫恐热毒结滞难解,加醋柴以疏解邪热。用药次序井然,深谙疾病治疗规律,值得效仿。

26. 清热化湿代茶饮

组方:甘菊二钱 桑叶二钱 酒芩一钱五分 川芎一钱五分 神曲三钱 谷芽三钱 藿梗一钱 竹茹一钱五分

用法:水煎,代茶。

功用:清泻肺胃,消食化痰。

注:此方在光绪医案中有记载。光绪某年二月十六日,光绪皇帝晨起出现头晕、心中懊恼的症状。御医庄守和判定属于"肺胃蓄有湿热",于是使用清

热化湿代茶饮内服进行医治。

方中酒芩、甘菊、桑叶可清泻肺胃湿热；藿梗、竹茹可清热化痰；神曲、谷芽可消食导滞；川芎引药上行。次日医案记载，皇帝服药后症状有所缓解，但湿热内滞难化，小水欠利，于是御医去掉谷芽、藿梗、竹茹，方中加入清热利水的赤苓、泽泻、益元散，水煎代茶，以取清热利水之效。以后几日，御医恐怕湿热或渗利诸药伤阴，又于方中加入养阴清热而不滋腻的养阴药麦冬、花粉，水煎代茶调理，随症加减，因病施治，次序井然，值得认真研究。

27. 抑火化湿代茶饮

组方：元参三钱 生地三钱 花粉三钱 陈皮二钱 赤苓四钱 石斛三钱 竹茹三钱 桑叶二钱

用法：水煎，代茶。

功用：清热利湿，养阴生津，治口干欲饮，止咽喉痛。

注：此方在光绪医案中有记载。光绪某年十二月十九日，光绪皇帝出现脾胃饮热、头晕口渴的症状，御医以止渴抑火化湿法进行调理。二十五日，光绪皇帝病情好转，但饮热未清，于是御医用清上化湿代茶饮进行调理。

方中元参、生地、桑叶、花粉、石斛具有清解上焦热邪、生津止渴的双重效用；赤苓能清热利水，引热下行；竹茹、陈皮能理气清热和胃。这些药一起使用，对于缓解皇帝症状能起到很好的效果。

28. 清上化湿代茶饮

组方：甘菊二钱 桑叶二钱 花粉三钱 陈皮二钱 竹茹二钱 车前子三钱 猪苓二钱 灯心三寸

用法：水煎，温服。

功用：清热利湿，生津止渴，治咽干口渴。

注：此方在光绪皇帝医案中有记载。光绪某年十一月十九日，皇帝肝胃饮热，稍感风凉，头痛、眩晕、口中干黏，身肢发寒，御医使用此方进行调理。

方中甘菊、桑叶、花粉具有清解上焦热邪、生津止渴的双重效用；车前子、猪苓、灯心能清热利水，引热下行；竹茹、陈皮能理气清热和胃。这些药一起使用，对于缓解皇帝症状能起到很好的效果。

29. 南薄粉葛代茶饮

组方：南薄荷一钱 粉葛一钱 陈皮一钱五分 淡豆豉二钱 木通一钱五分 泽泻二钱 赤苓三钱 鲜竹叶二十片 槟榔一钱 条芩二钱

用法：水煎，代茶。

功用:清热利湿,醒脾和胃,治咽痛咳嗽、倦怠少食。

注:宣统十五年正月二十八日,婉容皇后头闷肢倦,咽痛,咳嗽等,用此方。

方中南薄荷、粉葛、淡豆豉、条芩可清解肺热;木通、泽泻、赤苓、鲜竹叶可清热利湿;陈皮、槟榔可醒脾理气和胃。这些药一起使用,可达到很好的效果。

30. 加味三仙饮

组方:焦三仙各六钱　橘红二片(老树)

用法:水煎,代茶。

功用:消食导滞,燥湿化痰。

注:此方为慈禧太后晚年所用方药。当时是御医姚宝生第一个列出的此方"正月三十日,老佛爷加味三仙饮:焦三仙各六钱,橘红二片(老树)",三仙饮之用量颇大,意在导滞消积。橘红苦辛温,可燥湿化痰,消食宽中,尚可止咳,故一起使用。因其是平素代饮之方,故应用目的是调理。

31. 和胃代茶饮

组方:橘红一钱(老树)　伏糖姜一片

用法:水煎,代茶。

功用:和胃止呕。

注:和胃代茶饮在宫中应用较为广泛,诸多医案均有记载。宣统元年六月初五日亥刻,皇上出现胃气欠调,有时作呕的症状,御医以和胃代茶饮进行调理,以和胃降逆止呕温中。

32. 和肝代茶饮

组方:香附二钱　当归二钱　白芍二钱　川芎一钱　泽兰叶六钱　红花三钱

用法:水煎,代茶。

功用:养血和肝,活血行气。

注:此方在同治医案中有记载。同治朝祺妃中暑经过一段时间治疗,病情好转,唯有肝脾欠和,于是用此代茶饮方进行医治善后。

本方有养血活血、和肝调经、疏肝行气止痛的疗效,对于血虚血瘀的妇科月经病有很好功用。

33. 麦冬花粉代茶饮

组方:麦冬五钱　花粉三钱　橘红十片

用法:水煎,代茶。

功用:滋阴生津,清热化痰。

注:此方在嘉庆医案中有记载。嘉庆三年正月二十九日,定亲王用此代茶

饮方。此方宜于阴虚津亏而兼有痰热者,可作为调理用。

34. 玄麦甘桔代茶饮

组方:玄参三钱 苦桔梗三钱 麦冬三钱(去心) 生甘草一钱

用法:水煎,代茶。

功用:滋阴清热,宣肺利咽。

注:此方为道光年全贵妃所用代茶饮方之一。

方中麦冬、玄参可养阴清肺生津;桔梗、生甘草可宣肺利咽,清热解毒。这些药一同使用,对于肺热阴伤、咽喉不利等症状是方便而有效的治疗方法。

35. 清金代茶饮

组方:酒芩二钱 麦冬三钱 玄参三钱 苦桔梗二钱 生甘草二钱

用法:水煎,代茶。

功用:滋阴清肺,泻火解毒,宣肺利咽。

注:此方在道光医案中有记载。琳贵妃外感春温,用疏解利咽、疏风清热等法治疗后,诸症具减,唯咽喉稍觉肿痛,胸满懒食,御医判定是肺胃滞热未净所致,而用本方治疗。

本方与玄麦甘桔代茶饮相比,增加了一味酒炒黄芩,黄芩是清热泻火解毒的药,更用于肺热偏盛之咽喉肿痛。

36. 清金代茶饮

组方:麦冬三钱(去心) 浙贝母三钱 霜桑叶三钱

用法:水煎,代茶。

功用:滋阴清热,止咳化痰。

注:此方在咸丰医案中有记载。咸丰皇帝肺经稍有饮热,用此方调理。虽然仅有三味药,但对于养肺阴、清肺热、润肺燥、生肺津、止咳化痰都有很好的功用。

37. 和胃代茶饮(一)

组方:白术三钱(土炒) 陈皮二钱 川贝八分 块苓二钱 竹茹二钱 甘草六分

用法:水煎,代茶。

功用:健脾益气,行气和中,化痰止咳。

注:此方在道光医案中有记载。彤贵人脾胃素弱,饮食不能消化,以致食后满闷,倦怠嗜卧,咳嗽痰壅。此方有健脾和胃、止咳化痰的效果,对患者病症有很好效果。

38. 和胃代茶饮（二）

组方：山药三钱　陈皮一钱　茯苓三钱　竹茹二钱　砂仁五分　炒谷芽三钱

用法：水煎，代茶。

功用：健脾益气，行气和中，开胃消食。

注：此方在光绪医案中有记载。光绪宠妃珍妃为珍贵人时出现大便有白滞、谷食不香、身肢酸倦的症状，用化痰理脾祛湿等法治疗后，有所好转，但脾胃仍有欠和，于是用本方代茶饮进行后续调理。

39. 香苓代茶饮

组方：煨木香五分（研）　茯苓块二钱　香附五分（炙）

用法：引用煨姜一片。水煎，代茶。

功用：健脾渗湿，便溏腹痛，脘腹胀满。

注：此方在道光医案中有记载。道光十二年十月下旬，一周岁多的四阿哥患惊外感症，"用药调治，惊气外感已解，喉内有滞热生痰，以致痰鸣气促"，给予抱龙丸和清热化滞汤治疗的同时，又用此代茶饮方，重在健脾行气、固肠止泻，以防病后胃弱。

此方尚有两个特点值得注意，一是使用药引，这在其他代茶饮方中是很少见的；二是患儿只有一岁多，即用代茶饮方，可见公众代茶饮应用之广泛。

40. 疏解代茶饮

组方：荆芥穗一钱五分　防风二钱　桑叶三钱　薄荷一钱　枳壳三钱（炒）　厚朴二钱（炒）　陈皮二钱　焦茅术二钱　云苓三钱　焦三仙六钱　木香八分（研）　焦槟榔三钱

用法：水煎，代茶。

功用：清热润肺，止呕止痛。

注：二月二十日，皇帝肺胃饮热，感受风凉，出现偏右头痛、胸膈懊憹、呕吐水饮、身体酸倦的症状，御医判定后用疏解代茶饮调理。

41. 清肺化湿代茶饮

组方：金石斛二钱　甘菊花二钱　桑叶二钱　前胡一钱五分　酒黄芩一钱五分　陈皮一钱五分　神曲二钱（炒）　鲜青果七个（研）

用法：水煎，代茶。

功用：清肺化湿，止咳利咽。

注：此方在光绪医案中有记载。二月初五日，皇帝脉象左部和缓，右寸关滑而稍数，诸症缓解，唯肺燥湿饮，稍有未清，出现致喉中发咸，夜间微嗽之症，

御医使用清肺化湿代茶饮调理。

通过对清宫太医院医案五官科中治喉组方的整理,发现其共有特性:水煎代茶,清热化痰止呕,清热解毒,利咽化痰。

三、治眼方

1. 清热代茶饮

组方:黄连一钱 栀子三钱 枯芩三钱 胆草二钱 菊花三钱 决明二钱

用法:水煎,代茶。

功用:清肝明目。

注:此方在同治医案中有记载。同治四年四月二十六日,吉嫔出现天行炽热等症状。四月二十五日敷用清肝明目饮,所有的症状有所好转,唯独肝经郁热没有痊愈,于是使用清热代茶饮进行调理。

方中黄连、枯芩、栀子可清泻三焦之热;胆草、菊花、决明可清肝明目。这些药一起使用,共同达到清肝泄热明目的效果。

2. 清热化湿代茶饮

组方:鲜芦根二支(切碎) 竹茹一钱五分 焦楂三钱 炒谷芽三钱 橘红八分 霜桑叶二钱

用法:水煎,代茶。

功用:清热化湿,消食和胃,止晕。

注:此方在光绪医案中有记载。光绪三十一年正月十二日,慈禧太后出现头晕目眩、胸膈不畅、恶心、手心出汗、身肢懒倦等症状。用此方进行调理。

方中鲜芦根、竹茹可清利湿热;橘红、焦楂、炒谷芽可理气宽中消食和胃;霜桑叶能清肃肺气。

3. 抑火化湿代茶饮

组方:元参三钱 生地三钱 花粉三钱 陈皮二钱 赤苓四钱 石斛三钱 竹茹三钱 桑叶二钱

用法:水煎,代茶。

功用:清热利湿,养阴生津,治口干欲饮,止咽喉痛。

注:此方在光绪医案中有记载。光绪皇帝某年十一月十九日,皇帝肝胃饮热,稍感风凉,出现头痛、眩晕、口中干黏、身肢发寒的症状,御医使用疏风清上化湿饮进行调理,肝胃饮热仍然留滞,时而出现熏蒸、头晕口渴的症状。御医使用此方进行后续调理,切合皇帝病情。

4. 和胃代茶饮(三)

组方:金石斛二钱 陈皮丝一钱 甘菊二钱 茯苓二钱 霜桑叶二钱 生薏米三钱 竹茹一钱

用法:水煎,温服。

功用:健脾和胃,滋阴生津,清肝明目。

注:此方在光绪医案中有记载。"皇上脉息和缓,诸症具好。眼边浮肿已消,口渴亦减。惟目上睑少有浮红未净,胃气稍有欠和"。可见此代茶饮方在于病后调理善后,兼顾脾胃、阴津和头目三个方面。处方药味不多,却与光绪皇帝当时病情十分吻合。

5. 加味三仙饮第七方

组方:焦三仙各一钱 橘红一钱五分(老树) 酒芩二钱 炙厚朴一钱五分 甘菊花三钱 羚羊角一钱五分 竹茹三钱 枳实一钱五分(炒焦)

用法:水煎,代茶。

功用:清热明目。

注:光绪某年八月二十八日,姚宝生谨拟老佛爷加味三仙饮。

清太医院医案中关于治理眼疾单列的医案不多,但是少而精,每一个医案对我们都具有临床的借鉴意义。

四、治耳方

1. 清心胃代茶饮

组方:橘红三钱 石斛三钱 炒栀仁二钱 淡竹叶三钱 灯心三钱

用法:水煎,代茶。

功用:清心胃之热。

注:此方在嘉庆医案中有记载。嘉庆正月初三日,嘉庆帝时常出现耳鸣、胸热肠鸣,系心胃有热的症状,御医判定属于心肾虚损,应当先去其心胃之热,待心胃热除,再补心肾。所以用此方进行调理。

方中炒栀仁、灯心、淡竹叶清解心胃之热;橘红理气化痰;石斛养阴生津,以防祛邪伤阴。

2. 滋肾清上代茶饮

组方:玉竹三钱 熟地四钱 生地四钱(大片) 当归三钱 白芍三钱(炒) 川芎三钱 莲蕊三钱 菊花三钱 桑叶三钱 川贝三钱(研) 酒连一钱五分(研) 吴萸肉五分 杜仲三钱(炒) 炙草一钱五分 炒栀三钱

用法：水煎，代茶。

功用：养血益阴，清上明目，壮腰涩精。

注：此方为光绪二十四年五月初二日光绪皇帝所服用代茶饮方。皇帝出现"耳中时有鸣声，面上起有小泡，手发胀，中州较空，偶尔咳嗽，腰腿时有酸疼"的症状。以后医案中还记载"常有遗精之候"，御医判定光绪病情属肝肾阴血不足，水亏于下，火旺于上，上焦浮火而生头耳目舌诸症，加之光绪皇帝肾虚精亏腰痛遗精的疾病，故而用此代茶饮方治疗。方中药味较多，系为多方兼顾所设。

3. 清胃代茶饮

组方：甘菊花二钱 桑叶二钱 蔓荆子二钱（炒） 薄荷五分 神曲二钱（炒） 竹茹二钱 生甘草八分

用法：水煎，代茶。

功用：清热和胃。

注：此方在光绪医案中有记载。四月十二日，庄守和为皇上把脉，发现脉象左部见平，右关和缓，唯稍有头痛耳鸣，便用清胃代茶饮进行调理。

在中国人的传统认知中，耳聪目明是密不可分的关系。耳疾的发生通常是由其他方面的疾病引起的并发症，耳疾的治疗组方，通常也要考虑到对其他病症的治疗。

五、治鼻方

1. 清肺化湿代茶饮

组方：金石斛二钱 甘菊二钱 桑叶二钱 前胡一钱五分 酒黄芩一钱五分 陈皮一钱五分 神曲二钱 鲜青果七个（研）

用法：水煎，代茶。

功用：清肺止咳，理气化湿。

注：此方在光绪医案中有记载。光绪四年二月初三日，光绪帝肺胃饮热，感受风寒，出现憎寒发热、偏右头疼、鼻塞身倦、口黏恶心的症状，御医庄守和按照疏风清热化湿进行调理，两日后，所有的症状好转，但是肺燥湿饮还没有完全好，导致皇帝喉中发痒，夜里咳嗽，于是御医使用清肺化湿代茶饮进行后续调理。

方中甘菊、桑叶、前胡可疏风散热，宣肺解表；陈皮、金石斛、神曲可理气和胃化湿；酒黄芩、鲜青果可清肺止咳化痰。

2. 清肺理嗽代茶饮

组方: 瓜蒌皮二钱　川贝二钱　前胡一钱五分　酒芩一钱五分　蜜桑皮一钱五分 桔梗二钱　甘草七分

用法: 水煎,代茶。

功用: 清热化痰,宣肺止咳。

注: 此方在光绪医案中有记载。光绪某年正月十九日,光绪皇帝外感风邪,御医庄守和使用清解化湿饮治疗,两日后,症状有所好转,但是肺经稍有饮热未净导致的咳嗽、鼻塞仍然存在。御医庄守和使用清肺理嗽代茶饮进行治疗。

方中酒芩、蜜桑皮可以清解肺经余热;瓜蒌皮、川贝、前胡、桔梗可以理气化痰止咳;用甘草调和以上各药。这些药一起使用,达到清肺化痰、理气止咳的功用。

3. 清肺和胃代茶饮

组方: 前胡八分　杏仁一钱五分　桔梗一钱　薄荷五分　陈皮六分　厚朴七分　竹茹一钱　甘草五分

用法: 水煎,代茶。

功用: 祛湿和胃,化痰止咳。

注: 此方在光绪医案中有记载。光绪某年十二月二十二日,光绪皇帝感觉外邪,在使用清肺化饮汤治疗后,多数症状都有所好转,唯饮热未净,肺气不清,进而导致咳嗽、鼻子不通气、口中干苦、食少不甜的症状。御医李德昌经过诊断判定为饮热内滞,于是使用清肺和胃代茶饮进行医治。

方中陈皮、厚朴可健脾化湿,理气祛痰;前胡、杏仁、桔梗、竹茹可宣肺化痰止咳;薄荷、甘草清肺利咽。这些药一起使用,达到了理气化痰、宣肺止咳的功能。

4. 和胃清肺代茶饮

组方: 茯苓三钱　陈皮六分　厚朴七分　杏仁一钱五分　桔梗一钱　炙草五分

用法: 水煎,代茶。

功用: 理气化痰,宣肺止咳。

注: 此方在光绪医案中有记载。光绪某年十二月二十三日,皇帝有出现鼻塞、咳嗽、少食、口黏的症状。御医李德昌经过诊断判定是痰浊阻肺,肺失肃降,于是使用和胃清肺代茶饮进行医治。

方中陈皮、厚朴理气祛湿化痰;茯苓运肺化湿;桔梗、杏仁、炙草宣肺止咳。

这些药一起使用,能达到健脾和胃、宣肺止咳的功用。

5. 止嗽代茶饮

组方: 前胡二钱 苏梗子各八分 桔梗二钱 金沸草二钱 陈皮一钱 法半夏一钱五分 桑皮二钱 款冬花二钱

用法: 水煎,代茶。

功用: 理气化痰,肃肺止咳。

注: 此方在光绪医案中有记载。光绪三年初四日,光绪皇帝出现咳嗽痰涎、鼻息稍欠清爽的症状。御医庄守和、李德昌经过诊断判定是肺气欠和,湿饮未净,于是使用止嗽代茶饮进行医治。

方中前胡、桔梗、金沸草、苏梗子、桑皮、款冬花可宣肺化痰止咳;法半夏、陈皮能理气祛湿化痰。这些药一起使用,达到健脾化痰、宣肺止咳的效果。

6. 清嗽代茶饮

组方: 前胡二钱 苏梗子各八分 枳壳一钱五分 橘红八分 法夏二钱 金沸草二钱 桑皮二钱 枇杷叶二钱

用法: 水煎,代茶。

功用: 清热化痰,宣肺止咳。

注: 此方在光绪医案中有记载。光绪某年三月初五日,光绪皇帝出现咳嗽、痰涎,面赤作呛,鼻塞等症状,当时御医庄守和、李德昌使用清嗽代茶饮进行医治。

方中前胡、苏梗子、枇杷叶、桑皮、金沸草、橘红等可清肺化痰止咳;枳壳、法夏可理气除痰。这些药一起使用,能起到清肺止咳、理气化痰的效果。

7. 代茶饮

组方: 苏叶八分 防风八分 葛根八分 桔梗八分 枳壳七分 荆芥八分 前胡八分 广皮八分 甘草三分

用法: 引用姜一片,灯心二寸,代茶。

功用: 清热解毒。

注: 十二月二十八日,御医刘钰请得五阿哥脉息浮缓,系外受寒凉之症,以致微热鼻有清涕,今用代茶饮一帖。

以上诸多方剂,经清太医院御医检验,并多用在皇室成员身上,再次将其开发利用具有十分必要且重要的意义。

第三章 清太医院五官科
医案口服方剂精选

第一节 清太医院临床治疗中口服方剂的应用

口服方剂因为具有药效较快等优点,在清太医院御医治疗病患时应用较多,在清太医院医案中也有大量史料和口服方剂组方的记载,通过对这些组方的研究我们可以总结出清太医院采用口服方剂治疗疾患的特点。

一是口服方剂中以食疗为主。医案记载中的口服方剂的形式多样,经统计,食疗是采取最多的方式,它将治疗各种症状的药材和食物进行搭配,然后给患者服用,通过对患者日常饮食的把控以达到治疗目的。医案中记载,慈禧太后中年以后因脾胃虚弱导致大便失调,太医便在她大便溏时,用黄芪、山药、莲子熬粥予以调理治疗。后来慈禧太后又因为脾肺气虚出现头闷目眩、身肢力软的症状,御医用人参须五分,老米五钱熬制粥食,用来调补脾肺;慈禧出现上渴下泄的症状,御医用绿豆、鲜青果、竹叶、橙子熬粥,以生津滋胃,进行调理。

需要注意的是,对于一些危急病症,食疗效果一般不会十分理想,不过在一些案例中,因为运用方法得当,也解了燃眉之急。如清太医院医案记载,康熙皇帝的御前大臣英殿赫世亨患痢疾,久治不愈,御医刘声芳等诊断后,判定为"下痢红白,色如鱼脑,里急后重,腰腹疼痛,年老气虚,又兼病后六脉尚大,脉症不合,其病甚险,恐变虚脱之症",经康熙皇帝特旨,将治疗方法改为食疗,赏其食用野味,以达到和养胃气的效果,后来病情果然好转。

医案又记载,嘉庆二阿哥福晋,于二十五年七月初九日感受暑湿,患发热、抽搐、气闭等诸多危急症状。御医钱松经诊断后判定为"内热过盛",采用"西瓜水暂清内热",患者服药后病症逐渐消解,取得很好的效果。西瓜对清暑热有很好的效果,所以得到天然"白虎汤"的美誉,对于治疗中暑很有帮助,现代也都将西瓜作为避暑良品。

二是口服方剂兼具身体调理、延年益寿的功效。清代宫廷中,口服方剂除了在治疗疾患方面发挥重要作用之外,对皇家及大臣们的身体起到的调理及延年益寿的作用也不容忽视。

如清代太医院经常调制一些药酒,御膳房也会根据太医的建议烹饪一些药膳。这些措施对于预防每日进食山珍海味、大鱼大肉的皇亲国戚和王公大臣的"富贵疾病"有很好的效果。

三是医案记载详尽科学,为患者的后续治疗、持续治疗提供良好帮助。清太医院御医治疗的过程中,会将患者的症状、脉象、证候等进行细致分析并详细记录在案,这样做无论是对患者的持续性治疗,还是口服方剂的开方都起着重要作用。在口服方剂的使用上,清太医院医案比民间医案要详细、科学、合理很多,为我们研究、吸收、采纳、应用到现代临床中去带来很大的便利。清太医院医案记录显示的病状与疾病分析是一致的,从记录中可以发现,头痛、头晕、发热、咳嗽、口渴、胸满、恶寒、咽痛等是最为常见的,而脉象则以弦数、滑数最多见。从上述两个记录中我们可以推测清宫人群里证以热证、气滞、痰饮为主,而外感病则通常是在里证的基础上染得的。

在症候以外的记载中,受风凉和气道不畅是记录最多的。外受风寒、外受风温、外受暑热等外感症候也多有记载等。里证的记载中,肝胃不和、肺胃有热、胃蓄湿饮占大多数,人体如果肝胃功能失常,那么就容易犯湿热、痰饮、气滞等疾病。这些现象与清宫人群的生活环境息息相关,治疗方法首选清热、化饮,其次是调和肝气,最后是疏解清解、化湿化滞、调中和胃。通过统计,清太医院医案中使用最多的三个口服方剂是:疏解正气汤、和肝化饮汤、疏解化饮汤,而使用频率最高的中药是枳壳、茯苓、黄芩、厚朴、陈皮、香附等行气破气类药品。

四是口服方剂组方来源广泛,博采众长。分析和研究清太医院医案可知,使用的口服方剂组方往往不拘一格,敢于在古人成熟的经验基础上进行创新,对各家组方进行重新化裁。御医在治疗过程中,会结合患者的实际病情,使用最为合理的治疗方法。医案中记载,御医们使用过的古方包括《黄帝内经》中的半夏秫米汤及大量张仲景《伤寒论》和《金匮要略》中所载医方,用以治疗外感热病和内伤杂病,同时御医们会根据不同的病理进行相应的调整,以取得良好的效果。

在运用大量经方的同时,也广泛征用温病时方以治疗宫中疾病,清朝是医学史上温病学派成熟鼎盛时期,在医案记载中亦可见大量温病时方的使用,如藿香正气散、桑菊饮、凉膈散、香薷饮、人参败毒散、三黄石膏汤、增液汤、五汁饮等方剂。

宫中御医在运用温病学家代表方剂的同时，也自制了大量的时令新方，而且在使用温病代表方剂时，还会根据自己的理解进行一定的变化。如治疗中大量中药汤剂的广泛应用就是例证。清太医院医案中的经典组方有一大部分是中成药，也就是丸、散、膏、丹，它们流传至今充分显示了清代宫廷的医疗水平之高和经验的独特，他们运用时方却不拘泥于时方，还在其基础上丰富和发展了温病学说的内容，起到承前启后的重要作用。

五是安全与实效并重，安全更加优先考虑。清太医院御医们虽然十分崇尚实效，但是最看重的还是用药的安全。因为一旦在用药过程中出现任何闪失，轻则受到呵斥，降职坐牢，重则累及身家性命，用药安全可以说是御医们不可触碰的高压红线。

为确保用药安全，御医首先对服药剂量非常注意。剂量过小，达不到治疗效果，剂量过大，易产生中毒反应，因此，在熟知药物性能的基础上如何控制剂量是御医们必须掌握的第一个技能。其次是注意药剂的服用时间，不同时间服药，会产生差异极大的药物疗效，合理选择服药时间，以发挥药物的最佳效能。最后是十分注重服药时的忌口。病患在服用某类药物时，如果吃到不相宜的食物，就会降低药物疗效，甚至产生不良反应，这是因为食物本身也有自身的性味，对于身体产生一定的作用，因此具有对抗或抵消其他药物的能力。

古人根据临床实践，总结了一首关于忌口的歌诀，方便记忆。"鳖甲忌苋菜，地黄忌萝卜，黄连忌猪肉；麦冬忌鲫鱼，仙茅忌牛奶，首乌忌葱蒜；柿霜忌螃蟹，茯苓忌米醋，人参忌茶叶。"特别需要注意的是，在服中药时，应忌生冷、油腻和肥甘厚味的食物。服热药时忌食寒凉性食物，如冰棍、雪糕、冷饮等，服滋阴、清热类药时忌服辛热食物如姜、椒、酒等。这些经验可以说是历经百年、千年检验而得到的验证，是我们的宝贵财富。

第二节　清太医院五官科治疗口服方剂精选

一、治喉方

清太医院医案中记载的治疗喉咙方面的组方，大多是具有清热去痰，和胃、养肺功能的药品。治疗方法上注重辨证论治。要辨出病症的八纲属性，还要辨出病机是气虚、阴虚、还是阳虚、痰热。针对咽喉疾病是"伤津耗气损阴",还是"脏腑积热生痰",再按照"正气虚则补之,邪气实则泻之"的治疗原则,综合调理身体机能,所谓牵一发而动全身,治喉方不仅仅只治喉,而是对于身体整体的一个调理。

1. 杏苏饮

组方:杏仁一钱五分(炒) 苏叶一钱五分 前胡一钱五分 牛蒡子二钱 葛根一钱五分 枳壳一钱五分(炒) 桔梗一钱五分 橘红一钱五分 半夏一钱五分(制) 花粉一钱五分

用法:引用生姜二片,灯心三十寸。晚服。

功用:养胃和气,祛咳化痰。

注:医案记载,十一月初八日,请得嫔出现脉息干咳声重、烦热胸闷症状,御医使用杏苏饮进行调理。

2. 清肝宁嗽汤

组方:苏梗叶一钱五分 前胡一钱五分 半夏一钱五分 花粉二钱 牛蒡子一钱五分 桔梗一钱五分 杏仁一钱五分 酒芩一钱五分 栀子一钱五分(炒) 陈皮一钱 茯苓二钱

用法:引用生姜一片。口服。

功用:清热止咳。

注:医案记载,十二月初六日,请得嫔出现有痰、发热咳嗽的症状,御医陈世官、罗衡、武世倬判定是肝肺余热,用清肝宁嗽汤进行调理。

3. 疏解除湿汤

组方:苍术一钱(炒) 黄柏一钱(炒) 藿香一钱 防风八分 条芩一钱 香附二钱(酒炙) 黑栀一钱 黄连八分(酒炒) 半夏曲二钱(炒) 泽泻一钱五分 赤苓二钱 甘草三分(生)

用法:引用灯心三十寸。晚服。

功用:清热除湿。

注:医案记载,十三日,请得嫔出现口干舌燥、呕吐恶心的症状,御医判定系内有湿热,外受微风,使用疏解除湿汤调理。

4. 疏解正气汤

组方:藿香一钱五分 紫苏一钱五分 葛根一钱五分 柴胡一钱五分 苍术一钱(炒) 厚朴一钱五分(炒) 陈皮一钱 神曲二钱(炒) 半夏曲二钱 赤苓二钱 羌活一钱五分 山楂二钱 甘草五分(生)

用法:引用生姜一片。午晚服。

功用:除湿正气。

注:医案记载,十四日,得嫔出现呕吐恶心、身体烦疼的症状,御医判定是湿热停滞,外受风凉所致,先用疏解除湿汤进行医治,恶心身痛稍减,表里未清,后御医使用疏解正气汤进行调理。

5. 清热调中汤

组方:香附二钱(醋炙) 苏梗一钱五分 缩砂一钱五分 苍术一钱(炒) 半夏曲二钱(炒) 厚朴一钱五分(炒) 酒军二钱 麦芽二钱(炒) 神曲二钱(炒) 枳实二钱(炒) 桔梗一钱五分 栀子一钱五分(炒)

用法:引用生姜二片,荷叶二钱。午晚服。

功用:清热除湿。

注:医案记载,十五日,御医李德宣、马敬伦请得嫔清热调中汤。

6. 清热宁嗽汤

组方:当归一钱五分 赤芍一钱五分 茯苓二钱 薄荷七分 银柴胡一钱 黑苍术一钱五分 丹皮二钱 炒栀一钱五分 地骨皮二钱 青蒿一钱 知母八分 香附二钱 熟军二钱

用法:引用藕节三个。每晚服。

功用:清热止咳。

注:医案记载,时九月初二日,御医罗衡、武世倬请得嫔清热宁嗽汤调理。

7. 清金宁嗽汤(一)

组方:苏梗一钱五分 半夏一钱五分 瓜蒌三钱 桔梗一钱五分 杏仁一钱五分 桑皮二钱 前胡一钱五分 枳壳一钱五分 黄芩二钱 浙贝母一钱五分

用法:引用生姜二片。每晚服。

功用:清热止咳。

注:医案记载,时初五日,御医罗衡、武世倬请得嫔清金宁嗽汤。

8. 清金宁嗽汤(二)

组方:生地二钱 赤芍一钱 当归一钱五分 川芎八分 苏梗叶一钱 薄荷五分 橘红一钱五分 枳壳一钱(炒) 前胡一钱 桔梗一钱 赤苓二钱 神曲二钱(炒) 甘草五分(生)

用法:引用生姜一片,红枣肉二枚。每晚服。

功用:清热止咳。

注:医案记载,时九月十一日,御医田福请得嫔清金宁嗽汤。

9. 疏解清热饮

组方:羌活一钱 苏叶一钱五分 川芎一钱 防风一钱 黄芩一钱五分(炒) 厚朴一钱五分(姜炒) 苍术一钱(炒黑) 赤苓二钱 陈皮一钱五分 半夏一钱五分(炒) 花粉二钱

用法:引用生姜二片。午晚服。

功用:清热止咳。

注:医案记载,时十二月二十七日,御医田福请得嫔疏解清热饮。

10. 清暑六和汤

组方:苏梗一钱五分(叶) 半夏一钱五分(制) 杏仁一钱五分(研) 厚朴一钱五分(炒) 扁豆一钱五分(炒) 缩砂一钱 藿香一钱五分 滑石一钱五分 神曲二钱(炒) 大腹皮一钱 甘草四分(生)

用法:引用生姜皮四分。每晚服。

功用:清热解毒,消暑止咳。

注:医案记载,时二十九日,得嫔出现膈间闷热、中脘微痛、有时咳嗽的症状,御医判定是内有停饮,外受暑热,使用清暑六和汤进行晚服调理。

11. 清热导赤汤

组方:杏仁二钱 桑皮一钱五分(炙) 黄芩一钱五分 花粉一钱五分 桔梗二钱 橘红一钱 生地二钱 赤苓二钱 木通一钱五分 羚羊角一钱 甘草五分

用法:引用竹叶一钱。每晚服。

功用:止咳化痰。

注:医案记载,初九日,得嫔出现咳嗽口渴、烦闷的症状,御医判定系心肺二经有热,议用清热导赤汤进行调理。

12. 疏风宁嗽汤

组方:苏梗二钱(叶) 葛根一钱五分 前胡一钱五分 枳壳一钱五分(炒) 半夏一钱五分(制) 赤苓三钱 杏仁二钱 橘红一钱五分 桔梗一钱五分 黄芩一钱五分 桑皮一钱五分(炙) 甘草八分

用法:引用生姜一片,灯心五十寸。晚服。

功用:清热止咳。

注:医案记载,十四日,得嫔出现发热胸满、咳嗽声重的症状,御医判定系肺胃有热,外受微凉,用疏风宁嗽汤进行调理。

13. 宣肺宁嗽汤

组方:麻黄一钱(蜜炙) 石膏三钱(煅) 杏仁一钱五分(研) 半夏一钱五分(制)

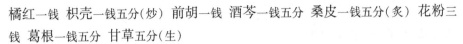

橘红一钱　枳壳一钱五分(炒)　前胡一钱　酒芩一钱五分　桑皮一钱五分(炙)　花粉三钱　葛根一钱五分　甘草五分(生)

用法: 引用生姜一片。口服。

功用: 止咳化痰,清热健胃。

注: 医案记载,十七日,得嫔脉息沉数,出现火郁熏蒸、咳嗽无痰、发热自汗的症状,御医判定系肺胃积热、外感风寒所致,使用宣肺宁嗽汤进行调理。

14. 祛风化痰汤

组方: 橘红一钱　半夏一钱(制)　茯苓一钱　南星五分(制)　僵蚕五分　石菖蒲八分　天麻一钱　防风一钱　当归八分　生甘草三分

用法: 引用生姜三片,竹沥五分。口服。

功用: 祛风除湿,化痰止咳。

注: 医案记载,康熙四十九年四月二十七日,太医院右院判加四级臣刘声芳、御医加四级臣李德聪奉旨看镶黄旗食阿思哈尼哈番俸硕色病,诊断为中风重症,患者服用御制白丸及酒后,神色好转,痰壅去除,只是半身仍不可动弹,于五月二十五日晚又开始神气昏聩,痰壅气堵,茶不思饭不想,因而御医即使用御制酒兼祛风化痰汤,竭尽所能救治。

15. 清心豁痰汤

组方: 茯神一钱　石菖蒲一钱　麦冬二钱(去心)　柴胡一钱　黄连八分(酒炒)　乌药一钱(醋炒)　竹茹一钱　半夏一钱(姜炒)　橘红一钱　枳实一钱(炒)　胆星八分　甘草三分

用法: 引用生姜一片。口服。

功用: 清热化痰,通经活络。

注: 医案记载,康熙五十一年八月初五日,太医院左院判加四级臣黄运、御医臣霍桂芳谨奏,康熙五十一年八月初四日,奉旨看正黄旗四等侍卫布勒苏病,系肝经积热,痰气结于心包络,以致言语错乱,舌肿黄胎,有时不知人事,妄动逾墙,病似疯狂,六脉滑软,其症险,服过圣药白丸,疯狂已减,唯语言仍乱,此心经有痰之故,议讨御制酒,以疏通经络,兼用清心豁痰汤调治。仅此奏闻。

16. 疏风宁嗽丸方

组方: 苏叶五两　防风三两　干葛三两　枳壳三两　前胡三两　桔梗三两　炙桑皮三两　杏仁三两　半夏三两(制)　茯苓三两　陈皮二两　川贝母二两(去心)　羌活二两　黄芩二两　生甘草二两

用法:口服。

功用:止咳化痰,润肺补气。

注:本方与参苏理肺丸相较,增加了止咳化痰之桔、贝,疏风解表之羌、防,宣肺宁嗽之力比之更加强盛,对于急慢性支气管炎十分适用。

17. 正气保和汤

组方:扁豆三钱 厚朴一钱五分 陈皮一钱 茯苓二钱 苏梗一钱五分 半夏二钱 麦冬二钱 知母一钱五分 姜连六分 甘草三分

用法:引用加竹叶五片。口服。

功用:舒筋活络,补气益血,行气育阴,健脾和胃。

注:医案记载,七月初三日,惇妃出现身体酸软无力的症状,御医判定为脉息缓软,系热伤气分所致,建议使用正气保和汤进行调理。

18. 滋肝宁嗽饮

组方:当归二钱 焦芍二钱 柴胡一钱五分(醋炒) 丹皮二钱 茯苓三钱 半夏曲一钱五分(炒) 陈皮一钱 枳壳一钱五分(炒) 桔梗一钱五分 栀仁一钱五分(炒) 麦冬二钱 甘草五分

用法:引用煨姜一片,荷蒂两个。午服。

功用:润肺养肝,祛咳化痰。

注:医案记载,二十四日,得嫔出现夜间发热、咳嗽无痰、胸膈烦满的症状,御医判定系肝阴不足、肺燥有热,使用滋肝宁嗽饮进行调理。

19. 宁嗽泻白汤

组方:桑皮一钱五分(炒) 地骨皮二钱 枳壳一钱五分 桔梗一钱五分 半夏一钱五分(制) 麦冬一钱五分 石膏二钱(煅) 甘草五分

用法:引用生姜一片,粳米一钱。午服。

功用:祛咳化痰。

注:医案记载,二十五日,嫔出现夜间发热、干嗽无痰的症状,御医使用宁嗽泻白汤进行调理。

20. 宣肺和胃饮

组方:苏叶一钱五分 前胡一钱五分 桔梗二钱 枳壳一钱五分(炒) 黄芩一钱五分 陈皮一钱五分 半夏一钱五分(制) 牛蒡一钱五分(研) 神曲二钱(炒) 连翘一钱五分 赤苓一钱五分 厚朴一钱五分(炒) 甘草八分

用法:引用生姜一片,灯心三十寸。午晚服。

功用:清热解痛,清目和脾。

注:医案记载,十四日,嫔脉息浮数,风凉已解,唯肺胃不清,出现咳嗽胸满,左目大眦红赤减退,使用宣肺和胃饮调理。

21. 清肝导赤饮

组方:柴胡一钱 酒芩一钱 赤芍一钱 丹皮二钱 生地二钱 木通一钱五分 归尾一钱 连翘一钱五分(去心) 栀子一钱五分(炒) 桔梗一钱五分 熟军一钱 甘草五分(生)

用法:引用生姜一片,灯心三十寸。午晚服。

功用:清肝明目。

注:医案记载,十五日,嫔出现干嗽无痰、左目大眦红赤涩痛的症状,御医使用清肝导赤饮调理。

22. 清热宁嗽饮

组方:桑皮一钱(炒) 枳壳一钱五分(炒) 知母一钱五分 桔梗一钱五分 黄芩一钱五分 石膏二钱(煅) 丹皮一钱五分 薄荷八分 连翘一钱五分 炒栀一钱五分 甘草五分(生)

用法:引用生姜皮一片,藕节三个。午服。

功用:清热宁咳。

注:医案记载,十七日,御医陈世官请得嫔清热宁嗽饮。

23. 清肝润肺汤

组方:黄芩一钱五分 生地三钱 知母一钱五分 贝母二钱 桑皮一钱五分 丹皮二钱 地骨皮一钱五分 炒栀一钱五分 花粉二钱 石膏三钱(煅) 麦冬二钱 甘草八分

用法:引用秋梨三片,藕节四个。午服。

功用:清肝润肺。

注:医案记载,二十日,得嫔出现干咳无痰、胸膈不利的症状,御医判定由肝热冲肺所致,使用清肝润肺汤调理。

24. 清金甘露饮

组方:生地三钱 天冬二钱 知母一钱五分 沙参二钱 麦冬二钱 贝母二钱 石斛二钱 枇杷叶一钱五分 地骨皮一钱五分 黄芩一钱五分 枳壳一钱 花粉一钱五分

用法:引用藕节三个。晚服。

功用:清热化痰。

注:医案记载,得嫔出现干咳无痰、午后发热、胸膈满的症状,先使用清肝润肺汤,脉息减缓,咳嗽大减,后使用清金甘露饮调理。

25. 清晕正气汤

组方: 藿香一钱 茯苓一钱五分 姜连八分 苏梗一钱五分 厚朴二钱 竹茹二钱 半夏一钱五分 枳壳一钱五分 桔梗二钱 陈皮一钱 缩砂一钱 炒栀一钱五分

用法: 引用生姜一片。晚服。

功用: 祛风除湿。

注: 医案记载,十六日,御医请得嫔脉息微滑,原系肝火烁肺、咳嗽无痰之症,服清金甘露饮,咳嗽减些,唯恶心觉晕,此乃炭气受风所致,后使用清晕正气汤调理。

26. 清解宁嗽汤

组方: 杏仁一钱五分(研) 苏叶一钱五分 枳壳一钱五分(炒) 桔梗一钱五分 陈皮一钱 半夏一钱五分(制) 黄芩一钱五分 花粉一钱五分 前胡一钱五分 赤苓二钱 甘草八分

用法: 引用姜一片,灯心三十寸。晚服。

功用: 去除湿热,润肺止咳。

注: 医案记载,四十四年正月初八日,得嫔出现咳嗽有痰,胸肋痞闷,烦热身软,御医判定是脉象弦数,系脾胃热盛、外感微凉之症,议用清解宁嗽汤调理。

27. 双解通圣汤

组方: 荆芥穗一钱五分 连翘一钱五分 酒芩一钱五分 防风一钱五分 栀仁一钱五分 赤芍一钱 薄荷一钱 桔梗一钱五分 川芎一钱 羌活一钱五分 甘草六分

用法: 引用生姜二片,灯心五十寸。晚服。

功用: 去除风寒。

注: 医案记载,四月初五日,御医判定得嫔脉象浮大、表里热盛,外感风寒之症,以致头疼身痛、发热口渴,使用双解通圣汤调理。

28. 疏解除湿汤

组方: 荆芥一钱五分 防风一钱五分 前胡一钱五分 桔梗一钱五分 黄芩一钱五分 连翘一钱五分 赤苓二钱 栀仁一钱五分 黄连一钱 柴胡一钱五分 赤芍一钱五分 甘草五分

用法: 引用姜皮一片,灯心五十寸。口服。

功用: 清热止咳,祛风除湿。

注: 医案记载,二十五日,御医罗衡、武世颖判定得嫔脉象浮数,系肝热湿热,非受风凉,以致右项结核已破,时出黄水,发热咳嗽,使用疏解除湿汤调理。

29. 疏肝除湿汤

组方:当归一钱五分　白芍二钱　柴胡一钱五分　丹皮一钱五分　茯苓三钱　陈皮一钱　枳壳一钱五分　栀仁一钱五分　元参一钱五分　桔梗一钱五分　知母一钱五分　甘草五分

用法:引用荷叶二钱。口服。

功用:祛风除湿,解闷止咳。

注:医案记载,二十九日,御医判定得嫔脉象弦缓,系肝阴不足,脾湿肺燥,以致右项结核,破流黄水,右肋作胀,胸闷咳嗽,身倦懒食。议内服疏肝除湿汤,外上黄连渗湿膏调理。六月初一日,减柴胡,加杏仁二钱。

30. 除湿解表汤

组方:柴胡一钱五分　葛根一钱五分　羌活一钱　赤芍一钱五分　桔梗一钱五分　黄芩一钱五分　知母一钱五分　茯苓一钱五分　木通一钱五分　陈皮一钱　甘草八分

用法:引用姜二片,灯心三十寸。午晚服。

功用:去表解理,健脾润肺。

注:医案记载,初二日,御医判定得嫔脉细弦数,原系肝阴不足、脾湿肺燥、右项结核,外受微凉,以致头闷身酸,发热咳嗽,内服除湿解表汤,外上黄连渗湿膏调理。

31. 清肺宁嗽汤

组方:杏仁二钱　桔梗二钱　赤苓二钱　桑皮一钱五分　浙贝二钱　橘红一钱　花粉一钱五分　竹茹二钱　半夏一钱五分　地骨皮二钱　知母一钱五分　甘草五分

用法:引用姜一片。口服。

功用:清热止咳。

注:医案记载,初三日,御医沙成玺、张肇基、武世颖判定得嫔脉象渐和,外凉已解,外恙肿势渐消,唯脾湿肺燥,发热咳嗽,内服清肺宁嗽汤,外仍上黄连渗湿膏调理。

32. 宣肺化痰汤

组方:蜜麻黄一钱　杏仁一钱五分　橘红一钱　半夏一钱五分　瓜蒌二钱　前胡一钱五分　桔梗一钱五分　赤苓一钱五分　酒芩一钱五分　枳壳一钱　元参一钱五分　甘草五分

用法:引用姜皮二片。口服。

功用:润肺化痰。

注:医案记载,初九日,御医罗衡、张肇基判定得嫔脉象浮滑,系肝肺痰热、

外受凉凝结之症,以致咳嗽胸满,咽紧口干,议用宣肺化痰汤调理。

33. 疏风宁嗽汤

组方:蜜麻黄八分 杏仁二钱 酒芩一钱五分 石膏二钱(煅) 瓜蒌一钱五分 栀子一钱五分 桔梗二钱 地骨皮二钱 前胡一钱 桑皮一钱五分(炙) 枳壳一钱 甘草八分

用法:引用生姜一片。早晚服。

功用:止咳化痰。

注:医案记载,初十日,御医罗衡、李德宣判定得嫔脉象浮滑,系肝肺痰热、外受寒凉凝结之症,以致咳嗽、胸满、口干,议用疏风宁嗽汤调理。

34. 清解宁嗽汤

组方:苏叶一钱五分 杏仁一钱五分 前胡一钱五分 桔梗二钱 桑皮一钱五分(炒) 橘红一钱 半夏一钱五分 黄芩一钱 葛根一钱五分 枳壳一钱 赤苓二钱 甘草五分

用法:引用生姜三片,灯心三十寸。晚服。

注:医案记载,十七日,御医沙成玺、刘凤鸣判定得嫔脉象浮数,系肺胃积热,外受风凉,以致头痛身热咳嗽痰盛,胸闷恶心,议用清解宁嗽汤调理。

35. 清金涤热汤

组方:天冬二钱 麦冬二钱 知母一钱五分 贝母一钱五分 地骨皮二钱 生地六钱 柴胡一钱 薄荷一钱 白茯神二钱 黄芩二钱 薏苡仁二钱 枣仁一钱五分(炒) 生甘草八分

用法:引用生姜一片,灯心五十寸。午晚服。

功用:滋阴润燥,止咳平喘。

注:医案记载,十二日,御医张肇基等请得嫔脉象弦缓,原系气郁血热挟湿之症,服清肺滋阴降火等汤,烧热时缓,身软懒食,微嗽,议用清金涤热汤调理。

36. 清热宁嗽汤

组方:天冬三钱 麦冬三钱 知母二钱 贝母二钱 桑皮二钱 杏仁二钱(炒) 黄芩二钱 陈皮一钱五分 瓜蒌子三钱(研) 枳壳一钱五分 桔梗二钱 地骨皮三钱 甘草八分

用法:引用灯心五十寸,荷蒂二枚。午晚服。

功用:清热止咳。

注:医案记载,十八日,御医张肇基、姜成请得嫔脉象弦数,判定系血分湿热、熏蒸肺气之症,以致咳嗽发热,身软懒食,使用清热宁嗽汤调理。

37. 清肺止咳汤

组方: 当归一钱五分　苏叶一钱五分　白芍一钱五分　生地二钱　前胡一钱五分　葛根一钱五分　橘皮一钱五分　半夏一钱五分(制)　茯苓二钱　杏仁一钱五分(研)　桔梗一钱五分　旋覆花二钱(绢包)

用法: 引用生姜二片。午晚服。

功用: 润肺止咳。

注: 医案记载,二十日,御医张肇基等请得嫔脉象弦数,判定血分不足、湿热熏蒸肺气之症,以致咳嗽发烧,身软无力,夜间少寐,使用清肺止咳汤调理。

38. 清肺和中汤

组方: 茯苓三钱　前胡一钱五分　厚朴一钱五分　当归一钱五分　桔梗一钱五分　白芍二钱(炒)　杏仁一钱五分　橘皮一钱五分　生地二钱　苏梗一钱五分　神曲二钱　甘草五分(生)

用法: 引用红枣肉二枚,灯心五十寸。午晚服。

功用: 润肺止咳。

注: 医案记载,二十三日,御医张肇基等请得嫔脉象弦数,判定系血分不足、湿热熏蒸肺气之症,以致咳嗽发烧,身软无力,夜间少寐,服清肺止嗽汤,咳嗽稍缓,唯夜间烧热,时或腹痛,议用清肺和中汤调理。

39. 清肺和荣汤

组方: 茯苓三钱　厚朴一钱五分　当归一钱五分　白芍二钱　生地二钱　丹皮一钱五分　桔梗一钱五分　橘皮一钱五分　杏仁一钱五分　元明索一钱五分　苏梗一钱五分　甘草五分

用法: 引用灯心五十寸,红枣肉二枚。午服一帖。

功用: 清肺润脾。

注: 医案记载,二十四日,御医张肇基等请得嫔脉象弦数,判定系血分不足、湿热乘肺之症,服药调治以来,荣分已行,咳嗽烧热微减,腹痛稍缓,议用清肺和荣汤调理。

40. 清阴和荣丸

组方: 银柴胡五钱　当归六钱　茯苓八钱　丹皮五钱　赤芍五钱　香附四钱(醋炒)　炒栀五钱　麦冬八钱　青皮五钱　地骨皮五钱　抚芎三钱　知母五钱(生)　半夏曲五钱(炒)　泽兰叶八钱　谷芽六钱(炒)

用法: 共为细末,用荷叶煎汤,叠丸,如桐子大,每服三钱,滚白水送。

功用: 润肺止咳,祛风除湿。

注：医案记载，七月初二日，御医张肇基、姜成、马敬伦、鲁维淳请得嫔脉象和缓，判定系湿热乘肺、血分火盛之症，咳嗽烧热，夜间不寐，饮食懒思，服药以来，诸症已减，唯气血尚弱，决定止汤药用清阴和荣丸常服调理。

41. 清热和荣汤

组方: 归尾三钱 赤芍一钱五分 生地三钱 桃仁二钱 红花一钱五分 延胡索一钱 香附二钱 黄芩一钱五分 枳壳一钱五分 木通一钱五分 青皮一钱五分 地骨皮一钱五分

用法: 引用姜皮三片，灯心三十寸。晚服。

功用: 清热止咳。

注：医案记载，三十日，御医张肇基、姜成请得嫔脉象弦数，判定系荣分热盛，肝气不调，以致烦热，胸肋满闷，时或咳嗽，使用清热和荣汤调理。

42. 清热调荣汤

组方: 柴胡一钱(醋炒) 黄芩一钱五分(炒) 黄连一钱 苏梗一钱五分 枳壳一钱五分 桔梗一钱 桑皮一钱五分(炙) 生地二钱 炒栀一钱五分 酒军一钱 香附二钱(炒) 知母一钱

用法: 引用生姜一片，荷叶一钱。口服。

功用: 去闷止咳。

注：医案记载，八月初四日，御医刘太平、杜朝栋请得嫔脉象弦数，判定系荣分气滞有热，以致胸闷咳嗽，口干，用清热调荣汤调理。

43. 清热调荣汤

组方: 香附二钱(炒) 延胡索一钱五分 柴胡一钱(醋炒) 归尾一钱 红花一钱 酒芩一钱五分 花粉二钱 生地二钱 炒栀一钱五分 酒军一钱 枳壳一钱五分 甘草五分

用法: 引用藕节七个。晚服。

功用: 清热解毒。

注：医案记载，初五日，御医刘太平、杜朝栋请得嫔清热调荣汤。

44. 清热化饮汤

组方: 炒栀一钱五分 黄连一钱 陈皮一钱五分 半夏一钱五分(制) 枳壳一钱五分(炒) 苏梗一钱五分 赤芍一钱五分 赤苓二钱 白术二钱(炒) 神曲二钱(炒) 川芎八分 甘草八分(生) 大腹皮一钱五分

用法: 引用生姜二片，灯心五十寸。晚服。

功用: 清热解毒。

注:医案记载,九月初一日,御医丁进忠请得嫔清热化饮汤。

45. 清热调荣汤

组方:黄芩二钱 炒栀二钱 丹皮一钱五分 柴胡一钱五分(醋炒) 当归二钱 赤芍一钱五分 延胡索一钱五分 木香一钱(研) 厚朴一钱五分 枳壳一钱五分(炒) 槟榔一钱 甘草八分

用法:引用生姜二片。晚服。

功用:清热止咳。

注:医案记载,初三日,御医丁进忠请得嫔清热调荣汤。

46. 疏解清肺汤

组方:苏叶一钱五分 葛根一钱五分 川芎一钱五分 杏仁一钱五分 陈皮一钱五分 枳壳一钱五分 桑皮二钱 桔梗二钱 甘草八分(生)

用法:应用生姜一片。午服。

功用:清肺止咳。

注:医案记载,二十日,御医张肇基、张淳请得嫔脉象浮数,判定系肺胃热盛、外受风寒之症,以致头疼身痛,发热咳嗽,议用疏解清肺汤调理。

47. 清解宁嗽饮

组方:苏梗一钱五分 葛根一钱五分 杏仁一钱五分 前胡一钱 桑皮一钱五分 桔梗二钱 枳壳一钱五分 花粉二钱 酒芩一钱五分 半夏一钱五分 橘红一钱 甘草五分(生)

用法:引用生姜二片,梨三片。午晚服。

功用:清热止咳。

注:医案记载,二十二日,御医陈世官、花映犀请得嫔脉象浮数,判定系肺经郁热,外受风寒,以致头疼身痛,发热咳嗽,议用清解宁嗽饮调理。

48. 宁嗽和胃饮

组方:苏梗一钱 薄荷六分 前胡一钱 元参一钱五分 杏仁一钱 枳壳一钱五分 桔梗一钱五分 陈皮一钱五分 贝母二钱 赤苓二钱 黄芩一钱五分 麦芽二钱 甘草五分

用法:引用生姜一片,红枣肉二枚。晚服。

功用:清热止咳。

注:医案记载,二十七日,御医田福请得嫔脉象缓滑,判定系肺有热,胃气不和,以致咳嗽胸闷,烦热,用宁咳和胃饮调理。疼痛渐减,唯干嗽无痰,胸膈满闷,用泻白宁嗽饮调理。

49. 滋肝清肺饮

组方:生地三钱 桑皮一钱 天冬二钱 地骨皮一钱五分 麦冬二钱(去心) 石膏三钱(煅) 枳壳一钱五分(炒) 桔梗二钱 黄芩一钱五分(酒炒) 川贝母二钱 知母二钱(炒)

用法:引用秋梨一个,晚服。川贝母末一两,分十服,蒸梨用。

功用:清热止咳,润肺化痰。

注:医案记载,十四日,御医陈世官、姜成、田福请得嫔脉象沉弦,判定原系肝热乘肺、咳嗽肋痛之症,服药以来,肋痛胸满渐减,唯咳嗽未止,议用滋肝清肺饮调理。

50. 育神化痰汤

组方:橘红三钱 竹茹二钱 枳壳一钱五分 厚朴一钱五分(炒) 半夏二钱 桔梗二钱 麦冬三钱(去心) 沙参二钱 茯神三钱(研) 丹参二钱 渐贝二钱(研) 甘草八分(炙)

用法:引用荷梗一尺。水煎,温服。

功用:化痰安神。

注:医案记载,某日,御医王世安请得定贵人育神化痰汤一帖。

51. 清热代茶饮

组方:蒌仁三钱 麦冬五钱(朱砂拌) 竹茹四钱

用法:水煎,代茶。

功用:止咳缓气。

注:医案记载,某日酉刻,御医崔文光请得定贵人脉象滑大,痰涎上壅,气闭作抽,乃元气已亏,汗出防脱,用清热代茶饮一帖调理。

52. 清热化痰汤

组方:瓜蒌三钱 半夏二钱 钩藤三钱 天麻一钱五分 竹茹三钱 羚羊角一钱五分 桔梗二钱 麦冬四钱 橘红三钱 僵蚕三钱

用法:引用荷梗一尺,早服一帖。

功用:清热化痰。

注:医案记载,初三日寅刻,御医崔文光、王世安请得定贵人脉象弦滑,判定原系痰热上冲、气闭作抽之症,以致舌强、咬牙、烦躁、神志不清,服育神化痰汤症势时缓时复,用清热化痰汤,早服一帖调理。

53. 羌活冲和汤

组方:羌活一钱五分 防风一钱五分 黄芩一钱五分 苍术一钱五分 白芷一钱五

分 生地二钱 细辛一钱 川芎一钱五分 苏叶一钱五分 甘草八分(生)

用法:引用生姜一片,灯心三十寸。二帖,午晚服。

功用:祛风止痛。

注:医案记载,四十七年九月十五日,御医沙成玺、张肇基请得禄贵人脉息浮弦,判定系外感风凉之症,以致头疼、身痛、发热恶寒,烦躁口干,用羌活冲和汤调理。

54. 清热调中汤

组方:柴胡一钱 黄芩一钱五分 半夏一钱五分(制) 酒军一钱五分 厚朴二钱 枳实一钱五分 黄连一钱 甘草五分

用法:引用生姜二片。三帖,每晚服。

功用:和解少阳,通泻热结。

注:医案记载,十六日,御医杜朝栋请得禄贵人清热调中汤。十月二十二日,自传禄贵人黄连片五钱,陆续代茶。

55. 疏解正气汤

组方:羌活一钱五分 苏叶一钱五分 防风一钱五分 杏仁二钱 枳壳一钱五分 桔梗一钱五分 桑皮一钱五分 花粉一钱五分 瓜蒌二钱 酒芩二钱 甘草六分

用法:引用生姜二片。午晚服二帖。

功用:清热解毒,止咳止痛。

注:医案记载,十九日,御医姜成、牛永泰请得禄贵人脉象浮数,判定系内有痰热,外受风凉,以致头疼身痛,发热咳嗽,用疏解正气汤调理。

56. 济阴缓肝汤

组方:熟地二钱 当归一钱五分 白芍二钱(酒炒) 枇杷叶一钱五分(炙) 麦冬二钱 丹皮一钱五分 阿胶二钱(蒲黄炒) 川贝母一钱五分(去心) 桑叶三钱 旱三七二钱(炙) 龟板三钱(酥) 甘草八分(生)

用法:引用藕节二枚。晚服。

功用:养肺护肝,止咳化痰。

注:医案记载,八月三十日,御医邵正文、孙涎柱、栗坚请得三阿哥系阴分微亏、肝经血热、熏灼肺气、呛嗽吐血之症。服药以来,吐血已止,诸症递减,寝食如常,唯有时微觉咳嗽,脉息尚弦,此属肝肺未和所致,用归芍异功丸,晚仍服济阴缓肝汤调理。

57. 消风清胃饮

组方:荆芥穗一钱五分 防风一钱五分 羌活一钱五分 柴胡一钱五分 煅石膏

二钱 黄芩一钱五分 升麻一钱 薄荷一钱 栀子一钱五分(炒) 连翘一钱五分 川芎一钱 甘草八分

用法:引用荷叶蒂一个,灯心一束。一帖,水煎,温服。

功用:清热暖胃。

注:医案记载,初九日,御医张肇基、花映犀、李德宣、吴尊另、周良弼请得十一阿哥脉象浮数,判定系肺胃有热,外感风凉,以致左边上牙宣肿,头痛恶寒,用清胃泻黄汤,兼漱口药,症势微减,用消风清胃饮调理。

58. 清热宁嗽饮

组方:黄芩一钱五分 黄连八分 瓜蒌根一钱五分 桔梗一钱五分 桑皮一钱(炙) 杏仁一钱(炒) 地骨皮一钱五分 知母一钱(生) 枳壳一钱(炒) 甘草五分

用法:引用鲜藕一节。二帖,每晚服。

功用:清热止咳。

注:医案记载,十六日,御医陈世官、商景爵请得十五福晋清热宁嗽饮。

59. 荆防杏苏饮

组方:荆芥穗一钱五分 防风一钱五分 苏叶一钱五分 羌活一钱五分 杏仁一钱五分 前胡一钱五分 桔梗二钱 桑皮一钱五分 薄荷一钱 白芷一钱五分 川芎一钱五分 甘草五分

用法:引用生姜二片。水煎,温服。

功用:清热止咳,养胃清肺。

注:医案记载,十二月十六日,御医鲁维淳、王联德看得十五阿哥福晋脉象浮紧,判定系肺胃饮热,外受风寒,以致头痛身热,咳嗽胸满,用荆防杏苏饮调理。

60. 清金宁嗽饮

组方:苏叶一钱五分 赤苓二钱 薄荷一钱 杏仁一钱五分(研) 酒芩二钱 炒栀一钱五分 花粉一钱五分 枳壳一钱五分(炒) 桔梗一钱五分 半夏一钱五分(制) 甘草八分(生)

用法:引用荷叶一钱五分,灯心三十寸。一帖,水煎,温服。

功用:清热止咳。

注:医案记载,二十六日,御医罗衡、牛永泰请得十五福晋清金宁嗽饮。

61. 疏清宁嗽饮

组方:苏梗叶一钱五分 薄荷八分 防风一钱 瓜蒌二钱 前胡一钱 杏仁一钱(炒研) 枳壳一钱五分(炒) 桔梗一钱五分 橘红一钱五分 葛根一钱 黑参一钱 半

夏一钱五分　甘草五分(生)

　　用法:引用生姜二片,灯心五十寸。水煎,温服。

　　功用:清热止咳。

　　注:医案记载,十一月十二日,御医田福请得十五福晋疏清宁嗽饮。

62. 清解汤

　　组方:荆芥穗一钱　防风八分　前胡八分　柴胡一钱　黄芩一钱　花粉八分　薄荷八分　连翘一钱五分　黄连五分　枳壳一钱(炒)　甘草五分(生)

　　用法:引用生姜一片,灯心十五寸。午晚二帖,水煎,温服。

　　功用:清热驱寒。

　　注:医案记载,二十日,御医张茂芝看得九公主脉象浮数,判定系肺胃有热,外受微凉,以致身热面赤、口干,用清解汤调理。

63. 疏风清解饮

　　组方:荆芥穗一钱五分　桔梗一钱　柴胡一钱　防风一钱　连翘一钱　葛根一钱　前胡一钱　枳壳一钱(炒)　黄芩一钱五分　花粉一钱　羌活一钱　甘草八分(生)

　　用法:引用生姜一片,灯心三十寸。一帖分两次,午晚服。仙药茶二钱,开始冲汤,熏用。

　　功用:清热解毒,养胃护肝。

　　注:医案记载,乾隆四十五年十一月二十一日,御医陈世官、罗衡、武世伟、刘钟请得十公主脉象浮数,判定系肺胃有热、外受风凉之症,以致伤风头疼,发热口干,用疏风清解饮调理。

64. 和胃宁嗽饮

　　组方:桑皮一钱(炒)　杏仁一钱五分(炒)　枳壳一钱(炒)　桔梗一钱　橘红一钱　半夏一钱(制)　赤苓一钱　黄芩一钱　花粉一钱　炒神曲一钱五分　麦冬一钱五分(去心)　甘草三分

　　用法:引用生姜一片,灯心五十寸。二帖,午晚服。

　　功用:养胃解气,清热止咳。

　　注:医案记载,十一日,御医陈增、查秉仁、张敬文、盛明远看得八阿哥下长子判定原系风热之症,服过疏表、宁嗽、清热等汤,表里已解,唯胃气未和,稍有咳嗽,后用和胃宁嗽饮调理。

65. 清肝宁嗽丸

　　组方:当归一两　生地二钱　焦白芍一两　丹皮八钱　麦冬一两　川芎八钱　羚羊角八钱　胆星八钱　桑皮八钱(炙)　川贝母一两　神曲一两(炒)　炒栀八钱　橘红一两

茯苓二钱 香附一两(炒) 甘草五钱

用法:共为细末,炼蜜为丸,重三钱,滚白化服一丸。

功用:清肝宁嗽。

注:医案记载,十一日,御医丁进忠看得延禧宫女子德格清肝宁嗽丸。

66. 疏风清热汤

组方:羌活一钱五分 前胡二钱 枳壳一钱五分(炒) 荆芥一钱五分 独活一钱五分 桔梗一钱五分 川芎一钱五分 防风一钱五分 柴胡一钱五分 赤苓三钱 薄荷一钱五分 甘草五分

用法:引用生姜一片,灯心五十寸。二帖,午晚服。

功用:清热解毒,止咳化痰。

注:医案记载,嘉庆三年三月十九日,御医涂景云、钱景请得嫔脉象浮滑,判定系膈间饮热、外受风凉感冒之症,以致头闷身酸,发烧口渴,咳嗽痰盛,用疏风清热汤调理。

67. 疏表解肌汤

组方:防风一钱五分 荆芥一钱五分 柴胡一钱五分 葛根一钱五分 薄荷一钱 桔梗三钱 连翘一钱五分 赤芍一钱五分 黄芩一钱五分 石膏二钱 花粉二钱 甘草五分

用法:引用生姜二片,灯心五十寸。午晚服。

功用:清热解毒。

注:医案记载,十二月十二日,御医张如潘看得四阿哥脉象浮紧,判定系肺胃不清,外感风寒,以致头疼发热,面赤口渴,咽痛烦躁,用疏表解肌汤调理。

68. 宁嗽代茶饮

组方:桔梗八分 赤苓一钱 苏梗八分 僵蚕八分 前胡八分 杏仁七分 半夏八分 陈皮八分 桑皮八分 防风六分 瓜蒌霜八分 甘草二分

用法:引用姜皮一片,红枣二枚。水煎,温服。

功用:清热止咳。

注:医案记载,正月十六日,御医刘钟、张桐舒、李泗杰请得五阿哥宁嗽代茶饮一帖。

69. 橘苏代茶饮

组方:苏梗一钱 橘红八分 杏仁一钱 桔梗一钱 半夏一钱(制) 桑皮一钱(制) 枳壳六分(炒) 前胡一钱 赤苓一钱五分 葛根八分 浙贝母一钱(研) 防风八分

用法:引用生姜一片。水煎,温服。

功用:化痰止咳。

注:医案记载,初八日,御医刘廷淳请得五阿哥脉象浮数,判定系肺胃痰热、微受风凉之症,以致咳嗽有热、头项微热,用橘苏代茶饮调理。

70. 清金安嗽饮

组方:麦冬三钱(去心)　蒌仁三钱(研)　元参三钱　柴胡一钱五分　浙贝三钱(研)　炙半夏二钱　桔梗二钱　苏梗二钱　橘红一钱五分　酒芩一钱五分　知母二钱　楂肉三钱(研)

用法:引用六一散三钱,秋梨三片。午晚二帖,水煎,温服。

功用:清热止咳。

注:医案记载,二十二日,御医郝进喜请得皇后脉象弦滑,判定系肺胃有热、挟饮咳嗽之症,以致咳嗽痰盛,身酸胸满,用清金安嗽饮调理。

71. 清金止嗽汤

组方:黄连八分　枳壳三钱(炒)　麦芽三钱(炒)　杏仁三钱(炒研)　木香一钱(煨)　浙贝五钱(研)　瓜蒌五钱(糖)　酒芩二钱　青皮二钱(炒)　山楂三钱　生知母三钱　甘草五分

用法:引用生姜三片,荷梗一尺。午服一帖,水煎,温服。

功用:止咳化痰,养肺护肝。

注:医案记载,十四日,御医张新、郝进喜请得皇后脉象弦数,判定系肝郁挟饮、暑热伤肺、咳嗽之症,以致胸膈满闷,饮食懒思,用清金止嗽汤调理。

72. 麻黄杏苏饮

组方:麻黄八分　杏仁三钱(炒研)　苏叶一钱五分　葛根二钱　炙半夏三钱　橘红二钱　桔梗一钱五分　枳壳二钱(炒)　前胡一钱五分　桑皮二钱　生甘草五分

用法:引用大梨五片,生姜三片。午晚二帖,水煎,温服。

功用:清热止咳。

注:医案记载,二十一日,御医郝进喜请得皇后脉象,判定系内热受凉、感冒之症,以致头疼身痛,咳嗽胸满,发热恶寒,用麻黄杏苏饮调理。

73. 杏苏饮

组方:杏仁三钱(炒研)　苏叶一钱五分　葛根二钱　炙半夏二钱　橘红二钱　桔梗二钱　枳壳二钱　瓜蒌三钱(糖心)　酒芩二钱　桑皮二钱　山楂三钱(炒研)　麦芽三钱(研)　知母二钱

用法:引用大秋梨五片。午晚二帖,水煎,温服。

功用:清热解毒,止咳利咽。

注:医案记载,二十二日,御医郝进喜请得皇后脉象滑数,判定系内热受凉、感冒之症,以致头疼身痛,咳嗽胸满,发热恶寒,服麻黄杏苏饮,表凉已解,诸症渐轻。用杏苏饮调理。

74. 清热润燥汤

组方:黄连八分(研) 苦葶苈七分 火麻仁三钱(研) 木香一钱(研) 橘皮二钱 郁李仁三钱(研) 青皮三钱(炒) 半夏曲三钱 枳实二钱(炒) 瓜蒌四钱 油当归三钱 山楂五钱(研)

用法:引用青竹茹三钱,杏仁泥三钱。晚服一帖,水煎,温服。

功用:清热化痰。

注:医案记载,某日,御医张新、苏钰、赵永年、李松盛请得皇后脉象弦滑,判定系病后元气未复,胸肋胀闷,夜间少寐,有时喘嗽,用药调治,症势稍减,唯痰热尚盛,用清热润燥汤,晚服一帖调理。

75. 麦橘代茶饮

组方:麦冬三钱(去心) 枳壳一钱(炒) 橘红一钱五分 桔梗二钱 羚羊角一钱 生甘草四分

用法:引用秋梨三片。水煎,温服。

功用:止咳化痰。

注:医案记载,十二日,御医张永清、崔良玉请得全贵妃脉象和缓,判定系妊娠肝胃热盛、感受风凉之症,服芩术六合汤,表凉已解,唯肺热稍有咳嗽,用麦橘代茶饮调理。

76. 茯苓导水汤

组方:苏梗二钱 茯苓三钱(块) 腹皮三钱 生黄芩二钱 生桑皮三钱 木香八分(研) 壳砂一钱五分(研) 桔梗二钱 泽泻三钱 陈皮二钱 麦冬三钱 生甘草八分

用法:引用生姜三片,薏苡仁三钱。晚服一帖,水煎,温服。

功用:除湿护肝,止咳平喘。

注:医案记载,十二月二十三日,御医苏钰请得和妃脉息沉滑,判定系素有湿饮、肝郁不舒。以致面目浮肿,咳嗽作喘,夜间少寐,此由停饮舍肺所致,用茯苓导水汤调理。

77. 清金化饮丸

组方:苏梗八钱 半夏一两(制) 青皮八钱 白芥子七钱(炒) 泽泻一两 陈皮八钱 莱菔子一两 茯苓块一两 桑皮一两 麦冬一两 枳壳八钱 桔梗七钱 浙贝一

两　生甘草五钱　薏苡仁二两

用法:共为极细面,腹皮一两熬水,兑炼蜜为丸,三钱重。每早晚各服一丸,姜皮汤送服。

注:十六年正月初二日,和妃清金化饮丸。

78. 清热定喘汤

组方:酒芩二钱　瓜蒌三钱　枳实一钱五分　杏仁三钱(炒研)　桔梗二钱　炙半夏二钱　茯苓块三钱(研)　桑皮二钱　陈皮二钱　麻黄五分(蜜炙)　生甘草五分

用法:引用荷梗七寸。水煎,温服。

功用:清热平喘。

注:医案记载,二十四日,御医郝进喜请得和妃清热定喘汤一剂。

79. 清金化饮汤

组方:苏梗一钱五分　苦葶苈四分(研)　大腹皮二钱　生黄芩二钱　云苓块二钱(研)　蒌仁泥二钱　霜桑叶二钱　橘皮二钱　桔梗一钱五分　白芥子七分(炒研)　半夏曲三钱　麦冬三钱(去心)　生甘草七分

用法:引用杏仁一钱五分,研薏苡仁三钱。午晚二帖。

功用:清热平喘。

注:医案记载,初二日,御医苏钰请得和妃脉息滑数,判定系内停痰饮,肺受瘟风,以致痰喘咳嗽,面目浮肿,懒食少寐,此由停饮受凉所致,用清金化饮汤调理。

80. 荆防杏苏饮

组方:荆芥穗一钱五分　防风一钱五分　羌活二钱　枳壳二钱　桔梗二钱　苏叶二钱　杏仁三钱(炒)　前胡二钱　酒芩二钱　炙半夏二钱　橘红二钱　生甘草五分

用法:引用生姜三片,秋梨三片。晚服一帖。

功用:止咳化痰。

注:医案记载,正月二十二日,御医郝进喜请得祥妃脉象浮数,判定系内热受凉之症,以致头疼身酸,发热恶寒,咳嗽胸满,用荆防杏苏饮调理。

81. 平胃化湿饮

组方:炙厚朴二钱　陈皮二钱　茅术二钱(炒)　藿香二钱　法夏二钱(研)　焦三仙九钱　槟榔二钱　生杭芍二钱

用法:引用枳壳二钱(炒)。水煎,温服。

功用:养胃生津。

注:医案记载,光绪二十八年五月十二日,御医全顺、张仲元请得老佛爷脉

象左关见弦,右寸关沉滑有力。判定胃蓄湿滞未清,肠胃未和,以致身肢较倦,谷食欠香,有时腹中微疼,即作恶心。用平胃化湿饮调治。

82. 平胃化湿调中饮

组方: 炙厚朴一钱五分 陈皮二钱 茅术一钱五分(炒) 藿香二钱 炙枇杷叶三钱(包煎) 焦三仙九钱 川郁金二钱(研) 生杭芍二钱

用法: 引用枳壳一钱五分(炒)。水煎,温服。

功用: 化痰止咳,祛风化滞。

注: 医案记载,光绪二十八年五月十三日,御医全顺、张仲元请得老佛爷脉象左关见弦,右寸关沉滑有力。判定胃蓄湿滞未清,肠胃未和,肝肺气道欠调,以致有时咳嗽,身肢较倦,腹中隐隐微痛,稍作恶心,大关防欠调。用平胃化湿调中饮调理。

83. 化湿调中代茶饮

组方: 焦三仙九钱 腹皮三钱 竹茹三钱 桑叶三钱 川郁金一钱五分(研) 灯心一寸

用法: 水煎,温服。

功用: 清热化湿。

注: 医案记载,光绪二十八年六月十九日戌刻,御医全顺谨拟老佛爷化湿调中代茶饮。

84. 调气清热化滞汤

组方: 川郁金三钱(研) 枳壳三钱(炒) 焦三仙九钱 橘红一钱五分(老树) 生杭芍三钱 羚羊角一钱五分 次生地四钱 甘菊花三钱

用法: 引用焦栀仁三钱。水煎,温服。

功用: 清肺泻肝,祛湿和胃。

注: 医案记载,光绪二十八年七月二十六日申刻,御医张仲元请得老佛爷脉象左寸关弦数,右寸关滑数。判定肝肺有热,胃蓄饮滞,熏蒸上焦,以致头闷觉晕,手心发热,胸膈不爽,有时躁急,谷食不香,身肢较倦。用调气清热化滞之法调理。

85. 清热调中化湿饮

组方: 前胡一钱五分 枳壳二钱(炒) 蔓荆子二钱(炒) 川郁金二钱(研) 焦三仙九钱 条芩三钱 槟榔二钱(炒) 建曲二钱

用法: 引用桑叶三钱。水煎,温服。

功用: 清热止咳,消导和胃。

注:医案记载,光绪二十八年八月初四日申刻,御医全顺请得老佛爷脉象左关弦数,右寸关滑数有力。判定肝肺有热,上焦浮大,胃蓄湿滞,以致头闷作疼,膈间不爽,咳嗽酸饮,时作躁急,手心发热,用清热调中化湿饮调理。

86. 调中清化饮

组方:川郁金二钱(研) 枳壳二钱(炒) 焦三仙九钱 槟榔三钱(炒) 蔓荆子二钱(炒) 霜桑叶三钱 酒条芩三钱 菊花三钱

用法:引用酒军炭一钱五分,竹茹三钱。水煎,温服。

功用:清热止咳,润肺护肝,和胃生津。

注:医案记载,光绪二十八年八月初五日,御医全顺、张仲元请得老佛爷脉象左关弦数,右寸关滑数有力。判定肝肺有热,胃蓄湿滞,脾元转输较慢,以致头闷作疼,胸膈不爽,咳嗽酸饮,时作躁急,手心发热,用调中清化饮调理。

87. 调中清化饮加减

组方:川郁金一钱五分(研) 炙香附二钱 瓜蒌仁三钱(研) 橘红一钱(老树) 焦三仙九钱 霜桑叶三钱 菊花三钱 甘草八钱

用法:引用竹茹三钱。水煎,温服。

功用:清热止咳,润肺护肝,和胃生津。

注:医案记载,光绪二十八年八月初七日,御医全顺、张仲元请得老佛爷脉象左关见弦,右寸关沉滑稍数,重按有力。判定肝肺气道欠调,湿滞未清,脾元转输较慢,以致头闷作疼,膈间不爽,咳嗽酸饮,时作躁急,手心发热,照原方加减调理。

88. 调中清化饮

组方:川郁金一钱五分(研) 炙香附二钱 橘红一钱(去榆) 瓜蒌仁三钱(研) 焦三仙九钱 霜桑叶三钱 菊花三钱 炙枇杷叶三钱(包煎)

用法:引用一捻金七分(煎)。水煎,温服。

功用:清热除湿,祛风除滞。

注:医案记载,光绪二十八年八月初八日,御医全顺、张仲元请得老佛爷脉息左关见弦,右寸关沉滑稍数,重按有力。判定肝肺气道欠调,湿滞未清,脾元转输较慢,以致头闷微晕,目皮瞤动,膈间有时不爽,咳嗽酸饮,时作躁急,用调中清化饮调理。

89. 调中清热化湿饮

组方:枳壳二钱(炒) 广红二钱 煨木香八分 黄连五分(研) 川郁金一钱五分(研) 槟榔二钱(炒) 桑叶三钱

用法:引用焦三仙六钱。水煎,温服。

功用:润肺化湿,化痰止咳。

注:医案记载,光绪二十八年八月十六日戌刻,御医全顺请得老佛爷脉象左关见弦,右寸关滑数,重按有力。判定肺经浮热,肠胃湿滞,气欠调和,以致膈间不爽,有时咳嗽痰饮,脊背发热,大关防欠调,里急后重。用调中清热化湿饮调理。

90. 调中清热化饮

组方:川郁金一钱五分 枳壳二钱(炒) 广红二钱 炙枇杷叶三钱(包煎) 槟榔一钱五分(炒) 青竹茹二钱 桑皮三钱

用法:引用焦三仙六钱。水煎,温服。

功用:化痰止咳,润肺除滞。

注:医案记载,光绪二十八年八月十七日,御医全顺看得老佛爷脉象左关见弦,右寸关沉滑稍数,判定湿滞尚未甚清,肺气欠调,浮热不净,以致胸膈不爽,咳嗽痰饮,脊背有时发热。用调中清热化饮调理。

91. 清解风热汤

组方:荆芥二钱 防风三钱 建曲三钱(炒) 枳壳二钱(炒) 酒芩三钱 羚羊角一钱 陈皮一钱 甘草一钱

用法:引用苏梗一钱。水煎,温服。

功用:化痰止咳,养肝护胃。

注:医案记载,光绪二十八年八月二十九日,御医张仲元请得老佛爷脉象左关弦数,右寸沉缓,关部滑数。判定肝胃有热,感受风凉,以致咳嗽严重,身肢微觉酸疼。用清解风热汤调理。

92. 和解清热汤

组方:苏梗八分 建曲三钱 青皮一钱五分(炒) 枳壳二钱(炒) 酒芩二钱 竹茹三钱 甘草八分

用法:引用焦楂三钱。水煎,温服。

功用:理气化痰,宣肺止咳。

注:医案记载,光绪二十八年八月十三日,御医张仲元请得老佛爷脉象左关弦数,右寸关沉滑而数,判定风凉见解,唯肝胃滞热尚盛,肺气欠调,时作咳嗽,胁间疼痛,口中无味,身肢酸倦。用和解清热汤调理。

93. 调气清热饮

组方:川郁金三钱(研) 瓜蒌三钱 枳壳二钱(炒) 煅代赭石三钱 生杭芍三钱

焦栀子三钱　旋复花三钱（包煎）

用法：引用桑叶三钱。水煎，温服。

功用：清泻胃热，宣肺止咳。

注：医案记载，光绪二十八年九月初八日，御医张仲元请得老佛爷脉象左关弦数，右寸关滑数有力。判定肝肺气道不调，胃蓄滞热，膈间不爽，时作咳嗽，眠食尚可。用调气清热饮调理。

94. 调中和肝饮

组方：生杭芍二钱　霜桑叶三钱　炙枇杷叶一钱五分（包煎）　化橘红八分（老树）　金石斛二钱　生甘草八分

用法：引用薏苡仁三钱。水煎，温服。

功用：和肝止咳。

注：医案记载，光绪二十八年九月十一日，御医张仲元请得老佛爷脉象左关弦数，右寸关沉滑。判定胃蓄滞热减轻，唯肝肺气道欠调，时作咳嗽。用调中和肝饮调理。

95. 润肺和肝膏

组方：党参五钱　生薏苡仁一钱　麦冬二钱　橘红四钱（老树）　桑叶八钱　炙枇杷叶八钱（包煎）　杭芍六钱　石斛八钱　甘草三钱　枳壳四钱（炒）

用法：共以水煎透，去渣，再熬浓汁，少兑炼蜜为膏，每服三钱，白开水冲服。

功用：润肺和肝。

注：医案记载，光绪二十八年九月十三日，御医张仲元谨拟老佛爷润肺和肝膏。

96. 加味三仙饮

组方：焦三仙九钱　橘红二钱（老树）　枳壳二钱（炒）　竹茹三钱

用法：水煎，温服。

功用：清胃和肝。

注：医案记载，光绪二十八年十一月十七日戌刻，御医庄守和、张仲元谨拟老佛爷加味三仙饮。

97. 调气清热化滞饮

组方：川郁金三钱（研）　橘红二钱（老树）　枳壳二钱（炒）　密蒙花二钱（炒）　酒黄芩三钱　桑叶三钱　青皮一钱五分（炒）　焦三仙九钱

用法：引用金石斛三钱。

功用:调气清热,养胃化滞。

注:医案记载,光绪二十八年十一月十八日,御医庄守和、张仲元请得老佛爷脉象右寸关滑数,左寸关沉弦而数。判定肝肺气道不舒,胃阳蓄有饮滞,湿热熏蒸,以致鼻涕稠黏,上颚发干,口中发腻,胸膈不爽。用调气清热化滞饮调理。

98. 调中清热化滞饮

组方:川郁金三钱(研) 橘红二钱(老树) 枳壳二钱(炒) 竹茹三钱 羚羊角一钱五分 桑叶三钱 焦三仙九钱 甘草一钱

用法:引用酒军一钱五分。水煎,温服。

功用:止咳化痰,润肺和胃。

注:医案记载,光绪二十八年十一月十九日,御医庄守和、张仲元请得老佛爷脉象右寸关滑数,左寸关沉弦而数。判定肝肺气道郁遏,胃蓄滞热尚盛,以致颠颡沉坠,略有痰黏,胸膈不畅,谷食欠香。用调中清热化滞饮调理。

99. 加味三仙饮

组方:焦三仙九钱 橘红一钱(老树) 竹茹二钱 鲜青果七个(研)

用法:水煎,代茶。

功用:润肺止咳。

注:医案记载,光绪二十八年十一月二十日,御医庄守和、张仲元谨拟老佛爷加味三仙饮。

100. 调中清热饮

组方:川郁金二钱(研) 枳壳二钱(炒) 橘红一钱五分(老树) 酒芩二钱 金石斛三钱 焦三仙六钱 青皮一钱(炒) 桑叶三钱

用法:引用竹茹二钱。水煎,温服。

功用:和胃化滞,清热润肺。

注:医案记载,光绪二十八年十二月十四日,御医全顺请得老佛爷脉象左关见弦,右寸关滑数。判定胃蓄滞热,肝肺之气欠调,以致谷食不香,胸膈不爽,脊背有时寒热。用调中清热饮调理。

101. 舒郁调气清热饮

组方:川郁金三钱(研) 青皮二钱(炒) 炙香附三钱 萸连一钱(研) 炙延胡索二钱 枳壳二钱(炒) 羚羊角八钱 竹茹二钱

用法:引用鲜芦根一支(切碎),鲜青果五个(研)。水煎,温服。

功用:健脾清肺,治舌燥口干。

注:医案记载,光绪二十九年二月初五日,御医庄守和请得老佛爷脉象右寸沉滑,左寸关弦滑见数。判定肝肺气道郁遏,心脾有热,以致胸膈不畅,两肋窜疼,舌燥口干,有时脾热发倦。用舒郁调气清热饮调理。

102. 清解风热饮

组方:炒牛蒡子三钱 薄荷八分 荆芥三钱 桑叶三钱 枳壳三钱(炒) 菊花三钱 酒芩二钱 苦桔梗三钱 金钱花三钱 羚羊角钱半 元参四钱 甘草一钱

用法:引用鲜青果七个(研),芦根二支(切碎)。水煎,温服。

功用:清热化滞,祛湿止咳。

注:医案记载,光绪二十九年二月二十五日,御医张仲元判定老佛爷胃阳蓄热,感受风凉,以致头晕微疼,恶寒发热,时作咳嗽,咽嗌干疼,身肢酸软。用清解风热饮调理。

103. 清解风热饮

组方:炒牛蒡子三钱 荆芥二钱 苏梗二钱 炒杏仁三钱 枳壳三钱(炒) 酒芩三钱 前胡三钱 霜桑叶三钱 金银花三钱 羚羊角二钱 元参四钱 生甘草一钱

用法:引用甘菊花三钱,鲜芦根二支(切碎)。水煎,温服。

功用:清热化滞,止咳治躁。

注:医案记载,光绪二十九年二月二十六日,御医张仲元判定老佛爷表感渐解,唯胃阳饮热尚盛,肺气郁遏,以致头晕微疼,烦躁发热,时作咳嗽,咽嗌干疼,身肢酸痛。用清解风热饮调理。

104. 清热和中饮

组方:生杭芍三钱 桑叶三钱 菊花三钱 槐花二钱(炒) 酒黄连五分(研) 羚羊角一钱 枳壳二钱(炒) 天冬三钱

用法:引用鲜青果七个(研),鲜芦根一支(切碎)。水煎,温服。

功用:清热止咳,润肺和胃。

注:医案记载,光绪二十九年二月二十七日,御医张仲元诊断老佛爷表感已解,唯肺气郁遏,肠胃蕴热,熏蒸上焦,以致时作咳嗽,唾吐痰黏,目皮发眩,谷食欠香,身肢较倦。用清热和中饮调理。

105. 清热和中饮

组方:炙枇杷叶三钱 桑叶三钱 菊花三钱 天冬三钱 枳壳二钱(炒) 石斛三钱 紫菀三钱 甘草八分

用法:引用鲜青果七个(研),羚羊角一钱,鲜芦根一支(切碎)。水煎,温服。

功用:清热止咳,明目化滞,和胃润肺,养肝护胃。

注:医案记载,光绪二十九年二月二十八日,御医张仲元请得老佛爷脉息左关弦数,右寸关滑数,重按鼓指。判定其肝肺气道欠调,肠胃蓄热,以致头闷不爽,目皮发眩,时作咳嗽,唾吐痰黏,谷食欠香,身肢较倦。用清热和中饮调理。

106. 清热和中饮(二)

组方:霜桑叶三钱 菊花三钱 金石斛三钱 天冬三钱 川郁金三钱(研) 羚羊角一钱五分 牛蒡子二钱(炒研) 白前三钱

用法:引用鲜青果七个(研),鲜芦根一支(切碎)。水煎,温服。

功用:清热止咳,明目化滞,和胃润肺,养肝护胃。

注:医案记载,光绪二十九年二月二十九日,御医张仲元判定老佛爷肺经寒大未清,肠胃蓄热尚盛,以致头闷不爽,目皮发眩,时作咳嗽,唾吐痰黏,谷食欠香,身肢较倦。用清热和中饮调理。

107. 调和肝胃汤

组方:生杭芍二钱 竹茹二钱 菊花三钱 金石斛三钱 云茯苓三钱 知母二钱 橘红钱半(老树) 生甘草八分

用法:引用鲜青果五个,谷芽三钱(炒)。水煎,温服。

功用:明目止咳,养肝护胃。

注:医案记载,光绪二十九年三月初二日,御医张仲元判定老佛爷肝胃欠和,肺气郁遏,故出现膈间不爽、目皮发眩、时作咳嗽、谷食欠香症状。用调和肝胃汤调理。

108. 调中平胃化滞汤

组方:生杭芍三钱 陈皮二钱 炙厚朴二钱 枳壳二钱(炒) 焦麦芽四钱 焦楂三钱 白术二钱(炒) 莱菔子二钱(炒研)

用法:引用榖砂八分(研)。水煎,温服。

功用:养肝护胃,健脾化滞。

注:医案记载,光绪二十九年五月十六日,御医张仲元判定老佛爷肝胃之气欠调,蓄滞未清,脾元消化尚慢,故出现胸膈不畅、口中味苦、谷食欠香、经络串凉、身肢觉倦症状。用调中平胃化滞汤调理。

109. 调中平胃化滞汤加减

组方:党参二钱 云苓二钱 炒杭芍三钱 陈皮二钱 炙厚朴二钱 木香八分(研) 焦麦芽三钱 甘草一钱

用法:引用焦神曲三钱。水煎,温服。

功用:养肝护胃,健脾化滞。

注:医案记载,光绪二十九年五月十七日,御医张仲元判定老佛爷肝胃气道未调,脾元消化尚慢,故出现胸膈不畅、口中味苦、腹中微疼、大关防欠调、谷食欠香、身肢觉倦的症状。用调中平胃化滞汤加减调理。

110. 调和肝胃汤

组方:生杭芍三钱 金石斛三钱 竹茹三钱 霜桑叶三钱 焦麦芽四钱 焦神曲三钱 木香八分(研) 生甘草一钱

用法:引用枳壳一钱(炒)。水煎,温服。

功用:养肝护胃,健脾化滞。

注:医案记载,光绪二十九年五月十八日,御医张仲元判定老佛爷脉象肝胃欠和,脾元消化尚慢,以致出现胸膈不畅、有时舌干、经络串凉、谷食欠香、身肢觉倦的症状。用调和肝胃汤调理。

111. 清热化饮平肝汤

组方:酒黄芩二钱 川贝二钱(研) 霜桑叶三钱 甘菊花二钱 青竹茹二钱 橘红一钱(老树) 枳壳二钱(炒) 炙厚朴一钱五分 次生地三钱 羚羊角一钱五分 泽泻一钱五分 甘草八分

用法:引用焦三仙各二钱。水煎,温服。

功用:清咽利喉,清热平肝,润肺和胃,护肝化滞。

注:医案记载,光绪三十年二月十一日申刻,御医姚宝生判定老佛爷肝经有热,肺胃饮热熏蒸,以致出现时作头晕、上颚发干、厚重时觉不清的症状。用清热化饮平肝汤调理。

112. 清热化饮平肝饮

组方:酒黄芩二钱 川贝二钱(研) 菊花二钱 竹茹二钱 霜桑叶三钱 橘红一钱(老树) 枳壳二钱(炒) 茯苓三钱 次生地三钱 羚羊角一钱 泽泻一钱五分 生甘草八分

用法:引用焦三仙各二钱。水煎,温服。

功用:清热平肝,润肺和胃。

注:医案记载,光绪三十年二月十二日,御医姚宝生判定老佛爷肝经有热,肺胃饮热稍轻,头晕见好,唯厚重尚不清爽。仍用清热化饮平肝饮调理。

113. 清热化湿代茶饮

组方:鲜芦根二支(切碎) 竹茹一钱五分 焦楂三钱 谷芽三钱(炒) 橘红八分(老树) 霜桑叶二钱

用法：水煎，代茶。

功用：清热化湿。

注：医案记载，光绪三十一年正月十二日，御医张仲元、姚宝生谨拟老佛爷清热化湿代茶饮。

114. 和中清热化饮茶

组方：云茯苓三钱 炙厚朴一钱五分 炒茅术一钱 陈皮一钱五分 姜半夏一钱五分 姜连一钱(炭) 酒黄芩二钱 泽泻一钱五分 槟榔炭二钱 建曲二钱(炒) 炙香附一钱五分 甘草八分

用法：引用鲜芦根一支(切碎)。水煎，温服。

功用：和中清热。

注：医案记载，光绪三十一年正月二十日，御医张仲元、姚宝生判定老佛爷肝胃气滞，饮热未清，故出现头晕微疼、手心发干症状。用和中清热化饮茶调理。

115. 清热化饮汤

组方：酒黄芩二钱 甘菊花二钱 霜桑叶三钱 酒连一钱(研) 云茯苓三钱 广皮一钱五分 槟榔炭二钱 建曲二钱(炒) 姜半夏一钱 泽泻一钱五分 炙香附二钱 甘草八分

用法：引用鲜芦根一支(切碎)。水煎，温服。

功用：清热止晕，养肝护胃。

注：医案记载，光绪三十一年正月二十二日，御医张仲元、姚宝生判定老佛爷肺胃气道欠调，饮热未清，出现有时头晕、手心发干症状。用清热化饮汤调理。

116. 银花凉解清热剂

组方：金银花二钱 天花粉三钱 山栀壳一钱(生) 连翘一钱二分(去心) 鲜桑芽一钱 生枳壳一钱 粉丹皮一钱五分

用法：引用鲜玫瑰花二朵。水煎，温服。

功用：凉解清热。

注：医案记载，光绪三十二年闰四月初三日，御医陆润痒、力钧判定皇太后近日感寒化热，故出现头晕口干症状。用凉解清热之剂调理，以期速愈。

117. 银花凉解汤

组方：金银花二钱 天花粉三钱 连翘二钱(去心) 霜桑叶二钱 杭菊花一钱 生甘草二分 枳壳一钱

用法:引用玫瑰花二朵,本方加橘络三钱。水煎,温服。

功用:止渴生津。

注:医案记载,光绪三十二年闰四月初四日,皇太后头晕见轻,口渴未止。再用银花凉解汤以清余热。

118. 清热化饮汤

组方:炙枇杷叶三钱　知母二钱　霜桑叶三钱　甘菊花二钱　酒黄芩一钱五分　猪苓一钱五分　地骨皮三钱　枳壳一钱(炒)　酒生地三钱　泽泻一钱五分　粉丹皮一钱五分　甘草八分

用法:引用鲜银花三钱。水煎,温服。

功用:润肺和胃。

注:医案记载,光绪三十二年闰四月初四日,御医张仲元、姚宝生判定老佛爷湿热渐清,唯肺胃蓄饮未净,口渴未止。用清热化饮汤调理。

119. 清热化饮汤

组方:炙枇杷叶二钱　酒芩一钱五分　霜桑叶三钱　甘菊花三钱　酒生地三钱　泽泻一钱　粉丹皮一钱五分　茯苓三钱　焦枳壳一钱　甘草八分

用法:引用鲜银花三钱。水煎,温服。

功用:润肺和胃。

注:医案记载,光绪三十二年闰四月初五日,御医张仲元、姚宝生判定老佛爷湿热渐清,唯肺胃蓄饮未净,故口渴未止。用清热化饮汤调理。

120. 清胃益阴化滞汤

组方:次生地四钱　元参三钱　麦冬三钱　花粉三钱　银柴胡一钱五分　酒芩三钱　胡连一钱五分　丹皮二钱　东楂肉三钱　知母三钱(炒)　神曲三钱(炒)　枳壳二钱(炒)

用法:引用一捻金一钱五分(煎)。水煎,温服。

功用:清胃益阴,清热化滞,止渴健脾。

注:医案记载,光绪三十二年闰四月初九日,御医庄守和、张仲元判定老佛爷胃阳有热,肝脾不和,蓄有饮滞未化,湿热伤阴,以致出现口苦作渴、头晕身倦、有时发热、食不知味的症状。用清胃益阴化滞汤调理。

121. 清胃益阴化滞汤

组方:次生地四钱　元参三钱　麦冬三钱　花粉三钱　酒黄芩三钱　知母三钱(炒)　丹皮三钱　柴胡一钱　东楂肉三钱　神曲三钱(炒)　枳壳二钱(炒)　蒌仁二钱(研)

用法:引用一捻金一钱(煎)。水煎,温服。

功用:清胃益阴,清热化滞,止渴健脾。

注：医案记载，光绪三十二年闰四月初九日酉刻，御医庄守和、张仲元判定老佛爷胃阳有热，肝脾不和，以致出现蓄有饮滞未化、湿热伤阴、口苦作渴、嗜卧身倦、头晕发热、有时发热、食少无味的症状。用清胃益阴化滞汤调理。

122. 清胃益阴健脾化滞汤

组方：干地黄四钱　元参三钱　麦冬三钱　花粉三钱　东楂肉三钱　神曲三钱（炒）　丹皮二钱　知母三钱　瓜蒌仁二钱（研）　柴胡一钱　黄芩二钱（酒炒）　甘草八分

用法：引用一捻金八分（煎）。水煎，温服。

功用：清胃益阴，清热化滞，止渴健脾。

注：医案记载，光绪三十二年闰四月初十日，御医庄守和、张仲元判定皇太后肝脾不和，蓄滞未化，胃阳蓄热尚盛，灼伤阴液，以致出现口苦作渴、舌苔黄腻、食少无味、嗜卧身倦、头晕发热症状。用清胃益阴健脾化滞汤调理。

123. 清热益阴调中汤

组方：麦冬三钱　知母二钱　花粉二钱　甘菊花三钱　地骨皮三钱　炙枇杷叶二钱　陈皮一钱　神曲三钱（炒）　枳壳一钱五分（炒）

用法：引用益元散三钱（煎）。水煎，温服。

功用：清热化滞，益阴健脾。

注：医案记载，光绪三十二年闰四月初十日申刻，御医庄守和、张仲元、姚宝生判定皇太后滞热见化，尚有未清，肝脾不和，郁热伤阴，故出现有时肺燥作嗽、口苦作渴、食少无味、嗜卧身倦、头晕目眩的症状。用清热益阴调中汤调理。

124. 益阴调中清化汤

组方：麦冬三钱　花粉二钱　知母三钱　元参三钱　蒌仁二钱（研）　神曲三钱（炒）　东楂肉三钱　枳壳一钱五分（炒）　滑石三钱　竹叶一钱

用法：引用一捻金一钱（煎）。水煎，温服。

功用：清热化滞，益阴健脾。

注：医案记载，光绪三十二年闰四月十三日，御医庄守和、张仲元、姚宝生判定皇太后唯肠胃滞热未净，肝脾欠和，阴液未复，故出现有时头晕口渴、谷食不香、大关防郁滞不畅、小关防色赤而短的症状。用益阴调中清化汤调理。

125. 益阴清热化滞汤

组方：细生地四钱　元参三钱　知母二钱　枳实二钱（炒）　莱菔子一钱五分（炒研）　山楂三钱（炒）　麦芽三钱（炒）　酒军二钱　元明粉一钱　酒芩二钱　泽泻一钱五分　甘草一钱

用法:引用竹叶一钱。水煎,温服。

功用:清热止渴,益阴和胃。

注:医案记载,光绪三十二年闰四月十四日,御医庄守和、张仲元、姚宝生判定皇太后肠胃宿滞未清,肝热尚盛,中气欠畅,以致出现有时头晕口渴、谷食不香、大关防郁滞不畅、小关防色赤而短的症状。用益阴清热化滞汤调理。

126. 宁嗽太平膏

组方:天冬一两 麦冬一两 百合一两 款冬花三钱 生地五钱 元参四钱 桔梗四钱 金石斛一两 知母四钱 川贝母一两 枇杷叶五钱

用法:共合一处,用水熬汁,兑蜜成膏,每次三钱,白滚水冲服,川贝母末一钱一服,十服。

功用:止咳护肝。

注:医案记载,十六日,御医陈世官、姜成、鲁维淳、田福得嫔脉象和缓,判定系肝热乘肺、干咳无痰之症,服药以来,胸满肋痛已减,唯咳嗽时缓时多,此乃肝虚有热、熏蒸肺气所致。用宁嗽太平膏以滋肝养肺常服调理。

127. 清肝宁嗽饮

组方:苏梗一钱五分 薄荷一钱五分 柴胡一钱五分 桑皮一钱五分 枇杷叶二钱 枳壳一钱五分 桔梗一钱五分 炒栀二钱 枯芩一钱五分 丹皮一钱五分 木香一钱(研) 白芍二钱(炒)

用法:引用生姜二片,荷叶蒂一枚。口服。

功用:止咳护肝。

注:医案记载,初九日,御医刘太平请得嫔六脉和缓,外寒里热已清,唯肝脉沉弦有力,此系肝热气滞上冲作嗽。用清肝宁嗽饮调理。

128. 泻白宁嗽饮

组方:桑皮一钱五分(炙) 枳壳一钱五分 瓜蒌三钱 半夏一钱五分 桔梗二钱 苏梗一钱五分 黄连一钱 枯芩一钱五分 地骨皮一钱五分 炒栀一钱五分 神曲一钱五分 甘草五分

用法:引用生姜二片,荷蒂三个。午服。

功用:止咳化痰。

注:十一日,御医陈世官、花映犀、马敬伦请得嫔脉象沉弦,原系肝肺积热、外感风寒之症,服药风寒已解,唯肝火冲肺,咳嗽肋痛,服清肝宁嗽饮,胁肋痛止,改服泻白宁嗽饮。

129. 调气化痰汤

组方:橘皮一钱 半夏二钱(炒) 厚朴二钱(姜炙) 茯苓四钱(研) 苏梗一钱 枳壳一钱(炒) 香附二钱(醋炒) 黄连四分 山楂二钱 腹皮二钱 缩砂五分 甘草五分

用法:引用生姜三片。午晚二帖,水煎,温服。

功用:解郁化痰。

注:医案记载,二十六日,御医周龙章请得定贵人脉息弦滑,判定系气滞痰饮之症,以致胸膈满闷,四肢酸痛,烦躁少寐,口渴头晕,此由痰热郁结所致。用调气化痰汤调理。

130. 益阴清热汤

组方:酒生地三钱 麦冬三钱 栀子一钱五分(炒) 酒芩二钱 莱菔子一钱(炒研) 山楂三钱(炒) 神曲三钱(炒) 泽泻一钱五分 甘菊花三钱 枳壳一钱五分(炒) 元参三钱 益元散三钱(煎)

用法:引用鲜荷叶一小张(带梗)。水煎,温服。

功用:清热止渴,益阴健脾。

注:医案记载,光绪三十二年闰四月十六日,御医庄守和、张仲元、姚宝生请得皇太后脉象左关沉弦稍数,右寸关滑而近数。判定诸症见好,唯肝脾欠和,肠胃尚有余滞,郁热未清,有时头晕口渴。用益阴清热汤调理。

131. 清肺抑火化滞汤

组方:酒芩三钱 苦桔梗三钱 元参三钱 霜桑叶三钱 金石斛三钱 川贝三钱(研) 枳壳二钱(炒) 焦三仙各三钱 藿梗八分 竹茹二钱 生甘草八分

用法:引用薄荷三分。水煎,温服。

功用:清肺化滞。

注:医案记载,光绪三十二年五月十一日,御医庄守和请得老佛爷脉象左关弦数,右寸关沉滑而数。判定肺胃滞热,熏蒸上颚,寒火郁结。用清肺抑火化滞汤调理。

132. 清解湿热汤

组方:酒芩二钱 霜桑叶三钱 苦桔梗三钱 薄橘红一钱五分 藿梗八分 扁豆三钱(炒) 炙厚朴一钱五分 云茯苓三钱 泽泻一钱五分 牛蒡子二钱(研) 竹茹二钱 生甘草一钱

用法:引用薄荷三分。水煎,温服。

功用:清热和胃。

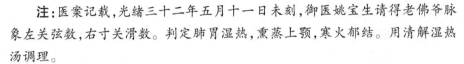

注:医案记载,光绪三十二年五月十一日未刻,御医姚宝生请得老佛爷脉象左关弦数,右寸关滑数。判定肺胃湿热,熏蒸上颚,寒火郁结。用清解湿热汤调理。

133. 陈白调和肝胃汤

组方:生杭芍三钱　金石斛三钱　陈皮二钱　白术二钱(炒)　焦麦芽四钱　炙厚朴二钱　甘草一钱　竹茹一钱五分

用法:水煎,温服。

功用:和胃化滞。

注:医案记载,光绪三十三年五月十四日戌刻,御医张仲元判定老佛爷肝气欠调,胃有蓄滞,脾元消化较慢,以致出现口中味苦、谷食不香、大关防欠调、身肢觉倦症状。用调肝和胃之法调理。

134. 清热化湿饮

组方:次生地三钱　连翘三钱　银花三钱　酒连一钱(研)　酒条芩二钱　桑叶三钱　羚羊角一钱　茯苓四钱　枳壳一钱五分(炒)　川贝二钱　泽泻一钱五分　甘草一钱

用法:引用木通六分。水煎,温服。

功用:清热化湿,养肝护胃。

注:医案记载,光绪三十三年六月二十八日,御医张仲元、姚宝生判定老佛爷肝胃有热,脾经湿热未清,以致咳嗽症状。用清热化湿之法调理。

135. 生连清热化湿饮

组方:次生地三钱　连翘三钱　金银花三钱　酒连一钱(研)　酒条芩二钱　浙贝二钱(研)　霜桑叶三钱　羚羊角一钱　扁豆三钱(炒)　枳壳一钱五分(炒)　泽泻一钱五分

用法:引用益元散三钱(煎)。水煎,温服。

功用:清热化湿,养肝护胃。

注:医案记载,光绪三十三年六月二十九日,御医张仲元、姚宝生判定老佛爷肝经有火,脾经湿热未清,以致出现咳嗽症状。用清热化湿之法调理。

136. 莲菊清热化湿饮

组方:甘菊花二钱　密蒙花一钱五分　莲心二钱　霜桑叶三钱　酒芩二钱　淡竹叶一钱五分　枳壳二钱(炒)　金银花三钱　泽泻一钱五分　益元散三钱(煎)　连翘二钱　扁豆三钱(炒)

用法:引用鲜荷梗一尺。水煎,温服。

功用:清热化湿,养肝护胃。

注:医案记载,光绪三十三年七月初四日,御医张仲元、姚宝生判定老佛爷肝胃有火,脾经湿热未清,以致咳嗽。用清热化湿之法调理。

137. 加味三仙饮

组方:焦三仙各一钱 橘红一钱五分(老树) 酒芩二钱 炙厚朴一钱五分 甘菊花三钱 羚羊角一钱五分 竹茹三钱 枳实一钱五分(炒煎)

用法:水煎,温服。

功用:清热化湿,养肝护胃。

注:医案记载,光绪三十三年八月二十八日,姚宝生谨拟老佛爷加味三仙饮。

138. 清解风热汤

组方:荆芥二钱 防风三钱 建曲三钱(炒) 枳壳二钱(炒) 酒芩三钱 羚羊角一钱 陈皮一钱 甘草一钱

用法:引用苏梗一钱。水煎,温服。

功用:清热止咳,养肝护胃。

注:医案记载,光绪三十三年八月二十九日,御医张仲元判定老佛爷肝胃有热,感受风凉,以致咳嗽声重,身肢微觉酸疼。用清解风热汤调理。

139. 清解化饮汤

组方:防风一钱五分 荆芥一钱五分 薄荷八分 桑皮叶各一钱五分 牛蒡子二钱(炒研) 橘红一钱(老树) 炙厚朴一钱五分 槟榔二钱(炒) 酒芩三钱 甘菊花二钱 竹茹二钱 甘草一钱

用法:引用蔓荆子一钱(研)。水煎,温服。

功用:清热化滞,去火止呕,和胃止痰。

注:医案记载,光绪三十三年十月十七日酉刻,御医张仲元、姚宝生判定老佛爷胃蓄饮热,外感风寒,以致出现恶寒发热、头痛口干,甚至酸痛、有时呕吐痰饮症状。用清解化饮之法调理。

140. 清肺化饮汤

组方:防风三钱 荆芥二钱 苏叶子各一钱 前胡三钱 杏仁三钱(研) 橘红一钱五分(老树) 酒芩三钱 枳壳二钱(炒) 川贝三钱(研) 建曲三钱 桑皮叶各二钱 竹茹二钱

用法:引用荷叶一钱。水煎,温服。

功用:清热止咳,和胃润肺。

注:医案记载,光绪三十三年十月十八日,御医庄守和、张仲元、姚宝生判

定老佛爷肺胃蓄有饮热,外感风寒,以致出现恶寒发热、头疼身痛、咳嗽胸闷、咳痰作呕症状。用解表清肺化饮之法调理。

141. 清解调中化饮

组方:苏子叶各一钱五分 酒芩三钱 橘红二钱(老树) 炙厚朴一钱五分 建曲三钱(炒) 前胡二钱 青皮一钱五分(炒) 姜连八分(研)

用法:引用午时茶二钱。水煎,温服。

功用:清热化滞,理气止咳,和胃润肺。

注:医案记载,光绪三十三年十月十九日酉刻,御医庄守和、张仲元、姚宝生判定老佛爷表感未净,肺胃气道仍滞,饮热尚盛,以致时作咳嗽,顿引筋脉作疼,恶心头痛,身肢酸倦。用清解调中化饮调理。

142. 清热化饮汤

组方:瓜蒌仁二钱(研) 川贝三钱(研) 桑皮叶各二钱 知母三钱 酒黄芩三钱 牛蒡子二钱(炒研) 薄荷八分 葛根二钱 橘红一钱五分(老树) 郁金二钱(研) 建曲三钱 前胡二钱

用法:引用竹茹二钱。水煎,温服。

功用:清热止咳,和胃止渴。

注:医案记载,光绪三十三年十月十九日,御医庄守和、张仲元、姚宝生判定老佛爷表证已解,唯肺胃气道未舒,饮热尚盛,以致出现时作咳嗽、顿引胸胁作痛、口干而渴、时或作呕症状。用清热化饮汤兼佐和解之法调理。

143. 清解调中汤

组方:苏梗叶各一钱五分 葛根二钱 杏仁三钱(炒研) 前胡二钱 枳壳一钱五分(炒) 苦桔梗三钱 酒黄芩三钱 陈皮一钱五分 酒知母三钱 青皮一钱(炒) 细生地三钱 甘草八钱

用法:引用竹茹二钱。水煎,温服。

功用:止晕止痛,清热止咳。

注:医案记载,光绪三十三年十月二十日,御医庄守和、张仲元、姚宝生判定老佛爷表证未净,肝肺气道仍滞,饮热尚盛,以致时作咳嗽,顿引筋脉作痛,头晕微疼,身肢酸倦。用清解调中汤调理。

144. 生元养阴清热理气汤

组方:细生地四钱 元参四钱 糖瓜蒌三钱(研) 知母三钱 枳壳一钱五分(炒) 前胡二钱 酒黄芩三钱 橘红一钱五分(老树) 杏仁三钱(炒研) 苦桔梗三钱 桑皮叶各二钱 羚羊角一钱五分

用法:引用川贝二钱(研)。水煎,温服。

功用:止晕止痛,清热止咳。

注:医案记载,光绪三十三年十月二十一日,御医张仲元、姚宝生判定老佛爷表感已解,唯肝肺气道仍滞,饮热尚盛,以致出现时作咳嗽,咽干口渴,身肢酸倦。用养阴清热理气之法调理。

145. 生元养阴清热汤

组方:细生地三钱 元参四钱 糖瓜蒌三钱(研) 知母三钱 酒黄芪二钱 羚羊角一钱 桑皮叶各一钱五分 前胡一钱五分 枳壳一钱五分(炒) 橘红一钱五分(老树) 苦桔梗二钱 甘草一钱

用法:引用川贝二钱(研)。水煎,温服。

功用:止晕止痛,清热止咳。

注:医案记载,光绪三十三年十月二十二日,御医张仲元、姚宝生判定老佛爷表证已解,唯肝肺气道仍滞,饮热未清,以致时作咳嗽,咽干口渴,有时身肢酸倦。用养阴清热之法调理。

146. 清热化饮

组方:细生地三钱 元参三钱 糖瓜蒌二钱 橘红一钱五分(老树) 杏仁泥三钱 知母五钱 酒黄芩二钱 白前二钱 莱菔子二钱(炒研) 川贝二钱(研) 枳壳一钱五分(炒) 甘草一钱

用法:引用羚羊角八分。水煎,温服。

功用:清热止咳,和胃润肺。

注:医案记载,光绪三十三年十月二十三日,御医张仲元、姚宝生判定老佛爷精神清爽,夜寐安适,唯肺胃饮热未清,肝热尚盛,有时咳嗽,顿引口齿微疼。用清热化饮调气之法调理。

147. 桑菊清热化饮汤

组方:霜桑叶三钱 甘菊花二钱 密蒙花三钱 酒连八分(研) 云茯苓四钱 橘红一钱(老树) 焦枳壳一钱五分 泽泻一钱五分 石决明三钱 生杭芍二钱 粉甘草一钱

用法:引用灯心一寸。水煎,温服。

功用:清热止渴,和胃宣肺。

注:医案记载,光绪三十三年十一月初九日,御医张仲元、姚宝生判定老佛爷肝经有火,肺胃饮热未清,以致舌干口渴。用清热化饮之法调理。

148. 轻清和中饮

组方: 菊花二钱 桑叶二钱 银花二钱 瓜蒌三钱(研) 麦冬三钱(去心) 谷芽三钱(炒) 橘红八分

用法: 引用鲜青果七个(去尖研)。水煎,温服。

功用: 清热止眩,养肝护胃。

注: 医案记载,光绪三十四年五月二十三日,御医张仲元、戴家瑜判定皇太后肝胃欠和,消化较慢,口津少干,时作头眩。用轻清和中饮调理。

149. 和中分利饮

组方: 党参一钱 生炒于术各五分 茯苓三钱 橘红一钱 杭芍二钱(炒) 东楂肉三钱 扁豆三钱 益元散二钱(煎)

用法: 引用鲜青果十个(去尖研)。水煎,温服。

功用: 清热止渴,养胃护肝。

注: 医案记载,光绪三十四年六月十七日,御医张仲元、李德源、戴家瑜判定皇太后肝胃未和,湿滞未净,以致腹中微疼,即觉下泄,口苦而渴,食后嘈杂。用和中分利饮调理。

150. 和中化燥饮

组方: 金石斛一钱五分 苦桔梗一钱五分 竹茹五分 羚羊角六分 鲜青果二十个(去尖研) 荷梗一尺 银花一钱五分 东楂肉一钱五分

用法: 引用灯心一寸。水煎,温服。

功用: 清热止咳,润肺化滞。

注: 医案记载,光绪三十四年十月初八日申刻,御医张仲元、戴家瑜判定皇太后肺气化燥,胃阳浊滞,熏蒸上焦,以致口中干燥,胸膈作疼,谷食不多,仍觉嘈辣,小水发赤,身肢懒倦。用和中化燥饮调理。

151. 育阴缓肝汤

组方: 洋参一钱 五味子十粒 麦冬一钱五分(老米炒) 生杭芍一钱五分 桑叶二钱 金石斛二钱 苦桔梗一钱五分 羚羊角六分 灯心一寸 鲜青果十个(去尖研)

用法: 引用荷梗二尺。水煎,温服。

功用: 生津止渴,清肺化燥。

注: 医案记载,光绪三十四年十月初十日酉刻,御医张仲元、戴家瑜判定皇太后肺气化燥,胃气浊滞,脾不化水水走大肠,以致舌干口渴,胸闷微疼,食后嘈辣,小水发赤,综合病情,郁而生热,壮火食气,得食则泻,出现精神异常疲惫症状。用育阴清燥缓肝之法调理。

152. 清热养胃汤

组方:冬桑叶二钱 竹叶一钱五分 金石斛二钱 荷梗二尺 保宁半夏曲一钱(后煎) 橘红六分 鲜青果十个(去尖研)

用法:引用灯心一寸。水煎,温服。

功用:清热解燥,消导和胃。

注:医案记载,光绪三十四年十月十三日戌刻,御医张仲元、戴家瑜判定皇太后燥热未解,胃气不能下降,阻遏气机,以致出现嘈辣、口干舌燥、心中烦热、疲倦症状。用清燥热、降胃逆之法调理。

153. 清解疏肝化燥汤

组方:霜桑叶二钱 甘菊花二钱 葛根一钱五分 旋覆花二钱(包煎) 枇杷叶三钱(蜜炙) 苦桔梗一钱五分 香附二钱(羚羊角石斛水炙) 赭石三钱(煅) 鲜青果十个(去尖研) 羚羊角一钱 橘红八分 生粉草八分

用法:引用金银花藤三钱。水煎,温服。

功用:止咳止渴,生津养胃,护肝润肺。

注:医案记载,光绪三十四年十月十五日申刻,御医张仲元、戴家瑜判定皇太后表气未和,肝肺气滞,胃燥伤津,以致出现口渴舌燥,右乳气串作疼,心中烦热,时作咳嗽,食后嘈辣,头顶及周身疼痛,面目发浮,甚至懒倦无力症状。用清解缓肝化燥之法调理。

154. 清解开郁化燥汤

组方:霜桑叶二钱 甘菊花二钱 葛根一钱五分 青蒿一钱五分 炙枇杷叶二钱 苦桔梗一钱五分 香附一钱(金石斛羚羊角水炙) 橘红八分 金银花一钱五分 连翘一钱五分 鲜青果十个(去尖研) 竹叶一钱五分

用法:引用灯心一寸,金银花藤三钱。水煎,温服。

功用:生津养胃,止咳止渴,护肝润肺。

注:医案记载,光绪三十四年十月十五日,御医张仲元、戴家瑜判定皇太后脉表感未解,胃阳燥热尚盛,肝肺气滞,以致出现右乳间作疼、口渴舌干、心中烦热、时作咳嗽、头疼、食后嘈辣、身肢懒倦症状。用清解开郁化燥之法调理。

155. 缓肝清燥汤

组方:鲜石斛三钱 冬桑叶三钱 甘菊花二钱 连翘二钱 鲜青果十个(去尖研) 橘红七分 葛根一钱五分 甘草八分

用法:引用荷梗二尺,羚羊角一钱(研磨后煎)。水煎,温服。

功用:缓肝清燥,止咳止渴。

注：医案记载,光绪三十四年十月十八日,御医张仲元、戴家瑜判定皇太后肝肺气滞,胃阳燥热熏蒸,脾运仍慢,以致出现时作咳嗽、顿引胁下作疼、口渴舌干、大便尚泻、身肢懒倦无力症状。用缓肝清燥之法调理。

156. 轻扬化燥汤

组方: 鲜石斛三钱 葛根一钱五分 冬桑叶三钱 杭菊二钱 鲜青果十个(去尖研) 麦冬三钱 诃子肉二钱(面煨) 甘草八分 生牡蛎三钱 橘红一钱 洋参八分

用法: 引用粳米一两(后煎)。水煎,温服。

功用: 清热去燥,消导和胃,润肺止渴。

注：医案记载,光绪三十四年十月十九日未刻,御医张仲元、戴家瑜判定皇太后浊气在上,阻遏胃阳,以致出现烦躁口渴、谷食不多、身肢软倦无力症状。用轻扬化燥汤调理。

157. 缓肝清燥汤

组方: 鲜石斛三钱 冬桑叶三钱 葛根一钱五分 杭菊二钱 鲜青果十个(去尖研) 橘红一钱 麦冬三钱 甘草八分

用法: 引用生牡蛎三钱,粳米一两(后煎)。水煎,温服。

功用: 润肺止渴,清热去燥,消导和胃。

注：医案记载,光绪三十四年十月十九日,御医张仲元、戴家瑜判定皇太后肝肺气道尚逆,胃燥未清,以致出现口渴舌干、项筋作疼、咳嗽、胁下窜疼、大便尚泻、小关防较多、身肢软倦无力症状。用缓肝清燥汤调理。

158. 杭芍缓肝清燥汤

组方: 鲜石斛三钱 杭芍二钱 香附一钱(羚羊角水炙) 羚羊角一钱 鲜青果十个(去尖研) 橘红七分 竹茹二钱 甘草一钱

用法: 引用荷梗二尺。水煎,温服。

功用: 和胃养肝,止咳止渴。

注：医案记载,光绪三十四年十月二十日亥刻,御医张仲元、戴家瑜判定皇太后肝气郁结,胃燥尚盛,以致出现胸胁窜疼、口渴舌干、时作咳嗽症状。用缓肝清燥之法调理。

159. 疏解正气汤

组方: 苏叶二钱 羌活二钱 橘皮一钱 半夏一钱 杏仁三钱(研) 茯苓三钱 桑皮二钱 枳壳一钱

用法: 引用生姜三片,白芍三钱。

功用: 化痰止咳,止痛治痛。

注:医案记载,咸丰十一年四月初六日,御医李万清判定丽皇贵妃气饮射肺,以致寒热往来,出现身肢酸痛、胸胁胀满、痰壅咳嗽、懒食少寐症状。用疏解正气汤调理。

160. 清瘟化饮汤

组方:苏叶二钱 防风二钱 杏仁二钱(去皮尖研) 桔梗三钱 前胡二钱 荆芥穗二钱 赤芍二钱(炒) 橘皮三钱 赤苓三钱(研) 半夏三钱 连翘三钱 甘草八分

用法:引用淡豆豉三钱。晚服一帖。

功用:清瘟止痛。

注:医案记载,咸丰十一年八月二十五日申刻,御医甄景芳判定丽皇贵妃气滞停饮、外受风瘟之症,以致出现发热头疼、有时腹中牵引作痛、咳嗽懊憹症状。用清瘟化饮汤调理。

161. 疏风化饮汤

组方:羌活一钱五分 防风一钱五分 苏叶一钱五分 香附三钱 苍术一钱五分 杏仁二钱 陈皮二钱 茯苓三钱 枳壳二钱 木香五分(研) 甘草五分

用法:引用生姜三片。晚服一帖。

功用:化痰止咳,疏风化饮。

注:医案记载,同治六年二月二十二日,御医冯钰判定玟妃外受风凉,以致头痛、发热恶寒、身肢作痛、胸胁满闷、咳嗽痰盛症状。用疏风化饮汤调理。

162. 清热化饮汤

组方:苏叶一钱五分 防风一钱五分 香附二钱 砂仁一钱五分 赤芍二钱 抚芎二钱 栀子二钱 桔梗一钱五分 陈皮二钱 半夏二钱 杏仁一钱五分 焦三仙三钱 厚朴一钱五分 赤苓三钱

用法:引用生姜三片。晚服一帖。

功用:祛湿止痛,化痰止咳,疏风化饮。

注:医案记载,同治六年二月二十三日,御医冯钰判定玟妃外受风凉。用清热化饮汤调理。

163. 疏解正气汤

组方:荆芥三钱 防风二钱 白芷二钱 桔梗二钱 桑皮三钱 川芎三钱 当归三钱 橘皮二钱 枳壳二钱 厚朴二钱 杏仁三钱 甘草一钱

用法:引用生姜五片。晚服一帖,避风。

功用:化痰止咳,疏解正气。

注:医案记载,同治三年三月初四日,御医李万清判定祺妃外受风凉以致

身肢恶寒厥逆,咳嗽胀闷,牵引胸胁疼痛。用疏解正气汤调理。

164. 顺气舒郁饮

组方:川郁金二钱　桔梗二钱　元参三钱　青皮二钱　大青叶二钱　牛蒡子二钱　马勃二钱　厚朴二钱　山楂三钱　川军三钱　半夏二钱

用法:引用蝉衣一钱,香附三钱。午服一帖。

功用:顺气舒郁,止渴祛湿。

注:医案记载,二十二日,御医李万清判定祺妃服药以来,诸症渐减。唯五志之火上壅,以致出现胸胁胀闷、脖项微肿、舌干作渴症状。用顺气舒郁饮调理。

165. 疏解清热饮

组方:柴胡三钱　葛根二钱　白芷三钱　枳壳三钱(炒)　苦桔梗五钱　酒芩三钱　黄连八分(研)　焦三仙六钱　酒军二钱　甘草八分

用法:引用生姜三片。午服一帖。

功用:清热化滞,疏解止渴。

注:医案记载,十九日,御医冯钰判定祺妃表凉渐减,滞热尚盛,以致咳嗽,身肢酸软。由肝胃不和、饮热凝结所致。用疏解清热饮调理。

166. 清热化滞汤

组方:紫苏三钱　香附三钱(制)　半夏三钱(姜炙)　瓜蒌五钱　枳壳三钱(炒)　酒连一钱　酒芩三钱　栀子三钱(炒)　焦三仙六钱　陈皮三钱　柴胡三钱　甘草八分

用法:引用荷梗二尺。午服一帖。

功用:清热化滞,养肝护胃。

注:医案记载,二十六日,御医冯钰判定祺妃表凉渐减,湿滞尚盛,以致胸胁胀满,膝股有时作痛,口干作渴,夜不能寐,此由肝胃不和、气道未畅所致。用清热化滞汤调理。

167. 调气化饮汤

组方:苏梗叶二钱　羌活二钱　前胡二钱　木香一钱五分　延胡索三钱　牛膝三钱　木瓜三钱　浙贝三钱　橘红三钱　桔梗三钱　酒芩三钱

用法:引用杏仁二钱。午服一帖。

功用:止咳止痛。

注:医案记载,二十四日,御医周之桢判定祺妃脉息弦滑。服除湿拈痛汤,腿膝作痛渐减。唯气道不舒,饮热过盛。以致胸满作痛,咳嗽伤风。用调气化饮汤调理。

168. 调气化饮汤

组方:炙香附三钱 橘红二钱 苏梗叶二钱 赤苓块三钱(研) 川郁金一钱五分 制半夏三钱 瓜蒌仁二钱 厚朴三钱 浙贝三钱 青皮二钱 枳壳二钱 酒芩二钱

用法:引用荷梗一尺。午晚二帖。

功用:止咳止痛。

注:医案记载,同治三年正月二十四日,御医蔡钟彝请得墩嫔脉息弦滑。判定系肝郁挟饮之症,以致两胁胀痛,心际嘈杂,气道不开,有时作嗽。用调气化饮汤调理。

169. 清肺化饮汤

组方:苏梗叶二钱 杏仁三钱(研) 瓜蒌仁二钱 麦冬三钱 浙贝三钱 陈皮二钱 半夏三钱 桔梗三钱 酒芩二钱 枳壳二钱

用法:引用生姜二片。晚服一帖。

功用:化痰止咳,清肺止痛。

注:医案记载,二十五日,御医蔡钟彝判定墩嫔肝郁挟饮之症,服调气化饮汤,胀痛渐减。唯肺经素蓄痰热,以致作嗽不止,夜间少寐。用清肺化饮汤调理。

170. 止嗽化痰汤

组方:羚羊角二钱 瓜蒌四钱 桔梗三钱 浙贝三钱 牛蒡子二钱 杏仁三钱(研) 橘红二钱 桑皮二钱 酒军二钱 苏叶三钱 炙半夏三钱 酒芩三钱

用法:引用秋梨三片。晚服一帖。

功用:止嗽化痰。

注:医案记载,二十六日,御医判定墩嫔风寒郁于肺经,痰饮素盛,作嗽不止,咽喉微痛。用止嗽化痰汤调理。

171. 调气化饮汤

组方:柴胡一钱五分(醋) 木香一钱五分 枳壳三钱 橘红三钱 花粉三钱 黄连一钱五分 麦冬四钱 栀子三钱 黄芩三钱 薄荷一钱

用法:引用益元散三钱。午服一帖。

功用:调气止渴,清热利咽。

注:医案记载,二十七日,御医周之桢判定墩嫔肝气未舒,饮热尚盛,以致胸满胁痛,烦躁少寐,口渴咽干。用调气化饮汤调理。

172. 清解调中饮

组方:荆芥穗一钱五分 防风五钱 桑叶三钱 菊花三钱 酒芩一钱 陈皮一钱

竹茹二钱　神曲三钱(炒)

用法:引用鲜芦根一支(切碎)。水煎,温服。

功用:清热止渴。

注:医案记载,二月十四日酉刻,御医全顺判定总管肺胃浮热,稍感风凉,以致头作微疼,舌干口渴,身肢恶寒。用清解调中饮调理。

173. 和胃调中化湿饮

组方:杭芍二钱(炒)　橘红一钱(老树)　半夏曲一钱(炒)　竹茹二钱　苦桔梗七分　茯苓三钱　炙枇杷叶三钱　金石斛三钱　桑叶二钱　谷芽三钱(炒)　酒芩八分　甘草五分

用法:引用荷梗二尺,炙厚朴五分。水煎,温服。

功用:和胃调中,化湿治痰。

注:医案记载,二月二十八日,御医全顺判定总管胃气不和,脾元化湿较慢,痰饮浮热,胸膈不爽,有时微疼嘈闷,身肢觉倦,谷食不香。用和胃调中化湿饮调理。

174. 理脾化湿和中饮

组方:杭芍二钱(炒)　橘红一钱(老树)　云苓三钱　淮山药三钱　桑叶二钱　菊花二钱　金石斛二钱　谷芽三钱(炒)　竹茹二钱　生草五分

用法:引用荷梗一尺。水煎,温服。

功用:理脾化湿,和中养胃。

注:医案记载,四月初五日,御医全顺、忠勋判定总管脾经湿热,尚未化净,胃气不和,身肢倦怠,有时嗜卧,唇口觉木,胸膈不爽。用理脾化湿和中饮调理。

175. 轻扬化滞汤

组方:葛根三钱　荆芥二钱　防风二钱　南薄荷二钱　羚羊角二钱　花粉三钱　栀子三钱(炒)　条黄芩三钱　槟榔二钱　鸡金三钱　焦三仙六钱　生粉草一钱

用法:引用紫雪丹二钱(煎)。水煎,温服。

功用:轻扬化滞,止渴化滞。

注:医案记载,光绪四年八月初一日,御医张仲元、佟文斌判定皇上营卫未和,里滞尚盛,以致出现发热口渴、腹中有时作疼、小水短赤、大便尚有黏滞症状。用轻扬化滞汤调理。

176. 和解清胃化湿饮

组方:藿梗叶二钱　甘菊花二钱　粉葛二钱　蔓荆子二钱(炒)　霜桑叶二钱　酒芩

二钱 陈皮二钱 赤茯苓三钱 建神曲三钱 法半夏二钱 竹茹二钱 益元散三钱(煎)

用法:引用鲜荷叶一角。水煎,温服。

功用:止疼止渴,和解清胃,清热化湿。

注:医案记载,光绪二十一年闰五月二十七日午刻,御医庄守和、张仲元判定皇上暑热风瘟未解,肺胃饮热尚盛。以致出现偏右头疼、时作眩晕、呕吐水饮沾涎、躁汗发热、身肢酸倦、口干作渴、谷食欠香症状。用和解清胃化湿饮调理。

177. 益气养血汤加减

组方:云茯神三钱 焦枣仁一钱五分 淮山药三钱 广皮一钱 金石斛三钱 南桔梗一钱五分 霜桑叶一钱五分 甘菊花一钱五分 炙香附一钱五分(醋炒) 杭芍二钱(炒) 谷芽三钱(炒) 炙甘草四分

用法:引用荷叶三钱,竹茹一钱五分(姜汁炙)。水煎,温服。

功用:化痰止咳,清肝养肾,和胃润肺。

注:医案记载,十月初四日,御医朱焜、门定鳌、庄守和、范绍相见皇上仍身体懒倦,腰间作痛。口渴心烦,时作太息。谷食欠香、消化过慢,食后胸堵胀满。呛咳无痰,牵引少腹作抽。目睛色红,视物干涩若蒙。耳仍作鸣,其声不一。下部潮湿寒凉,时或滑精。不耐久坐久立,懒于步履。恶寒嗜卧,腿细酸软。前半夜少眠,后半夜睡不解乏,醒后筋脉觉僵,两肩沉坠。今早大便一次溏稀便前便后腹中作痛。小便频数时或艰涩不利等症。总由气血素弱、脾胃久亏、心肾不交、肝木抑郁所致。经曰:心藏神,肾藏精与志。肝开窍于目,肝和则目能视五色矣。肾开窍于耳,肾和则耳能闻五音矣。脾开窍于口,脾和则口能知五味矣。审因辨证,法当理其脾土,和其肝肾,养其心神,务求中土健旺,营卫相和,胃壮能食,阳生阴长,则气体渐渐可复矣。用益气养血汤加减调理。

178. 养心扶脾益肾缓肝汤

组方:云茯神三钱 焦枣仁一钱五分 淮山药三钱 广皮一钱 金石斛三钱 南桔梗一钱五分 霜桑叶一钱五分 甘菊花一钱五分 制香附一钱五分(醋炒) 白芍二钱(炒) 建曲一钱(炒)

用法:引用荷梗一尺,竹茹一钱五分(姜汁炙)。水煎,温服。

功用:化痰止咳,清肝养肾,和胃润肺。

注:医案记载,十月初五日,御医朱焜、门定鳌、庄守和、范绍相请得皇上脉象左寸细软无力,右寸沉弱,左关弦细而数,右关细而虚浮,左尺细数,右尺细

弱。症仍见口渴心烦，时作太息。身体懒倦，腰间作痛。谷食欠香、消化不快，食后胸堵胀满胀闷。呛咳无痰，牵引少腹作抽。白睛红丝退而未净，视物尚觉干涩若蒙。耳仍作鸣，其声不一。下部潮湿寒凉，时或滑精。不耐久坐久立，懒于步履。恶寒嗜卧，腿细酸软。前半夜少眠，后半夜睡不解乏，醒后筋脉觉僵，两肩沉坠。早大便二次，便前腹中作痛，先稠后稀。小便频数，时或艰涩不利。总因先天肾元不足，后天脾胃虚弱，心气久亏，肝气抑郁，肺金失养，不能制木而来侮脾，于是脾虚不能运化，则转枢失职，而湿气易蓄，则二便不调矣。谨拟养心扶脾益肾缓肝汤佐以疏通营卫之法调理。

179. 和解扶脾健胃益肾汤

组方：粉葛根二钱　银差八分　冬桑叶一钱五分　菊花二钱　云茯神三钱（朱拌）桔梗二钱　沙菀蒺藜三钱　广皮一钱五分　破故纸一钱五分　建曲一钱五分（炒）　淮山药三钱（炒）　甘草五分

用法：引用竹茹一钱五分（姜汁炙），红枣三枚。水煎，温服。

功用：化痰止咳，清肝养肾，和胃润肺。

注：医案记载，十月十二日，御医朱焜、门定鳌、范绍相请得皇上脉象左寸关浮弦，重按无力，右寸关弦细而数，左尺细软，右尺细弱。外感头痛之症已除。唯鼻塞清涕尚未尽净，此乃风寒渐解之象。滑精旧症如前。谨按脉症之因，推详无形之理，缘由气血素弱，更兼调摄失宜，以致伤脾，中土不能健运，以交心肾，则夜间虚烦少眠，睡不解乏，醒后筋脉觉僵之症见矣。心肾不下交则上炎而灼肺金，故呛咳无痰，牵引少腹作抽。心烦口渴，身体懒倦，时作太息。食后胸堵胀闷，恶寒嗜卧之症生矣。水不上济则下流，而伤阴液，乃有小便频数时或艰涩不利，梦遗滑精，耳鸣腰痛，腿细酸软之症出矣。金虚则木盛生火，故目赤干涩，视物若蒙之症作矣。肝木既盛则侮脾土，故四肢沉坠，酸软无力，不耐久坐久立，艰于步履，谷食不香，消化不快，大便溏稀之症作矣。调摄妙用之法，总宜抚养脾土，务求脾土健旺，胃气化行，则枢机旋运，于是心肾自交，水肾可济，肺金清肃，肝木向荣，津液可还，元真可畅，所见之症自可日渐安和矣。此为执中央以溉四旁法矣。用和解扶脾健胃益肾汤调理。

180. 扶脾滋肾养心平肝润肺汤

组方：元参五钱　朱茯神苓各二钱　朱麦冬三钱（去心）　干地黄四钱　生栀子二钱　杭白芍二钱　南桔梗二钱　酒黄芩二钱　霜桑叶三钱　淡竹叶三钱　防风一钱五分　甘草一钱

用法：引用鲜梨皮五钱，薄荷八钱。水煎，温服。

功用：扶脾滋肾，养心平肝，润肺止咳。

注：医案记载，十一月二十五日，御医朱焜、门定鳌、杨际和、忠勋请得皇上脉象左寸关沉弦而数，右寸关稍数无力，两尺细弱，沉取尤甚。面色青黄而滞。左牙仍痛。咽喉觉挡，腭间粟泡已破，咽物微疼。舌苔中灰变黄。鼻仍干燥，微肿而痛，时或涕中微带黑丝。唇焦口渴，喉痒呛咳。频作太息，气不舒畅。心烦而悸，不耐事扰。目中白睛红丝未净，视物迷蒙，左眼胞时觉发胀。耳内哄声，偶有听无所闻。胸中发堵，呼吸言语丹田气海郁滞不舒，腹中窄狭，少腹时见气厥，下部觉空，推揉按摩稍觉舒畅，气短懒言，两肩坠痛。夜寐少眠，醒后筋脉觉僵，难以转侧。梦闻金声，偶或滑精，坐立稍久则腰膝酸疼。劳累稍多则心神迷惑，心中无因自觉发笑。进膳不香，消化不快。精神欠佳，左面发木，牵掣太阳觉疼。肢体倦怠。下部潮湿寒凉。大便不调，小水频数时或艰涩不利等症。本由禀赋素弱，心脾久虚，肝肾不足，水亏火亢，灼其肺金，木燥风生使然。法当引火归元之剂，方能速效。无如虚不受补，用药实系掣肘。谨拟用扶脾滋肾养心平肝润肺汤。仍宜节劳静养调理。

181. 养心润肺扶脾生津汤

组方： 元参五钱 朱茯神苓各二钱 干地黄三钱 生栀子二钱五分 川芎一钱五分 牛蒡子二钱 南桔梗三钱 酒芩三钱 霜桑叶三钱 甘菊花二钱 胡黄连六分（酒炒） 白蒺藜三钱

用法： 引用丹皮二钱（淡盐水炒，勿焦），薄荷一钱。水煎，温服。

功用： 扶脾滋肾，养心平肝，润肺止咳。

注：医案记载，十二月初一日，御医朱焜、门定鳌、杨际和、姚宝生请得皇上脉象左寸关沉弦而数，右寸关浮数无力，两尺细弱，沉取尤甚。面色青黄而滞。左鼻孔微肿牵连颊颐发木，掣及太阳，而后觉痛，坐久头疼。咽喉觉挡，右边微疼，腭间偏左，粟泡呛破，漱口时或带血，咽物疼痛较轻。左牙仍疼。舌苔中灰变黄。鼻仍干燥，偏左较甚，时或涕中微带黑丝。唇焦口渴，喉痒呛咳。频作太息，气不舒畅。心烦而悸，不耐事扰。目中白睛红丝未净，视物迷蒙，左眼胞时觉发胀耳内哄声，偶有听无所闻。胸中发堵，呼吸言语丹田气海郁滞不舒，腹中窄狭，少腹时见气厥，下部觉空，推揉按摩稍觉舒畅，气短懒言，两肩坠痛。夜寐少眠，醒后筋脉觉僵，难以转侧。梦闻金声偶或滑精，坐立稍久则腰膝酸疼。劳累稍多则心神迷惑，心中无因自觉发笑。进膳不香，消化不快。精神欠佳，肢体倦怠。下部潮湿寒凉。大便不调，小水频数时或艰涩不利等症。本由禀赋素弱，心脾久虚，肝肾不足，虚火上炎，灼其肺金，木燥风生使然。法宜以

培元固本之剂,方能速效。无如虚不受补,用药实系掣肘。谨拟用养心润肺、壮水镇火、扶脾生津之剂,暂佐疏风清热之品。仍宜节劳静养调理。

182. 益气生津和胃汤

组方:沙参三钱 甘菊花二钱 霜桑叶二钱 酒芩二钱 花粉三钱 麦冬三钱 前胡二钱 广皮二钱 桔梗二钱 竹茹二钱 生地四钱 生草八分

用法:引用金石斛二钱,薄荷八分。水煎,温服。

功用:益气止渴,和胃生津。

注:医案记载,正月二十日,御医庄守和、忠勋请得皇上脉息左寸关弦数力软,右寸关沉滑而数,两尺细弱,沉取尤甚。面色青黄而滞,左鼻孔内有时燥痛,觉有气味,或见涕有黑丝。头觉眩晕,坐久则疼,面上时或起有小疙瘩,左边频颐发木,耳后项筋酸疼。腭间偏左粟泡呛破,漱口时或带血丝。咽喉觉挡,左边时或起泡,右边微疼,咽物似觉不利,味仍发咸。舌苔中灰变黄,左牙疼痛,唇焦起皮,口角仍见色青,耳稍发黄。作渴思饮,喉痒呛咳,气不舒畅,心烦而悸,不耐事扰,时作太息。目中白睛又起红丝,视物迷蒙,左眼尤甚,上下眼胞色青,时觉发胀。耳内觉聋,时作哄声。身肢愈觉见软,气短懒言,饮食减少。心虚血燥,见有发落。胸中发堵,不时打嗝,有生食味,嗳气嘈杂。呼吸言语,丹田气觉不足,腹中窄狭,少腹时觉气厥,中州气怯,下部觉空,推揉按摩稍觉舒畅。两肩坠痛,心烦躁,夜寐不实,耳觉作响,梦魇惊怖,醒后筋惕肉狂,肢体觉僵,难以转侧。梦闻金声偶或滑精,坐立稍久则腰膝酸疼,劳累稍多则心神迷惑,心中无因自觉发笑。进膳不香,消化不快。精神欠佳,肢体倦怠。下部潮湿寒凉。大便不调,小水频数时或艰涩不利等症。本由禀赋素弱,心脾久虚,肝肾不足,虚火上炎,灼其肺金,木燥风生使然。法宜以培元固本之剂,方能速效。无如虚不受补,用药实系掣肘。谨拟议仍暂用益气生津和胃之法,尚宜节劳静养调理。

183. 疏解化饮汤

组方:防风二钱 荆芥二钱 白芷一钱五分 苏叶二钱 川芎一钱 菊花三钱 桑叶三钱 枳壳三钱(炒) 陈皮二钱 竹茹二钱 酒芩三钱 甘草八分

用法:引用焦三仙各六钱。水煎,温服。

功用:清热止呕,养肝护胃。

注:医案记载,光绪某年三月十八日申刻,御医张仲元判定皇上肝胃有热停蓄湿饮,感冒风凉,以致头疼恶寒,甚至酸麻,呕吐水饮。用疏解化饮汤调理。

184. 理嗽化饮汤

组方: 苏叶子各八分　前胡二钱　陈皮一钱五分　桔梗二钱　制半夏二钱　枳壳一钱五分(炒)　竹茹一钱五分　桑皮二钱　炙枇杷叶二钱　酒芩一钱五分　甘草八分

用法: 引用神曲二钱(炒)。水煎,温服。

功用: 理嗽清肺,清热祛湿。

注: 医案记载,光绪某年三月初二日,御医庄守和、李德昌判定皇上肺经火郁,胃阳蓄有湿饮熏蒸,微感风寒,以致咳嗽胸满,呕吐水饮,鼻涕稠黏,闻不得味。用理嗽化饮汤一帖调理。

185. 理肺止嗽饮

组方: 苏叶子各八分　前胡二钱　杏仁二钱(研)　橘红八分　法半夏二钱　桔梗二钱　枳壳一钱五分(炒)　葛根一钱五分　川贝母二钱(研)　煨木香六分　焦三仙三钱

用法: 引用竹茹一钱五分。水煎,温服。

功用: 清热止呕,养胃祛湿。

注: 医案记载,三月初二日酉刻,御医庄守和、李德昌判定皇上寒火郁肺,停蓄水饮,胃经湿热熏蒸,以致咳嗽胸满,有时作呕,鼻涕见黄,咯痰不爽。议用理肺止嗽饮一帖调理。

186. 清胃化湿饮

组方: 陈皮一钱　法半夏二钱(研)　云苓二钱　前胡一钱五分　桔梗二钱　酒芩一钱五分　栀子一钱五分(炒)　茅根二钱　生地三钱　丹皮一钱五分　白蔻五分(研)　甘草五分

用法: 引用竹茹一钱五分。水煎,温服。

功用: 养胃健脾。

注: 医案记载,三月二十六日,御医庄守和、李德昌请得皇上脉息右寸关弦滑近数,余部尚平。昨服药后,咳呕未作。夜寐安适。今早咳嗽吐有痰水,未见血色。唯肺经夹以浮热未清,脾胃湿饮不净。拟用清胃化湿饮一帖调理。

187. 疏风清胃饮

组方: 苏叶一钱五分　防风三钱　川芎一钱五分　蔓荆子三钱(炒)　白芷二钱　酒芩三钱　花粉三钱　金石斛三钱　茅术二钱(炒)　陈皮一钱五分　建曲三钱(炒)　生甘草八分

用法: 引用薄荷八分。水煎,温服。

功用: 疏风清胃。

注:医案记载,九月二十二日戌刻,御医庄守和判定皇上胃蓄饮热,外感风寒,以致憎寒头痛,身肢酸倦,口舌觉干。用疏风清胃饮调理。

188. 养阴和中汤

组方:中生地三钱 生杭芍三钱 菊花三钱 旋覆花二钱(包煎) 法半夏一钱五分(研) 朱茯神三钱 橘红二钱(老树) 朱麦冬三钱 南薄荷七分 沙参三钱 竹茹二钱 金石斛三钱

用法:引用生牡蛎三钱(研),鲜青果七个(去尖研)。水煎,温服。

功用:清热止咳。

注:医案记载,闰二月初四日,御医张仲元、忠勋请得皇太后脉息左关沉弦,右寸关滑而近数,肝木较平,自汗未作,唯胃阳湿热未清,气道欠和,以致有时咳嗽,头晕作疼。谨拟养阴和中之法调理。

189. 清热化湿汤

组方:中生地三钱 生杭芍三钱 菊花三钱 旋覆花二钱(包煎) 南薄荷八分 青竹茹二钱 橘红一钱(老树) 霜桑叶三钱 荆芥炭六分 栀子二钱(炒) 枳壳五分(炒) 生牡蛎三钱(研)

用法:引用泽泻二钱。水煎,温服。

功用:清热除湿,止咳化痰。

注:医案记载,闰二月初五日,御医张仲元、忠勋判定皇太后胃阳湿热未清,熏蒸上焦,以致清晨头闷眩晕,有时咳嗽。用清热化湿之法调理。

190. 清扬化热汤

组方:南薄荷一钱五分 菊花三钱 桑叶三钱 连翘三钱 焦三仙九钱 羚羊角一钱五分 瓜蒌四钱 橘红三钱(老树) 枳壳三钱(炒) 栀子三钱(炒) 川贝三钱(研) 前胡三钱

用法:引用一捻金二钱(煎)。水煎,温服。

功用:清热止咳。

注:医案记载,二月初八日,御医张仲元请得老佛爷脉象左关弦数,右寸关滑数,表证减轻,夜寐安适,唯蓄热尚盛,熏蒸上焦,以致头闷不爽,有时咳嗽,唾吐痰饮。谨拟清扬化热之法调理。

191. 疏解降逆汤

组方:苏梗子三钱(研) 旋覆花三钱(包煎) 前胡三钱 杏仁三钱(研) 枳壳三钱(炒) 法半夏三钱 苦桔梗三钱 橘红三钱(老树) 全当归三钱 生桑皮三钱 羚羊角一钱五分 黄芩三钱

用法:引用鲜姜三片,小枣肉五个。水煎,温服。

功用:疏解降逆。

注:医案记载,二月初九日,御医张仲元判定老佛爷肺经寒火未清,肝气尚逆,以致时作咳嗽,顿引胸膈发闷。用疏解降逆之法调理。

192. 理嗽化饮汤

组方:前胡二钱 苏叶子三钱 炙桑皮二钱 橘红二钱 枳壳二钱(炒) 旋覆花二钱(包煎) 杏仁二钱(研) 炙半夏二钱 木香五分(研) 甘草五分

用法:引用焦三仙各二钱。晚服一帖。

功用:理嗽润肺,治痰祛湿。

注:医案记载,三月初八日,御医李德昌请得瑾嫔脉象右寸关缓而兼滑,余部均匀。饮食香甜,夜寐安适。唯肺气不清,湿饮尚盛。以致胸膈膨闷,咳嗽痰饮。用理嗽化饮汤晚服一帖调理。

193. 理嗽化饮汤加减

组方:前胡二钱 苏子霜一钱五分 炙桑皮三钱 冬花二钱 橘红二钱 次生地三钱 丹皮二钱 枳壳二钱(炒) 炙香附一钱五分 焦三仙各一钱五分 甘草五分

用法:引用青竹茹二钱。晚服一帖,水煎,温服。

功用:理嗽润肺,治痰祛湿。

注:医案记载,三月初九日,御医李德昌判定瑾嫔肺气不清,湿饮尚盛。平日肝旺血热,以致胸膈膨闷,唾有痰饮,偶或少带血丝,咳嗽顿引脖筋作疼。用照理嗽化饮汤加减,晚服一帖调理。

194. 疏解调胃止嗽饮

组方:川羌活二钱 防风三钱 川芎一钱五分 前胡三钱 苏子叶二钱 陈皮二钱 苦桔梗三钱 枳实二钱(炒) 焦三仙各二钱 炙厚朴二钱 广砂七分(研) 竹茹二钱

用法:引用赤苓三钱,泽泻二钱。水煎,温服。

功用:疏解调胃,化痰止咳。

注:医案记载,九月十九日,御医庄守和请得瑾嫔脉象右寸关浮滑而数,左关弦数。表凉渐解,头疼憎寒具减。唯肝胃饮滞不净,肺经寒火未清。以致头晕口苦,咳嗽痰涎,胸膈堵闷,身肢酸疼,谷食不香。用疏解调胃止嗽饮调理。

195. 清热化湿滞汤

组方:酒黄芩三钱 栀子二钱(炒) 槟榔炭三钱 炙厚朴二钱 枳壳二钱(炒)

生建曲三钱　山楂三钱(炒)　荆芥二钱　薄橘红一钱五分　青皮一钱五分　木通一钱　甘草一钱

用法: 引用鲜荷叶一角(撕碎)。水煎,温服。

功用: 清热化湿,疏肝和胃。

注: 医案记载,八月十一日,御医姚宝生判定瑾妃肝经有火,气道不畅,肺胃湿热渐减,胸膈满闷觉轻。唯右胁仍觉刺痛,饮食不香。用清热化湿滞之法调理。

196. 清热调胃汤

组方: 生杭芍一钱五分　菊花一钱　栀仁八分(炒)　中生地二钱　青竹茹一钱　广皮八分　生粉草五分

用法: 引用一捻金六分(煎)。温服。

功用: 生津止渴。

注: 医案记载,七月初七日寅刻,御医张仲元判定皇上肝胃蓄热,以致有时发急,口黏而渴,小水短赤。谨拟清热调胃汤调理。

197. 和胃清热汤

组方: 竹茹一钱五分　谷芽二钱(炒)　菊花二钱　南薄荷六分　中生地三钱　朱麦冬二钱　生粉草八分

用法: 引用焦神曲二钱。水煎,温服。

功用: 清热润肺,消导和胃。

注: 医案记载,七月二十八日巳刻,御医张仲元请得皇上脉象左关沉弦,右寸关滑数。里滞不行,腹中觉畅。唯手心及皮肤发热,口黏而渴,身肢懒倦。郁寒化热,结滞未净使然。谨拟和胃清热汤调理。

198. 清热代茶饮

组方: 焦三仙六钱　小生地三钱　麦冬三钱　竹茹二钱　白菊花二钱　甘草梢一钱

用法: 水煎,代茶。

功用: 生津止渴,清热润肺。

注: 医案记载,宣统三年八月初四日,御医张仲元、佟文斌判定皇上肝热稍有未净,口黏而渴。谨拟清热代茶饮调理。

199. 和肝调中膏

组方: 生地八钱　生杭芍六钱　甘菊五钱　金石斛五钱　栀子五钱(炒)　青竹茹四钱　生于术五钱　云茯苓六钱　薏苡仁八钱(炒)　焦楂炭六钱　神曲六钱(炒焦)　焦

谷芽六钱 鸡内金六钱 广陈皮五钱 甘草三钱

用法：以水熬透,去渣再熬浓汁,兑炼蜜八两收膏。晚服一勺,白开水冲服。

功用：清肺止咳,疏风解表。

注：医案记载,八月二十一日,御医张仲元、佟文斌判定皇上肝热有时蕴结。谨拟和肝调中膏晚服一勺调理。

200. 清热和胃汤

组方：苦桔梗一钱五分 麦冬三钱(去心) 元参四钱 丹皮二钱 金银花三钱 连翘三钱 甘菊花一钱五分 桑叶一钱五分 粉甘草一钱五分 薄荷五分

用法：引用鲜竹叶三十片,干苇根二十寸。水煎,代茶。

功用：消导和胃。

注：医案记载,十二月十七日申刻,御医张仲元、忠勋判定皇上表证未解,蓄滞未清,以致恶心发烧,腹中微痛,不思饮食,时作躁急。谨拟清解和胃之法调理。

201. 清热和解汤

组方：龙胆草二钱 胡连二钱 牛蒡子二钱 生知母二钱 川贝母二钱(研) 条芩二钱 枳壳一钱五分(炒) 酒军一钱

用法：引用薄荷八分。水煎,温服。

功用：清热润肺。

注：医案记载,十月初六日,御医赵文魁判定皇上肝肺郁热过盛,微感风凉,以致两颧色红,舌苔微黄,两目气轮红晕,时或烦急。拟清热调中兼和解之品调理。

202. 甘橘和中汤

组方：甘菊花二钱 霜桑叶一钱五分 橘红一钱(老树) 生知母二钱 竹茹一钱 金石斛一钱五分 谷芽二钱(炒) 生甘草八分

用法：引用鲜青果二个(打碎)。水煎,温服。

功用：清热止咳。

注：医案记载,十月初七日,御医李崇光、赵文魁判定皇上里热化而未净。以致肺气欠和,咳嗽有痰,舌苔微黄,初醒时似觉咽黏。议用和中清热之法调理。

203. 清热和胃代茶饮

组方：陈皮一钱 竹茹六分 瓜蒌皮二钱 麦冬二钱(去心) 石斛二钱 条芩一

钱　元参二钱

用法:水煎,随意代茶。

功用:疏散解表。

注:医案记载,七月十一日,御医石国庆、赵文魁判定皇上胃气尚欠调畅,舌苔微黑。拟用清热和胃代茶饮调理。

204. 清解止呕代茶饮

组方:粉葛根二钱　薄荷一钱　连翘二钱　竹茹一钱　焦三仙各二钱　橘红八分(老树)　枳壳二钱(炒)

用法:引用青麟丸一钱。水煎,温服。

功用:消导和胃。

注:医案记载,宣统九年正月十三日酉刻,御医赵文魁判定皇上胃蓄饮热,微感风凉。以致头晕肢倦,胸满作呕,手心发热,舌苔黄白。拟清解止呕化饮之法调理。

205. 葛薄化滞汤

组方:粉葛根一钱五分　薄荷八分　栀子二钱(炒)　萎皮三钱　焦三仙各二钱　枳壳二钱(炒)　酒军一钱五分　竹茹一钱

用法:引用法半夏一钱,酒芩三钱。水煎,温服。

功用:祛湿和胃,养肝化湿。

注:医案记载,正月十四日,御医石国庆、赵文魁判定皇上肺胃湿热尚盛,以致身肢疲倦,胸满干呕,舌苔黄白,皮肤微热,饮食欠香。用和解清肺化滞之法调理。

206. 和胃祛湿汤

组方:粉葛根一钱五分　连翘一钱五分　鲜竹茹二钱　枯芩一钱五分　薄荷叶八分　麦芽二钱　山楂二钱(炒)　生地三钱　枳壳一钱　花粉三钱　猪苓一钱五分　甘草梢七分

用法:引用灯草二十根。水煎,温服。

功用:宜清热生津,兼用消导以清内,辛凉解散以清外。

注:医案记载,正月十四日,御医朱益藩判定皇上湿热客于肺胃,以致发热身倦口渴,微有白苔,饮食不香,二便亦少。宜清热生津,兼用消导以清内,辛凉解散以清外。

207. 清热和中汤

组方:干麦冬三钱　银花二钱　竹茹一钱　陈皮一钱五分　焦三仙各二钱　酒芩

三钱

用法:引用鲜青果五个(打碎)。水煎,温服。

功用:祛湿和胃。

注:医案记载,正月十五日,御医石国庆、赵文魁判定皇上胃阳蓄热未清。用清热和中汤调理。

208. 清热和胃汤

组方:细生地三钱 石斛一钱五分 花粉三钱 鲜竹茹二钱 甘菊花二钱 麦冬二钱 生白芍二钱 茯苓三钱 枳壳一钱 麦芽一钱五分(炒) 甘草五分

用法:引用鲜青果五个(打碎),竹叶二十片。水煎,温服。

功用:清热和胃。

注:医案记载,正月十五日,御医朱益藩判定皇上肺胃余热未清,宜清热和胃。

209. 皇上代茶饮

组方:冬桑叶一钱五分 杏仁泥二钱(去皮尖) 知母一钱五分 小生地三钱 丹皮二钱(去骨) 白芍二钱 麦冬二钱(去心) 山栀子一钱(炒) 浙贝母二钱 瓜蒌壳一钱五分 甘草梢一钱

用法:引用炙僵蚕一钱。水煎,温服。

功用:理气化湿,清热化滞。

注:医案记载,八月初一日,皇上代茶饮。

210. 消导养胃汤

组方:藿香枝一钱五分 山楂二钱(炒) 砂仁壳一钱 建神曲二钱 陈枳壳一钱五分 鲜竹茹一钱五分 谷芽二钱(炒) 车前子二钱(炒) 炙甘草七分

用法:引用大枣三枚。水煎,温服。

功用:养肝护胃。

注:医案记载,五月初四日,皇上脉象左右两关右寸均稍数,右关并见弦长。内有积热,加以饮食停滞,口干舌燥,中枢不运,宜消导养胃为治。

211. 止痛汤

组方:赤芍药二钱 木通二钱 竹茹一钱五分 青皮二钱(研) 红花一钱五分 蒲公英三钱 连翘三钱 银花三钱 胆草二钱 栝楼根三钱 甘草一钱五分

用法:引用细地生三钱。水煎,温服。

功用:止痛治痛。

注:医案记载,十月初六日酉刻,御医张仲元判定皇上血脉郁热,肝气流

注,口干舌苦。以致左手小指起有疮痛,微肿作疼,牵引胸际不适。用通气清热活血之法调理。

212. 凝血止痛汤

组方:银花二钱　白芍二钱　丹皮一钱五分　连翘二钱　酒芩一钱五分　泽泻二钱　小生地三钱　栀仁一钱五分(炒)　蒲公英二钱

用法:引用淡竹叶二十片,甘草五分。水煎,温服。

功用:凝血止痛。

注:医案记载,十一月初七日,御医判定皇上胃中有积热宜清,口苦口渴。若小指微肿,则由寒凝血滞,得暖即解,不必大段用药。

213. 清降和胃汤

组方:小生地三钱　浙贝母二钱　枳壳一钱　连翘一钱五分　橘络一钱五分　知母二钱　酒芍二钱　丹皮一钱五分　甘草五分　杏仁泥二钱(去皮尖)　麦冬二钱(去心)

用法:引用灯草一团。水煎,温服。

功用:和胃清肺。

注:医案记载,四月十七日,皇上脉象左三部均和平,右关微数,寸部稍滞。肺气不利,胃热未清,导致口干舌燥,用清降和胃汤调理。

214. 清热化滞汤

组方:藿香枝一钱五分　枳壳一钱　焦三仙三钱　炮姜五分　扁豆三钱(炒)　车前二钱(炒)　甘草五钱　西砂仁一钱(碎,去膜)　于术二钱(土炒)　茯苓三钱

用法:引用大枣三枚。水煎,温服。

功用:清热化滞。

注:医案记载,六月十一日,皇上右关脉浮而滞,余均平和。胃有积食,复伤生冷,咽干口渴。以致泄泻,法宜温中导滞,佐以分利之品。

215. 清肺代茶饮

组方:薏苡仁二钱(炒)　麦芽一钱五分(炒)　砂仁一钱(研)　石斛二钱　淡竹叶一钱　寸冬三钱　银花二钱　枳壳二钱　青皮二钱

用法:水煎,代茶。

功用:宣肺止咳,行气化痰。

注:医案记载,六月十三日,御医佟成海谨拟皇上代茶饮。

216. 疏风清肺代茶饮

组方:粉葛根二钱　枳壳一钱　防风一钱五分　薄荷一钱五分　忍冬二钱　白藓

皮一钱五分 赤芍二钱 丹皮二钱 连翘二钱

用法:水煎,代茶。

功用:清肺疏风。

注:医案记载,六月十五日,御医赵文魁判定皇上肺经有热,外薄浮风。以致皮肤晕红,有时作痒,舌苔发黄。用疏风清肺代茶饮调理。

217. 清金代茶饮

组方:龙胆草一两 荆芥穗一钱 青皮二钱 菊花三钱 川芎三钱 桑叶三钱 苦参一钱 甘草二钱 赤芍三钱 羌活一钱 薄荷三钱 炙僵蚕二钱 黄柏三钱 黄芩三钱 归尾一钱 菖蒲三钱 谷精草三钱 夏枯草三钱 防风五钱 栀仁一钱

用法:水煎,温服。

功用:清热养阴解毒。

注:医案记载,八月十一日申刻,皇上代茶饮。

218. 去热养胃汤

组方:扁豆二钱(炒) 茯苓三钱 川连三钱 吴茱萸水炒 白芍二钱 竹茹一钱五分(炙) 甘草七分 砂仁壳一钱 陈皮一钱五分 枳壳一钱(炒) 生山药三钱

用法:引用白檀香一钱。水煎,温服。

功用:清热化滞,消导和胃。

注:医案记载,八月十三日,皇上脉象两关尚弦数,右寸稍数,余平和。余热犹在,胃气不调,口中异味,宜解热调中。

219. 化湿平肝汤

组方:云苓二钱 木猪苓二钱 肉桂二钱 泽泻二钱 生白术一钱五分 广陈皮一钱五分

用法:引用荷叶丝一钱,竹茹一钱。水煎,温服。

功用:生津止渴,养肝利咽。

注:医案记载,宣统十四年闰五月二十日,御医全顺判定皇上热多实少,湿不易化,致腹痛作泻。用清热化湿分利之法调理。后闰五月二十日,郭泮芹判定病系肝热湿盛,以致四肢倦怠,口干舌燥,大便作泻。用化湿平肝汤调理。

220. 天寸清热汤

组方:天花粉二钱 寸冬二钱 黄芩一钱 知母二钱 元参二钱 化湿三钱 薏苡仁二钱 生甘草一钱

用法:引用竹叶一钱。水煎,温服。

功用:和胃清肺。

注:医案记载,闰五月二十二日,御医王泽同判定皇上因湿热不净,以致身倦发烧,口干舌苦。用清热利湿之法调理。

221. 清胃消肿漱口方

组方:生石膏四钱　赤芍一钱　枯芩一钱　生蒲黄五分(包)　花粉二钱

用法:水煎,漱口。

功用:清除口气。

注:医案记载,宣统十四年十二月十七日,御医赵文魁谨拟皇后清胃消肿漱口方。

222. 清热化滞汤

组方:粉葛一钱五分　丹皮一钱五分　丹参二钱　白芍二钱　薄荷叶八分　麦冬二钱　酒芩一钱五分　山栀一钱五分(炒)　甘草五分　小生地三钱　连翘一钱五分

用法:引用冬桑叶一钱五分。水煎,温服。

功用:清热化滞。

注:医案记载,宣统十四年十二月二十一日,皇后脉象两寸浮数,左关微弦,右关亦带数象。肝热血滞,外感冬燥之气,口干舌燥,宜内外清解兼调血分为治。

223. 止咳化痰汤

组方:杏仁泥三钱　苏子二钱(研)　广红三钱　法半夏三钱　炙桑皮三钱　条芩三钱　川柏三钱　苦桔梗二钱　炙枇杷叶三钱　寸冬三钱　川贝三钱(研)

用法:引用煅礞石四钱。水煎,温服。

功用:止咳化痰。

注:医案记载,宣统六年九月二十五日,御医赵文魁判定老太太肺热轻减,痰滞亦清。唯有时咳嗽,痰饮尤盛。用清肺止嗽化痰之法调治。

224. 潜阳益阴膏

组方:中生地六钱　朱茯神六钱　朱麦冬四钱　霍石斛四钱　西洋参三钱　生杭芍五钱　淡苁蓉四钱　青竹茹三钱　淡竹叶三钱　橘红三钱(老树)　肥知母三钱　生粉草二钱

用法:共以水煎透,去渣,再熬浓汁,兑蜜五两收膏。每晚服一匀,白开水冲服。

功用:潜阳益阴,生津养肝。

注:医案记载,宣统元年十月十八日,御医张仲元判定总管心气素弱,肝阴欠虚,热易上浮。用潜阳益阴育神之法调治。

225. 育神养阴安眠膏

组方：西洋参三钱 朱茯神八钱 焦枣仁四钱(研) 竹茹四钱 中生地六钱 生杭芍五钱 朱麦冬六钱 羚羊角二钱 远志肉一钱 五味子二钱 淡苁蓉五钱 甘草二钱 橘红三钱(老树) 鲜青果十二个(研)

用法：共以水煎透，去渣，再熬浓汁，兑炼蜜五两收膏。每服一勺，白开水冲服。

功用：安神补肝。

注：医案记载，宣统元年十一月初八日戌刻，御医张仲元判定总管肾虚肝旺，饮热上浮。以致前夜不眠，口中干燥，用育神养阴安眠膏调治。

226. 育阴清热汤

组方：中生地四钱 生杭芍三钱 竹茹三钱 菊花三钱 朱麦冬三钱 栀仁二钱(炒) 羚羊角一钱 木通二钱 酒黄芩三钱 枳壳二钱(炒) 甘草一钱

用法：引用鲜青果七个(研)。水煎，温服。

功用：养肝护胃，安眠。

注：医案记载，宣统元年十一月十三日戌刻，御医张仲元判定总管肝胃蓄热，以致口中干燥，前夜不能安寐。用育阴清热汤调治。

227. 养阴清热育神膏

组方：中生地六钱 生杭芍六钱 肉苁蓉四钱 朱茯神八钱 朱麦冬五钱 青竹茹四钱 木通三钱 栀仁三钱(炒) 金石斛四钱 橘红三钱(老树) 羚羊角二钱 生粉草二钱 鲜青果十个(研) 菊花四钱

用法：共以水煎透，去渣，再熬浓汁，兑蜜五两收膏。每服一勺，白开水冲服。

功用：清热育神。

注：医案记载，宣统元年十一月十四日，御医张仲元判定总管蓄热渐清，唯心虚肝旺，热易上浮。是以夜寐欠实，有时口干。用养阴清热育神膏调治。

228. 和胃代茶饮

组方：云茯神三钱 竹茹二钱 广皮三钱 泽泻二钱 半夏曲一钱五分 猪苓二钱 槟榔二钱 甘草八分

用法：引用鲜青果七个(研)。水煎，温服。

功用：消导和胃。

注：医案记载，宣统元年十一月十八日戌刻，御医张仲元判定总管胃气欠和，蓄有水饮。以致有时懊憹，微觉恶心。用和胃化饮之法调治。

229. 平肝和胃代茶饮

组方:生杭芍三钱 竹茹三钱 麦冬三钱 半夏曲一钱五分 云茯神四钱 橘红二钱(老树) 远志一钱五分 建泽泻三钱

用法:引用鲜青果七个(研)。水煎,温服。

功用:平肝和胃。

注:医案记载,宣统元年十一月十九日,御医张仲元判定总管肝养热浮,蓄饮未净。以致有时恍惚,稍觉恶心。用平肝和胃化饮之法调治。

230. 清热调中汤

组方:酒芩一钱五分 桑叶三钱 菊花二钱 广红一钱五分 栀仁二钱(炒) 赤苓三钱 花粉二钱 甘草七分

用法:引用金石斛二钱。水煎,温服。

功用:清肺养肝。

注:医案记载,宣统元年十二月二十三日,御医全顺判定总管肝肺之火,熏蒸上焦,胸膈不爽,面微觉热。用清热调中汤调治。

231. 清热和中汤

组方:杭芍二钱(炒) 酒芩一钱五分 桑叶三钱 菊花二钱 金石斛二钱 焦栀子二钱 赤苓三钱 甘草七分

用法:引用广红一钱五分,枳壳八分(炒)。水煎,温服。

功用:润肺养肝。

注:医案记载,宣统元年十二月二十四日,御医全顺判定总管肝阳有热,肝阴欠实。以致上焦之火易生,胸膈有时不畅。用清热和中汤调治。

232. 清热调中汤

组方:杏仁泥三钱 苏子三钱(炒) 白芷三钱 粉葛二钱 糖瓜蒌六钱 栀子三钱(炒) 枯芩三钱 陈皮三钱 枳壳三钱(炒) 法半夏三钱 薄荷二钱

用法:引用浙贝母三钱,胆草三钱。水煎,温服。

功用:清热调中。

注:医案记载,宣统十四年十月十八日,御医赵文魁判定三格格蕴热炽盛,风感未清。以致头痛作嗽,气道欠调。拟疏风清热调中汤调治。

233. 清热化湿汤

组方:冬桑叶三钱 杏仁三钱 黄芩三钱 枳壳三钱(炒) 糖瓜蒌五钱 前胡三钱 浙贝三钱 竹茹三钱 焦楂炭三钱 甘草一钱

用法:引用一捻金一钱(煎)。水煎,温服。

功用:止咳养胃。

注:医案记载,宣统十五年八月二十三日,御医张仲元判定四格格胃蓄湿热,熏蒸上焦,以致咳嗽。用清热化湿汤调治。

234. 清热化湿汤

组方:冬桑叶四钱 杏仁三钱(研) 前胡三钱 黄芩三钱 法半夏三钱 橘红三钱 苏叶三钱 酒军三钱 枳壳三钱(炒) 瓜蒌四钱

用法:引用枳椇子三钱。水煎,温服。

功用:止咳润肺。

注:医案记载,宣统十五年八月二十四日,御医张仲元判定四格格湿热未经,肺气欠和,时作咳嗽。用清热化湿汤调治。

235. 清肝调胃汤

组方:大元参六钱 赤芍三钱 胆草三钱 枯芩三钱 生石膏六钱 栀子三钱(炒) 薄荷二钱 连翘三钱 枳壳三钱(炒) 大黄三钱 木通二钱

用法:引用焦楂六钱,丹皮三钱。水煎,温服。

功用:清肝养胃,清热止痛。

注:医案记载,宣统十四年九月初六日,御医赵文魁诊得六太太肝胃有热,以致牙龈肿痛。用清肝调胃泄热之法调治。

236. 清肝抑火汤

组方:香白芷三钱 防风二钱 薄荷二钱 赤芍二钱 生石膏六钱 连翘四钱 丹皮三钱 枯芩三钱 郁李仁三钱(研) 大黄三钱 枳壳三钱

用法:引用僵蚕三钱(炒),生栀子三钱。水煎,温服。

功用:清肝抑火,养肝护胃。

注:医案记载,宣统十四年九月初七日,御医赵文魁诊得六太太肝胃蓄热未清,所以牙龈仍痛。用清肝抑火舒化之法调治。

237. 清肝调中汤

组方:大元参四钱 生地四钱 丹皮三钱 胆草三钱 杭白芍三钱 连翘四钱 枳壳三钱 栀子三钱(炒) 生石膏四钱 酒军一钱五分

用法:引用大瓜蒌六钱。水煎,温服。

功用:治牙痛。

注:医案记载,宣统十四年九月初八日,御医赵文魁诊得六太太蕴热较轻,只有牙痛尚未清除。用清肝调中汤调治。

238. 漱口药方

组方:薄荷二钱 紫荆皮三钱 防风三钱 僵蚕三钱(炒) 食盐三钱 草河车二钱 生甘草一钱 鲜青果五个(研) 冰硼散三钱

用法:水煎,温漱。

功用:清新口气。

注:医案记载,光绪二十六年正月某日鲁掌案漱口药方。

239. 清肺理气汤

组方:枇杷叶三钱 冬花三钱 桑皮叶三钱 川贝二钱 杏仁泥三钱 麦冬三钱 糖瓜蒌三钱 陈皮一钱五分 栀仁二钱(炒) 炙香附二钱 云茯神四钱 生甘草一钱

用法:引用鲜芦根二支(切碎)。水煎,温服。

功用:清肺理气平肝。

注:医案记载,光绪三十年二月初三日,御医姚宝生判定四格格肺胃郁热,气道不舒,肝木郁而有火,以致胸膈不爽,咳嗽无痰,不能安卧。用清肺理气平肝之法调治。

240. 养肺化痰汤

组方:云苓三钱 五味子五分 麦冬三钱 瓜蒌仁三钱 生杭芍三钱 款冬花三钱 紫苑三钱 生桑皮三钱 生石膏四钱 橘红一钱

用法:引用麻黄炭五分。水煎,温服。

功用:养肺化痰。

注:医案记载,三月初五日,御医张仲元判定佛佑夫人肺气尚浊,肺元化湿较慢,以致时作咳嗽,夜寐欠实,动转气短,声音微哑。用养肺化痰之法调治。

241. 和肺清肝汤

组方:苏叶子三钱 前胡三钱 防风二钱 浙贝三钱(研) 杏仁三钱(炒) 瓜蒌五钱 黄芩三钱 橘红三钱 枳壳三钱(炒) 胆草三钱 焦三仙各三钱 酒军一钱五分

用法:引用羚羊角面六分(先煎)。水煎,温服。

功用:和肺清肝。

注:医案记载,八月二十七日,御医张仲元、赵文魁判定端康皇贵妃肺气未和,肝阳未净,以致有时咳嗽,食后身倦。用和肺清肝之法调理。

242. 清肺止嗽和胃饮

组方:苏叶子二钱 前胡三钱 陈皮一钱五分 酒连一钱(研) 霜桑叶三钱 川芎二钱 枳壳二钱(炒) 法半夏二钱(研) 天花粉三钱 川贝三钱(研) 焦三仙各二

钱 竹茹二钱

　　用法:引用薄荷八分。水煎,温服。

　　功能:止咳化痰。

　　注:医案记载,十月十二日,御医庄守和判定皇上憎寒身痛减轻,唯偏右头疼,咳嗽痰涎,口干作渴。用清肺止嗽和胃饮调理。

243. 清肺和胃代茶饮

　　组方:生地三钱 元参三钱 麦冬三钱 花粉三钱 前胡二钱 橘红一钱五分 桑叶二钱 竹茹二钱

　　用法:水煎,代茶。

　　功用:清肺和胃。

　　注:医案记载,十月十四日,御医庄守和判定皇上唯有时咳嗽,口干作渴。用清肺和胃代茶饮调理。

244. 和肝清肺渗湿止嗽汤

　　组方:杭菊花二钱 杏仁四钱(研) 麦冬四钱(去心) 瓜蒌仁三钱(研) 法半夏一钱五分(研) 青皮二钱 云苓五钱(研) 枳壳三钱(炒) 化橘红二钱 桑叶三钱(炙) 炙甘草一钱 苦桔梗二钱

　　用法:引用青竹茹六分,抚川芎一钱五分,酒芩二钱。水煎,温服。

　　功用:和肝清肺渗湿止嗽。

　　注:医案记载,四月二十一日,御医石国庆判定端康皇贵妃肝郁神伤,气道欠畅,肺经湿热未净,以致咳嗽时作,口渴中满,身体酸倦,头额偶时发烧。用和肝清肺渗湿止嗽之法调理。

245. 疏肝理肺清热消饮止嗽汤

　　组方:南前胡一钱五分 杏仁四钱(研) 川贝二钱(研) 麦冬三钱(去心) 法半夏二钱(研) 苏子二钱(研) 瓜蒌仁三钱(研) 天冬三钱 化橘红三钱 炙桑皮三钱 元参四钱 枳壳三钱(炒)

　　用法:引用栀子三钱(炒),酒黄芩二钱,熟川军一钱,益元散四钱(煎)。水煎,温服。

　　功用:疏肝理肺清热消饮止嗽。

　　注:医案记载,四月十九日,御医石国庆判定端康皇贵妃唯肝阳气道欠畅,肺经湿热尚未大清,以致咳嗽时作,口渴中满,肢体酸倦,湿蒸自汗,用疏肝理肺清热消饮止嗽之法调理。

246. 疏肝理肺清热消饮止嗽汤

组方:南前胡一钱五分 杏仁四钱(研) 川贝二钱(研) 天冬三钱 法半夏二钱(研) 苏子三钱(研) 瓜蒌仁三钱(研) 枳壳二钱(炒) 化橘红三钱 炙桑皮三钱 麦冬四钱(去心) 酒芩三钱

用法:引用栀子三钱(炒),青竹茹一钱,熟川军八分,益元散四钱(煎)。水煎,温服。

功用:疏肝理肺清热消饮止嗽。

注:医案记载,四月十八日,御医石国庆判定端康皇贵妃肝阳气道欠畅,肺经饮热未清,以致咳嗽,口渴中满,肢体酸倦,眠寐不实,有时自汗。用疏肝理肺清热消饮止嗽之法调理。

247. 噙化上清丸

组方:桔梗、花粉、葛根、百药煎、柿霜、玫瑰、木樨各一两 乌梅肉、前胡、甘草、薄荷、麦冬、杏仁各六钱 硼砂六钱 白檀香二钱 冰糖二斤八两

用法:共研极细面,以玫瑰、木樨合水为丸,打如芡实米大。水煎,温服。

功用:治疗咽喉肿痛、口舌生疮。

注:医案记载,光绪二年十一月二十六日,御医李德立谨拟噙化上清丸。

248. 通宣理肺丸

组方:人参五钱(上清) 苏叶一两 葛根六钱二分五厘 炙半夏五钱 陈皮七钱五分 前胡七钱五分 茯苓五钱 枳壳七钱五分(炒) 桔梗一两 甘草二钱五分 木香一钱八分七厘五毫 麻黄六钱二分五厘

用法:共为细面,炼蜜为丸,每丸重三钱。水煎,温服。

功用:解热止渴。

注:医案记载,光绪二十五年十月十七日,通宣理肺丸,照光绪十七年六月二十二日原方一料。

249. 法制槟榔片

组方:橘皮、厚朴(炙)、苍术(炒)、川郁金、缩砂各二两 竹茹一两五钱 菖蒲五钱

用法:共煎透滤汁,入槟榔片四两,再煮,将槟榔片晾干,再用盐水炒制。水煎,温服。

功用:开胃健脾,化痰开窍。

注:医案记载,光绪某年九月二十四日,御医李德立、李德昌谨拟法制槟榔片。

250. 祛风化痰汤

组方:橘红一钱 半夏一钱(制) 茯苓一钱 南星五分(制) 僵蚕五分 石菖蒲八分 天麻一钱 防风一钱 当归八分 生甘草三分

用法:引用生姜三片,竹沥五分。口服。

功用:祛风除湿,化痰止咳。

注:医案记载,康熙四十九年四月二十七日,太医院右院判加四级臣刘声芳、御医加四级臣李德聪奉旨看镶黄旗食阿思哈尼哈番俸硕色病,诊断为中风重症,神昏目闭,痰涎壅塞,半身动弹不得,服用御制白丸及酒后,神色好转,痰壅去除,只是半身仍不可动弹,于五月二十五日晚又开始神气昏聩,痰壅气堵,茶不思饭不想,因而御医即使用御制酒兼祛风化痰汤,竭尽所能救治。

251. 清心豁痰汤

组方:茯神一钱 石菖蒲一钱 麦冬二钱(去心) 柴胡一钱 黄连八分(酒炒) 乌药一钱(醋炒) 竹茹一钱 半夏一钱(姜炒) 橘红一钱 枳实一钱(炒) 胆星八分 甘草三分

用法:引用生姜一片。口服。

功用:清热化痰,通经活络。

注:医案记载,康熙五十一年八月初五日,太医院左院判加四级臣黄运、御医臣霍桂芳谨奏,康熙五十一年八月初四日,奉旨看正黄旗四等侍卫布勒苏病,系肝经积热,痰气结于心包络,以致言语错乱,舌肿黄苔,有时不知人事,妄动逾墙,病似疯狂,六脉滑软,其症险,服过圣药白丸,疯狂已减,唯语言仍乱,此心经有痰之故,议讨御制酒,以疏通经络,兼用清心豁痰汤调治。

252. 参苏理肺丸方

组方:紫苏五钱 干葛五钱 前胡五钱 半夏五钱(姜汁炒) 茯苓七钱五分 陈皮五钱 甘草五钱 枳壳五钱(麦炒) 桔梗五钱 木香二钱

用法:麻黄二两(煎汤)。水煎,温服。

功用:益气化痰。

注:医案记载,参苏理肺丸即《太平惠民和剂局方》之参苏饮诸药制丸,功能为益气解表,理气化痰。本方内无人参,适用于体气尚无大虚之人。

253. 清肝导赤汤

组方:小生地三钱 赤苓二钱 栀子一钱五分(炒) 木通一钱五分 黄芩一钱五分 枳壳一钱五分 柴胡一钱五分 桔梗一钱五分 花粉一钱五分 赤芍一钱五分 甘草五分

用法：引用灯心五十寸。午服。

功用：清热润燥。

注：医案记载，初九日，御医罗衡、陈继文判定惇妃肝热肺燥，以致发热咽紧，建议服用清肝导赤汤调理。初十日，再服用清肝导赤汤一帖。

254. 清热利咽汤

组方：葛根一钱五分　牛蒡子二钱　元参二钱　枳壳一钱五分　桔梗二钱　花粉二钱　黄芩一钱五分　连翘一钱五分　生甘草六分

用法：引用姜一片，灯心五十寸。午服。

功用：清热利咽。

注：医案记载，二十三日，御医陈世官、罗衡判定惇妃肺胃有热，外因闭寒凝结，以致咽喉疼痛，议用清热利咽汤调理。二十四日，再用前方清热利咽汤一帖，午服。

255. 疏解调荣饮

组方：苏梗叶一钱　丹皮二钱　黄芩一钱五分　柴胡一钱　桔梗二钱　川芎一钱　赤芍一钱五分　连翘二钱　枳壳一钱五分　桃仁一钱五分　元参二钱　生甘草五分

用法：引用藕节三个。午晚服。

功用：去热利咽，祛风除湿。

注：医案记载，二十七日，御医陈世官、林隽判定妃脉息浮大，系荣分有热不净，外受风凉，以致头疼咽痛，发热身酸。议用疏解调荣饮调理。

256. 清咽利膈汤

组方：牛蒡子三钱(研)　荆芥穗一钱五分　防风一钱五分　桔梗二钱　元参二钱花粉一钱五分　连翘一钱五分(去心)　黄芩一钱五分　浙贝母二钱(去心)　赤芍二钱枳壳一钱五分(炒)　甘草五分

用法：引用荷叶一钱五分，外加降雪散一钱。晚服。

功用：祛热除湿，利咽去热。

注：医案记载，某日，御医罗衡判定妃荣分有热，外受风凉，以致右咽红肿疼痛，发热身酸。用清咽利膈汤调理。

257. 吹玉露散

组方：防风一钱　荆芥一钱　牛蒡子一钱五分　桔梗二钱　元参二钱　连翘三钱黄连一钱(生)　赤芍二钱　黄芩一钱五分　枳实一钱(研)　柴胡一钱　甘草八分

用法：引用荷叶一钱。午晚服。

功用：清热利咽。

注：医案记载，二十八日，御医罗衡、刘世基判定妃荣分有热，外受风凉，以致右咽肿痛，发热身酸。昨服清咽利膈汤，表凉稍解，唯里热过盛，咽喉疼痛。今用清热利咽汤、吹玉露散调理。本日晚加生军一钱。

258. 清热黄连汤、吹牛黄散

组方：黄芩一钱五分 黄连一钱（生） 连翘三钱 柴胡一钱 牛蒡子三钱（研）薄荷八分 桔梗二钱 僵蚕二钱 元参一钱 枳壳一钱（炒） 生甘草一钱 生军一钱

用法：引用荷叶一钱。午晚服。

功用：消肿利咽。

注：医案记载，二十九日，御医陈世官、罗衡、刘世基判定妃外受风凉，右咽肿痛，结喉之症。用过清咽利膈汤和清热等汤、吹牛黄散，风凉已解。唯右咽连舌本紫肿疼痛，此由胃热过盛所致。用清热黄连汤、吹牛黄散调理。

259. 黄连清胃汤

组方：黄连一钱（生） 黄芩一钱五分 竹茹二钱 枳实一钱（炒） 制半夏一钱瓜蒌五钱 陈皮一钱五分 连翘三钱 桔梗一钱五分 元参三钱 生地五钱 生甘草八分

用法：引用青荷叶一钱。午服。

功用：去热清咽。

注：医案记载，初三日，御医罗衡、刘世基判定妃风热结喉之症，用药以来，风凉已解，咽肿已消，唯余热未清。议用黄连清胃汤调理。

260. 凉膈饮（一）

组方：连翘二钱 黄芩二钱 生栀一钱五分 生大黄一钱 元明粉一钱 薄荷五分 生甘草四分

用法：引用加竹叶五十片。午服。

功用：清热。

注：医案记载，初四日，御医陈世官、刘世基请得妃脉象沉数，系风热结喉之症，用药以来，风凉已解，咽痛已好，唯余热未净。议用凉膈饮调理。

261. 清热调荣汤

组方：黄芩二钱 炒栀一钱五分 丹皮一钱 白芍一钱（炒） 薄荷一钱 柴胡一钱（醋炒） 香附二钱（炒） 苏梗一钱五分 枳壳一钱（炒） 茯苓一钱五分 白术一钱五分（炒） 甘草五分

用法：引用生姜二片，荷叶一钱。午服。

功用：去殷明目，消肿止痛。

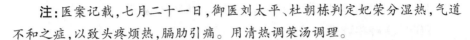

注：医案记载，七月二十一日，御医刘太平、杜朝栋判定妃荣分湿热，气道不和之症，以致头疼烦热，膈肋引痛。用清热调荣汤调理。

262. 理气化饮汤

组方：荆芥穗一钱五分　薄荷六分　牛蒡子一钱五分（研）　连翘二钱　桔梗三钱　枳壳一钱（炒）　赤芍一钱五分（炒）　香附二钱（炒）　厚朴一钱五分（炒）　半夏曲一钱五分（炒）　陈皮一钱五分　元参一钱五分　生甘草七分

用法：引用生姜两片，灯心五十寸。晚服。

功用：祛痰化饮，解表和里。

注：医案记载，五十年正月十七日，御医田福请得妃脉息浮弦，系脾胃不和，气滞停饮，以致头闷身酸，胸膈胀满。用理气化饮汤调理。

263. 疏风清热汤

组方：羌活一钱五分　苏叶一钱五分　荆芥穗一钱　防风一钱　薄荷八分　川芎一钱　枳壳一钱五分　桔梗一钱五分　香附一钱五分　厚朴一钱五分　炒栀一钱　黄芩一钱五分　赤苓二钱　甘草五分

用法：引用生姜三片。晚服。

功用：清热化痰。

注：医案记载，二十三日，御医田福请得妃疏风清热汤。

264. 滋肝宁嗽饮

组方：当归二钱　焦芍二钱　柴胡一钱五分（醋炒）　丹皮二钱　茯苓三钱　半夏曲一钱五分（炒）　陈皮一钱　枳壳一钱五分（炒）　桔梗一钱五分　栀仁一钱五分（炒）　麦冬二钱　甘草五分

用法：引用煨姜一片，荷蒂两个。午服。

功用：润肺养肝，祛咳化痰。

注：医案记载，二十四日，御医罗衡、武世倬判定嫔系肝阴不足、肺燥有热，以致夜间发热，咳嗽无痰，胸膈烦满。用滋肝宁嗽饮调理。

265. 清解宁嗽汤

组方：杏仁一钱五分（研）　苏叶一钱五分　枳壳一钱五分（炒）　桔梗一钱五分　陈皮一钱　半夏一钱五分（制）　黄芩一钱五分　花粉一钱五分　前胡一钱五分　赤苓二钱　甘草八分

用法：引用姜一片，灯心三十寸。晚服。

功用：去除湿热，润肺止咳。

注：医案记载，四十四年正月初八日，御医罗衡、张肇基判定嫔外感微凉之

症,以致咳嗽有痰,胸肋痞闷,烦热身软。用清解宁嗽汤调理。

266. 清肝平肺汤

组方:柴胡一钱五分 薄荷一钱 酒芩一钱五分 枳壳一钱五分 桔梗一钱五分 栀仁一钱五分 元参一钱五分 花粉一钱五分 连翘一钱五分 牛蒡子二钱 赤芍一钱五分 甘草五分

用法:水煎,午服。

功用:清肝平肺。

注:医案记载,十二月初七日,御医罗衡、张淳判定嫔肝热冲肺,气道不舒之症,以致头疼咽痛,烦渴懒食。用清肝平肺汤调理。

267. 宣肺化痰汤

组方:蜜麻黄一钱 杏仁一钱五分 橘红一钱 半夏一钱五分 瓜蒌二钱 前胡一钱五分 桔梗一钱五分 赤苓一钱五分 酒芩一钱五分 枳壳一钱 元参一钱五分 甘草五分

用法:引用姜皮二片。口服。

功用:润肺化痰。

注:医案记载,初九日,御医罗衡、张肇基判定嫔肝肺痰热,外受凉凝结之症,以致咳嗽胸满,咽紧口干。议用宣肺化痰汤调理。

268. 宣肺化痰汤

组方:麻黄一钱五分(蜜炒) 石膏三钱(煅) 杏仁一钱五分 半夏一钱五分(制) 橘红一钱五分 枳壳一钱五分(炒) 桔梗一钱 酒芩一钱五分 甘草五分(生)

用法:引用生姜一片。晚服。

功用:清热止咳。

注:医案记载,十五日,御医陈世官、顾兴祖请得嫔脉象浮大,原系肺胃有热,外受风凉,以致咳嗽有汗,发热声重。议用宣肺化痰汤调理。

269. 宣肺宁嗽汤

组方:杏仁一钱五分(炒研) 苏叶一钱五分 前胡一钱五分 枳壳一钱五分(炒) 桔梗二钱 防风一钱五分 牛蒡二钱(炒研) 浙贝母一钱五分 瓜蒌三钱 黄芩一钱五分 元参二钱 甘草五分(生)

用法:引用灯心三十寸,秋梨三片。午服。

功用:宣肺和胃,止咳化痰。

注:医案记载,十月初七日,御医陈世官、张肇基、鲁维淳判定肺胃积热,外受风凉之症,以致发热头闷,咳嗽痰盛,胸肋胀痛。用宣肺宁嗽汤调理。

270. 清肺宁嗽汤

组方: 前胡一钱五分　半夏二钱(制)　橘红一钱五分　枳壳一钱五分(炒)　桔梗一钱五分　瓜蒌三钱　黄芩一钱五分　厚朴二钱　柴胡一钱五分　川大黄二钱　花粉二钱　甘草八分(生)

用法: 引用生姜三片,秋梨五片。午服。

功用: 止咳化痰,清除胃热。

注: 医案记载,初八日,御医花映犀、姜成判定嫔肺胃积热未清,咳嗽痰盛,胸肋胀痛。用清肺宁嗽汤调理。

271. 调气涤痰汤

组方: 橘皮三钱　僵蚕三钱　浙贝三钱　竹茹三钱　半夏二钱　瓜蒌四钱　麦冬四钱　枳壳一钱五分　胆星一钱　楂炭三钱　桔梗二钱

用法: 引用生姜一片。午服一帖。

功用: 理气化痰。

注: 医案记载,初四日,御医崔文光、王世安判定痰热未清,神气昏聩,语言蹇涩。用调气涤痰汤,午服一帖调理。

272. 清气化痰汤

组方: 橘皮三钱　竹茹三钱　楂炭三钱　麦冬四钱　蒌仁二钱　僵蚕三钱　川连一钱　浙贝三钱　枳壳一钱五分

用法: 引用灯心二寸。午服一帖。

功用: 清气化痰。

注: 医案记载,初五日,御医崔文光、王世安判定贵人语言神气未清。议用清气化痰汤,午服一帖调理。

273. 芍药清肝汤

组方: 柴胡二钱　赤芍二钱　防风一钱五分　荆芥穗一钱五分　丹皮二钱　炒栀一钱　桑皮一钱(生)　木通二钱　桔梗一钱五分　菊花一钱五分　当归三钱(酒洗)　条芩二钱

用法: 引用灯心五十寸。午服。

功用: 清肝明目。

注: 医案记载,二十五日,御医丁进忠判定禄贵人芍药清肝汤,二十六日至二十九日,禄贵人用前方芍药清肝汤,每日进一帖,午服。

274. 疏清利咽汤

组方: 荆芥穗一钱五分　防风一钱　薄荷六分　升麻五分　元参一钱五分　牛蒡

子一钱五分(研) 桔梗三钱 枳壳一钱(炒) 赤苓二钱 陈皮一钱五分 条芩一钱 甘草八分(生)

用法：引用生姜二片。一帖,午服。

功用：清热利咽。

注：医案记载,二月三十日,御医田福请得禄贵人疏清利咽汤。

275. 育神化痰汤

组方：茯神三钱 远志一钱五分 白术二钱(土炒) 橘红一钱五分 半夏二钱(制) 白芍一钱五分(炒) 扁豆四钱(炒) 泽泻一钱五分 枣仁一钱五分(炒黑) 炙草一钱

用法：引用建莲肉三钱,生姜二片。晚服。

功用：止咳化痰,补气养血。

注：医案记载,某日,御医张肇基、李德宣请得禄贵人脉息细涩,系气虚痰厥之症,以致迷晕不省人事,服苏合丸神识渐清,唯气弱身软,时或迷晕,痰热犹盛。议用育神化痰汤调理。

276. 清热利咽汤

组方：荆芥穗一钱五分 防风一钱五分 薄荷八分 牛蒡子一钱五分(研) 桔梗二钱 元参一钱五分 僵蚕一钱五分 赤芍一钱 连翘一钱五分 花粉二钱 前胡一钱 赤苓一钱五分 甘草八分

用法：引用荷叶一钱。二帖,午晚服。

功用：清热利咽。

注：医案记载,二十五日,御医田福判定禄贵人内热尚盛,红肿未消。拟用清热利咽汤调理。

277. 清热利咽汤

组方：荆芥穗一钱五分 防风一钱五分 薄荷一钱 牛蒡子一钱五分 桔梗二钱 元参一钱五分 僵蚕一钱五分(炒) 赤芍一钱五分 枳壳一钱五分(炒) 连翘二钱 花粉二钱 赤苓一钱五分 甘草八分(生)

用法：引用姜皮二片,荷叶二钱。二帖,午晚服。

功用：清热利咽。

注：医案记载,二十六日,御医张肇基、马敬伦、田福判定禄贵人右项红肿未消,内热犹盛。议用清热利咽汤加减调理。

278. 清热和中汤

组方：薄荷八分 牛蒡一钱五分 桔梗一钱五分 柴胡一钱 连翘一钱五分 枳壳

一钱　元参一钱五分　浙贝一钱五分　僵蚕一钱　甘草五分

用法:引用灯心五十寸。一帖,晚服。

功用:清热利咽。

注:医案记载,二十七日,御医陈世官、张肇基、姜成判定禄贵人余热未净,腿膝酸痛。议用清热和中汤调理。

279. 清金化饮汤

组方:苏梗一钱五分　厚朴一钱五分(炒)　半夏一钱五分(制)　赤苓二钱　青皮一钱五分(炒)　竹茹一钱五分　桔梗一钱五分　黄芩一钱五分　焦曲二钱　瓜蒌一钱五分　枳壳一钱(炒)　甘草五分(生)

用法:引用生姜二片。一帖,午服。

功用:理气化痰。

注:医案记载,初十日,御医鲁维淳判定禄贵人肝肺饮热,气道不宣,以致胸满痰盛,心烦身软。用清金化饮汤调理。十一日,减去桔梗,加大黄、元明粉、炒栀仁各一钱。

280. 凉膈条荣饮

组方:当归二钱(酒洗)　赤芍一钱五分　丹皮一钱五分　炒栀一钱五分　黄芩一钱五分(炒)　连翘二钱　酒军二钱　元明粉二钱(冲)　枳实二钱(炒)　生地二钱　甘草六分

用法:引用荷叶蒂二枚。午服一帖。

功用:润肺止咳,清热化痰。

注:医案记载,十二日,御医刘太平、牛永泰判定禄贵人荣分有热。用凉膈条荣饮调理。

281. 星香化痰汤

组方:胆星一钱　木香一钱　止咳一钱五分　橘红二钱　半夏二钱(制)　黄连一钱(生)　石菖蒲一钱　茯神二钱　僵蚕一钱(炒)　甘草八分(生)

用法:引用生姜汁一茶勺。水煎,温服。

功用:清热化痰,利咽止痛。

注:医案记载,闰五月初四日,御医张肇基、鲁瑾判定禄贵人内有痰热,外受风热,以致神昏咽喉痰鸣不语。急用通关散吹治不应,并灌牛黄清心丸,设法用星香化痰汤救治。

282. 疏风清热汤

组方:荆芥穗一钱五分　牛蒡一钱五分(炒研)　薄荷一钱五分　防风一钱五分　桔

梗二钱 黄芩二钱 连翘二钱 山栀一钱五分(炒) 元参二钱 银花二钱 甘草一钱(生)

用法:引用生姜三片,灯心一束。水煎,温服。

功用:清热利咽。

注:医案记载,乾隆四十七年七月二十六日,御医陆廷贵判定十一福晋系风热之症,以致发热恶寒,咽喉疼痛。用疏风清热汤调理。

283. 疏解利咽汤

组方:荆芥穗一钱五分 防风一钱五分 牛蒡子二钱(炒研) 柴胡一钱五分 姜连八分 连翘二钱 僵蚕一钱五分 黄芩二钱 金银花二钱 苦桔梗三钱 生山栀一钱五分 甘草一钱

用法:引用生姜三片,灯心一束。水煎,温服。

功用:清热利咽。

注:医案记载,二十七日,御医陆廷贵请得十一福晋疏解利咽汤。

284. 清咽利膈汤

组方:牛蒡三钱(研) 荆芥穗一钱五分 防风一钱五分 桔梗三钱 连翘一钱五分 栀子一钱五分 元参二钱 花粉二钱 枳壳一钱五分(炒) 麦芽二钱 浙贝母二钱(去心) 甘草七分

用法:引用姜皮二片,荷蒂二个。二帖,每晚服。

功用:清热利咽。

注:医案记载,二十九日,御医罗衡、田福判定十一福晋肺胃有热,微受风凉,以致烦热咽喉疼痛,左项微浮,食后呕恶。用清咽利膈汤调理。

285. 清热化饮汤

组方:苏梗一钱 半夏二钱(制) 陈皮一钱五分 杏仁二钱(研) 前胡一钱 茯苓一钱 焦曲三钱 枳壳一钱五分(炒) 香附三钱(醋炒) 缩砂一钱五分(研) 南楂二钱(微炒) 甘草五分(生)

用法:引用生姜一片,灯心一束。二帖,今晚明早服。

功用:清热化痰。

注:医案记载,乾隆五十三年二月二十二日,御医王诏恩判定十一福晋饮热有痰之症,以致头闷身酸,咳嗽胸满,胃有时痛,四肢酸懒。用清热化饮汤调理。

286. 和肝理肺汤

组方:当归二钱 白芍一钱五分 半夏二钱(制) 陈皮一钱 杏仁一钱五分 枳壳一钱五分 甘草八分(生)

用法:引用秋梨五片。水煎,温服。

功用:止咳化痰,清热健胃。

注:医案记载,二十六日,御医姜成、王诏恩判定十一福晋痰热不清,胸满咳嗽,夜间少寐。用和肝理肺汤调理。

287. 滋阴育神汤

组方:生地五钱　当归二钱　白芍一钱五分　半夏一钱五分　竹茹一钱五分　麦冬二钱　茯神三钱　远志一钱五分　丹皮二钱　甘草八分　枣仁二钱(炒)　知母一钱五分

用法:引用灯心五十寸,竹叶二十片。二帖,早午服。

功用:止咳化痰。

注:医案记载,二十八日,御医张肇基、姜成、王诏恩判定十一福晋痰热壅盛,咳嗽不寐。用滋阴育神汤调治。

288. 生脉六君汤

组方:玉竹三钱　白术二钱　茯苓三钱　半夏二钱　橘红二钱　麦冬二钱　天冬二钱　知母一钱五分　川贝一钱五分　甘草八分

用法:引用白果七枚。水煎,温服。

功用:清热止咳。

注:医案记载,御医姜成、王诏恩请得十一福晋生脉六君汤。

289. 清心化痰汤

组方:白茯神二钱　石菖蒲一钱　黄连一钱　胆星一钱五分　半夏二钱(制)　橘红一钱五分　枳实一钱五分　竹茹一钱五分　乌药一钱五分　香附二钱　酒栀仁一钱五分　甘草八分

用法:引用竹叶一钱,京牛黄四分(调服)。二帖,午晚服。

功用:清热化痰。

注:医案记载,二十九日,御医张肇基、姜成、王诏恩判定十一福晋痰热乘于心包,烦热喘促,不眠,妄言苦笑。用牛黄散兼清心化痰汤调理。

290. 清心化痰汤

组方:白茯神二钱　石菖蒲一钱　黄连二钱　胆星一钱五分　白芍三钱　半夏二钱　橘红一钱五分　枳实一钱五分　竹茹一钱五分　乌药一钱五分　香附二钱　酒栀仁一钱五分　麦冬二钱　甘草八分

用法:引用京牛黄四分,竹叶一钱。二帖,午晚服。

功用:清热化痰。

注:医案记载,三月初一日,御医张肇基、姜成、王诏恩判定十一福晋痰热

乘于心包,烦热喘促,不眠,妄言苦笑。议用清心化痰汤兼牛黄散调治。初三日加犀角一钱五分,初四日加海金沙二钱,初五日加礞石一钱,减麦冬。

291. 清心化痰汤

组方:白茯神二钱 石菖蒲一钱 黄连二钱 胆星一钱五分 白芍三钱(酒炒) 半夏二钱(制) 橘红一钱五分 枳实二钱 竹茹一钱 川大黄一钱五分 金礞石一钱 (煅研) 犀角一钱五分 海金沙二钱 甘草八分(生)

用法:引用京牛黄四分(调服),竹叶一钱。二帖,午晚服。

功用:清热化痰。

注:医案记载,初六日,御医姜成、王诏恩判定十一福晋唯痰热乘于心包,服药以来,诸症渐减,有时语言明白。议用清心化痰汤兼牛黄散调治,初七日,减去金礞石、川大黄、黄连一钱、枳实五分。

292. 清热散结汤

组方:枳壳二钱 桔梗一钱五分 瓜蒌半个(捣) 黄芩一钱五分 黄连一钱 陈皮一钱五分 半夏二钱(制) 香附二钱(炒) 苏梗一钱五分 厚朴一钱五分 赤苓二钱 元明粉一钱五分(另包冲服)

用法:引用灯心三十寸,荷叶三钱。二帖,午晚服。

功用:清热解毒。

注:医案记载,十三日,御医张肇基、姜成、王诏恩判定十一福晋病后气滞痰热,以致胸膈痞满,大关防秘结,用清热散结汤兼姜熨法调理。

293. 温胆化痰汤

组方:竹茹一钱五分 陈皮二钱 半夏三钱(制) 茯神三钱 枳壳一钱五分(炒) 桔梗二钱 苏梗一钱 厚朴一钱五分(炒) 银柴胡一钱

用法:引用灯心五十寸。水煎,温服。

功用:温胆化痰。

注:医案记载,十四日,御医张肇基、姜成、王诏恩判定十一福晋脉息渐和,系病后气滞痰热,以致胸膈痞满,大关防秘结,此余热未清,胸闷气逆,胸满。用温胆化痰汤仍兼姜熨法调理。

294. 清金育神汤

组方:枳壳一钱五分 桔梗二钱 橘红二钱 川贝二钱 知母一钱五分 麦冬二钱 茯神三钱 萸连一钱 黄芩一钱五分 花粉二钱 甘草八分

用法:引用灯心三十寸,竹叶八分。水煎,温服。

功用:清热止咳。

注:医案记载,十六日,御医张肇基、姜成、王诏恩判定十一福晋病后余热未清,以致咳嗽有痰,夜间少寐,胁肋胀闷。用清金育神汤调理。十八日,加木通一钱五分、莄连七分。二十日,加木香六分。二十一日,加瓜蒌一钱五分。

295. 疏风清咽汤

组方:荆芥一钱　防风一钱　柴胡一钱　薄荷八分　赤芍一钱　白芷一钱　牛蒡二钱(炒研)　桔梗二钱　黄芩一钱(炒)　连翘一钱　枳壳一钱(炒)　甘草五分(生)

用法:引用生姜皮一片,灯心三十寸。晚服。

功用:祛风除湿,利咽清热。

注:医案记载,十月初三日,御医刘世基、张敬文判定绵志阿哥肺胃有热,外受风凉,以致咽喉作痛。议用疏风清咽汤调理。

296. 清热和胃汤

组方:柴胡八分　黄芩一钱　薄荷六分　连翘一钱　牛蒡二钱　桔梗一钱　元参一钱　黄连五分　花粉一钱　甘草三分(生)

用法:引用生姜三片,灯心五十寸。晚服。

功用:清热健胃。

注:医案记载,初四日,蔡世俊、刘世基请得绵志阿哥清热和胃汤。

297. 疏风清咽汤

组方:荆芥穗一钱五分　羌活一钱五分　桔梗一钱五分　元参二钱　防风一钱五分　薄荷二钱　前胡一钱五分　牛蒡二钱　苏叶一钱五分　花粉一钱五分　赤苓二钱　甘草六分(生)

用法:引用生姜二片,灯心五十寸。晚服。

功用:清热利咽,止咳止痛。

注:医案记载,十一月二十九日,御医田福、马敬伦判定十五福晋外受风两年咽痛之症,以致头疼胸闷,发热恶寒,咳嗽声重。用疏风清咽汤调理。

298. 清热利咽汤

组方:柴胡一钱　牛蒡子一钱五分　花粉二钱　前胡一钱五分　苏叶一钱　酒芩一钱五分　桔梗一钱五分　川连八分(生)　元参二钱　甘草五分(生)

用法:引用灯心五十寸。一帖,晚服。

功用:清热利咽。

注:医案记载,三十日,御医罗衡、武世倬判定十五阿哥福晋里热尚盛,仍觉头痛。用清热利咽汤调理,十二月初一日,加竹茹二钱。

299. 清解利咽汤

组方: 荆芥一钱 防风一钱 柴胡八分 薄荷一钱 僵蚕一钱五分(炒) 牛蒡子一钱五分(炒研) 连翘一钱(去心) 栀子一钱五分(炒) 桔梗一钱五分 枳壳一钱(炒) 元参一钱 甘草五分(生)

用法: 引用姜皮二片,灯心三十寸。晚服。

功用: 清热解毒。

注: 医案记载,四十二年正月初六日,御医刘太平判定十五阿哥福晋清解利咽汤,初七日,减去枳壳,加小生地一钱五分。

300. 疏风清热汤

组方: 荆芥一钱 防风一钱 前胡一钱五分 薄荷八分 桔梗二钱 黄芩一钱五分 枳壳一钱五分 炒栀一钱五分 陈皮一钱五分 半夏一钱五分(制) 元参二钱 甘草八分(生)

用法: 引用生姜一片,灯心三十寸。水煎,温服。

功用: 疏风清热。

注: 医案记载,四十三年三月十九日,御医杜朝栋请得十五阿哥福晋疏风清热汤。

301. 疏风清热饮

组方: 羌活二钱 独活一钱五分 柴胡一钱五分 前胡二钱 茯苓二钱 枳壳二钱 防风一钱五分 白芷一钱五分 半夏一钱五分 橘红一钱五分 薄荷一钱五分 石膏二钱

用法: 引用生姜二片。二帖,每晚服。

功用: 清热解毒,止咳化痰。

注: 医案记载,八月十二日,御医陆廷贵、花映犀请得十五阿哥福晋疏风清热饮。

302. 疏风清热汤

组方: 羌活一钱 葛根一钱五分 苏叶一钱五分 薄荷八分 连翘一钱五分 牛蒡二钱(炒研) 元参二钱 桔梗一钱五分 枳壳一钱五分 炒栀一钱五分 黄芩一钱 甘草一钱

用法: 引用生姜二片,灯心五十寸。二帖,午晚服。

功用: 清热利咽。

注: 医案记载,四十四年正月十二日,御医杜朝栋判定十五阿哥福晋风热感冒之症,以致头疼身痛,发热恶寒,咽紧口渴。用疏风清热汤。

303. 清解柴芩汤

组方: 柴胡一钱五分　黄芩一钱五分　淡竹叶一钱　枳壳一钱五分(炒)　赤芍一钱五分　桔梗一钱五分　炒栀一钱五分　白芷一钱五分　黄连一钱(生)　赤苓二钱　甘草八分(生)

用法: 引用姜一片,灯心三十寸。二帖,午晚服。

功用: 清热解毒。

注: 医案记载,十三日,御医张肇基请得十五阿哥福晋清解柴芩汤。

304. 清热利咽汤

组方: 荆芥穗一钱　防风一钱　薄荷八分　连翘一钱五分(去心)　元参三钱　牛蒡一钱五分　石膏二钱　炒栀二钱　黄芩一钱五分　桔梗一钱五分　枳壳一钱(炒)　甘草一钱(生)

用法: 引用灯心五十寸,竹叶十片。晚服。

功用: 清热利咽。

注: 医案记载,二十六日,御医杜朝栋请得十五阿哥福晋清热利咽汤。

305. 清咽凉膈饮

组方: 连翘一钱五分　薄荷一钱　栀仁二钱　大黄二钱　元明粉一钱　桔梗一钱五分　瓜蒌三钱(研)　木通二钱　枳实二钱　甘草一钱

用法: 引用竹叶二十片。二帖,午晚服。

功用: 清咽凉膈。

注: 医案记载,二十八日,御医杜朝栋请得十五阿哥福晋清咽凉膈饮。

306. 甘桔汤

组方: 桔梗三钱　甘草一钱

用法: 不用引,水煎服。

功用: 清热利咽。

注: 医案记载,二月二十六日,御医刘彬看得十五福晋系肺经有热,咽紧微痛。拟用甘桔汤调理。

307. 牛蒡甘桔汤

组方: 牛蒡二钱　桔梗二钱　柴胡一钱　黄芩一钱五分　元参一钱五分　枳壳一钱五分　花粉一钱五分　连翘一钱五分　防风一钱五分　僵蚕一钱五分　炒栀一钱五分　甘草五分

用法: 引荷叶一钱。一帖,午服。

功用:清热利咽。

注:医案记载,二月二十七日,御医罗衡、全志修看得十五福晋脉象弦数,系肝肺郁热,以致咽紧作痛。议用牛蒡甘桔汤调治。

308. 疏解利咽汤

组方:羌活一钱五分 防风一钱五分 荆芥一钱五分 牛蒡二钱(研) 元参一钱五分 苦桔梗二钱 连翘一钱五分 炒栀一钱 枳壳一钱(炒) 厚朴一钱五分 陈皮一钱 黄芩一钱五分(炒) 甘草五分(生)

用法:引用生姜二片,灯心五十寸。一帖。

功用:清热利咽。

注:医案记载,四十六年正月十六日,御医赵进禄请得十五福晋疏解利咽汤。

309. 滋阴和肝汤

组方:柴胡一钱(炒) 当归一钱五分 生地三钱 薄荷一钱五分 丹皮一钱五分 桔梗二钱 元参二钱 黄芩一钱五分 炒栀一钱五分 木通二钱 枳壳一钱五分(炒) 甘草八分

用法:引用灯心三十寸,荷梗十寸。水煎,温服。

功用:养肝清热。

注:医案记载,七月初四日,御医顾兴祖判定十五福晋病系肝经郁热,以致胸肋满闷烦热,大小关防结燥,咽中微紧之症。用滋阴和肝汤调治。

310. 清解利咽汤

组方:柴胡一钱五分 荆芥穗一钱五分 防风一钱五分 桔梗三钱 牛蒡子二钱 黄芩一钱五分 羌活一钱 薄荷一钱 元参二钱 枳壳一钱五分 赤苓二钱 甘草八分(生)

用法:引用灯心一寸,竹叶二十片。一帖,晚服。

功用:清热利咽。

注:医案记载,初八日,御医沙成玺请得十五福晋清解利咽汤。

311. 清热利咽汤

组方:薄荷一钱五分 桔梗二钱 黄芩一钱五分 牛蒡子一钱五分 元参二钱 麦冬二钱(去心) 赤苓二钱 生地三钱 枳壳一钱五分 炒栀一钱五分 甘草八分(生)

用法:引用灯心五寸,竹叶三十片。晚服。

功用:清热利咽。

注:医案记载,初九日,御医顾兴祖请得十五福晋清热利咽汤。

312. 疏解正气汤

组方:羌活一钱 苏叶一钱 藿香一钱五分 防风一钱五分 桔梗二钱 川芎一钱 陈皮一钱五分 腹皮一钱五分 前胡一钱 条芩一钱五分 牛蒡一钱五分(炒研) 甘草八分(生)

用法:引用姜二片。晚服。

功用:清热利咽。

注:医案记载,七月十二日,御医鲁维淳、赵正池看得十五福晋脉象浮数,系肺胃饮热,外受风凉,以致头疼身热,咽痛口渴。用疏解正气汤调治。

313. 清热甘桔汤

组方:苦桔梗三钱 黄芩一钱(酒炒) 川贝母一钱 炒栀仁一钱 元参二钱 连翘一钱(去心) 苏梗一钱 甘草一钱(生)

用法:引用梨三片。一帖,晚服。

功用:清热利咽。

注:医案记载,十五日,御医刘彬、吕纶判定十五福晋余热不清,以致咳嗽咽痛。用清热甘桔汤调理。

314. 清解利咽汤

组方:荆芥穗一钱五分 防风一钱五分 羌活一钱五分 薄荷一钱五分 僵蚕一钱五分 牛蒡子一钱五分 苦桔梗二钱 赤芍一钱五分 元参一钱五分 花粉一钱五分 甘草五分(生) 黄芩一钱五分 连翘一钱五分

用法:引用生姜二片,灯心三十寸。一帖,晚服。

功用:清热利咽。

注:医案记载,初七日,御医陈世官、鲁维淳判定十五福晋清解利咽汤。

315. 利膈宁嗽化痰汤

组方:苏梗一钱五分 厚朴一钱五分 香附一钱五分(炒) 枳壳一钱五分 桔梗二钱 瓜蒌三钱 半夏二钱(制) 赤苓二钱 陈皮一钱五分 葛根一钱 前胡一钱 苍术一钱五分

用法:引用生姜二片。二帖,午晚服。

功用:清热化痰。

注:医案记载,十四日,御医田福请得十五福晋利膈宁嗽化饮汤。

316. 宣肺化痰汤

组方:麻黄一钱五分 杏仁一钱五分(炒研) 石膏四钱(煅) 半夏二钱 橘红一钱五分 苏子二钱(炒研) 黄芩一钱五分 桑皮一钱五分 厚朴一钱五分 枳壳一钱五

分 甘草八分

  用法:引用生姜三片,白果五枚。二帖,午晚服。

  功用:润肺止咳。

  注:医案记载,十五日,御医姜成请得十五福晋宣肺化痰汤。

317. 清肺导痰汤

  组方:半夏二钱(制) 橘红一钱五分 苏子一钱五分(炒) 桑皮一钱五分 杏仁一钱五分(炒) 黄芩一钱五分 枳壳一钱五分(炒) 厚朴一钱五分(炒) 花粉二钱 生军一钱 甘草八分

  用法:引用生姜三片,竹叶十片。二帖,午晚服。

  功用:润肺化痰。

  注:医案记载,十六日,御医姜成、顾兴祖请得十五福晋清肺导痰汤。

318. 清肝化痰汤

  组方:柴胡一钱(炒) 香附二钱(炒) 青皮一钱五分 苏梗一钱五分 半夏二钱 厚朴二钱 枳壳一钱五分(炒) 橘红一钱五分 瓜蒌三钱 赤苓二钱 黄连一钱 莱菔子二钱

  用法:引用生姜二片,红枣二枚。二帖,每晚服。

  功用:护肝化痰。

  注:医案记载,十二月二十日,御医丁进忠请得十五福晋清肝化痰汤。二十五日,加槟榔一钱五分。

319. 清肺化痰汤

  组方:葛根一钱五分 前胡一钱 苏梗一钱 薄荷八分 牛蒡子一钱五分 桔梗二钱 枳壳一钱五分 熟大黄一钱五分 瓜蒌三钱 半夏一钱五分(制) 橘红一钱五分 赤苓二钱 甘草五分

  用法:引用生姜二片,红枣肉二枚。二帖,晚服。

  功用:润肺止咳化痰。

  注:医案记载,四十九年正月二十二日,御医田福请得十五福晋清肺化痰汤,二十四日,减去薄荷,加麦芽二钱(炒)。

320. 清金化痰汤

  组方:苏梗一钱五分 葛根一钱 薄荷七分 前胡一钱五分 枳壳一钱五分 桔梗一钱五分 橘红一钱五分 半夏二钱(制) 赤苓二钱 白芥子一钱(炒) 竹茹一钱 花粉一钱五分

  用法:引用生姜三片。水煎,温服。

功用:清热化痰。

注:医案记载,四十八年十二月初六日,御医田福看得定郡王清金化痰汤。

321. 清解化痰汤

组方:苏梗叶一钱五分 羌活八分 独活七分 枳壳一钱五分 桔梗一钱五分 陈皮一钱五分 半夏一钱五分 赤苓二钱 白术一钱(炒黑) 厚朴一钱五分 谷芽一钱五分 甘草五分

用法:引用生姜三片。三帖。

功用:清热化痰。

注:医案记载,初八日,御医田福看得定郡王清解化痰汤。

322. 四七化痰丸

组方:苏梗五钱 半夏一两(制) 茯苓一两 厚朴一两(制) 桔梗五钱 橘红八钱 枳壳三钱(炒) 竹茹三钱 夏枯草二两 炒栀三钱 神曲五钱(炒) 薄荷五钱 柴胡五钱(醋炒)

用法:共为细末,以乌梅肉二两。熬汤叠丸,每服二钱。

功用:止咳化痰。

注:医案记载,五十一年正月十七日,御医刘太平看得定郡王四七化痰丸。

323. 清解杏苏饮

组方:苏叶二钱 杏仁三钱(炒研) 前胡一钱半 葛根二钱 牛蒡子三钱(炒研) 桔梗二钱 花粉二钱 元参三钱 陈皮二钱 黄芩二钱 连翘二钱(去心) 生甘草一钱五分

用法:引用生姜二片。一帖,晚服。

功用:清解宣肺,止咳化痰。

注:医案记载,乾隆某年二月二十二日,御医鲁维淳看得太监禄喜清解杏苏饮。

324. 二香分气汤

组方:香附一钱(酒炒) 木香七分(研) 枳壳二钱(炒) 瓜蒌仁一钱五分 广皮一钱 半夏一钱(制) 茯苓一钱 白芥子一钱二分(炒) 山楂二钱 片姜黄一钱 炙甘草五分

用法:引用生姜一片。水煎,温服。

功用:疏肝理气,祛痰通滞。

注:医案记载,乾隆十四年十一月二十日,太医院左院判臣陈止敬、御医臣徐恒泰谨奏,奉旨看得扎萨克喇嘛沙隆看布,病系积气疼痛之症,由于痰凝气

聚,右肋内坚硬有块,牵引少腹攻痛,已经数日,饮食懒少,身酸疲软。议用二香分气汤调治。

325. 益气活络化痰汤

组方:人参一钱五分 黄芪三钱(制) 白术一钱五分(炒) 橘红一钱 川附子一钱五分 胆星一钱 当归二钱 茯苓一钱五分 半夏二钱(制) 桂枝五分 菖蒲五分 远志五分 甘草三分(制)

用法:引用煨姜一片,大枣二枚。水煎,温服。

功用:益气温阳,活络化痰。

注:医案记载,太医院御医臣孙之焕谨奏:乾隆十四年六月二十五日,奉旨看得古北口提督潘绍周,病系类中风之症,右半身不遂,舌强不语,脾胃虚弱,懒吃饮食,神气昏聩,小水不禁,六脉虚滑,病势可畏,服过益气活络化痰汤,脉息稍缓,诸症仍前。仍用前方加减调治。

326. 益脾利肺化痰汤

组方:白术二钱(土炒) 茯苓一钱五分 陈皮一钱五分 半夏一钱五分(制) 当归一钱 白芍一钱(炒) 桑皮一钱(蜜炙) 地骨皮一钱 川贝母一钱五分 桔梗一钱 苏子一钱(炒) 炙甘草五分

用法:引用姜一片,红枣二枚。早服。

功用:益气补血,利肺化痰。

注:医案记载,乾隆十七年九月十三日,太医院吏目臣王育谨奏:乾隆十七年九月初七日,奉旨看贝勒罗布藏,臣于初七日启程,初十日抵三十家子。贝勒罗布藏已于初十日早晨起身回鄂汉,至十一日赶至达鲁沟。诊视脉象虚滑,形体消瘦,病原系气虚痰喘之症,复因表受风寒,以致痰盛喘促不得卧,胸满腹胀,不思食,四肢浮肿,身软气怯,此系脾肺两亏,病势可畏,臣遂用益脾化痰汤服之,腹胀微减,诸症如旧。拟用益脾利肺化痰汤兼参麦饮随路加减调治。

327. 加味豁痰汤

组方:橘红一钱五分 制半夏三钱 茯苓二钱 枳壳一钱五分(麸炒) 桔梗一钱五分 竹茹一钱五分 瓜蒌二钱 胆星一钱(九转) 羌活一钱五分 生甘草五分

用法:煎好,调生姜汁二茶勺。温服。

功用:化痰解郁。

注:医案记载,乾隆十七年九月十五日,太医院御医臣粟坚谨奏:乾隆十七年九月十一日,奉旨看古北口提督布兰泰。臣自本日夜,后波罗和屯起身,于十三日抵其官署。诊得六脉浮弦,原系伤寒之症,先自八月二十六日晚间,忽

觉头眩,继之呕吐,周身酸痛难支。于九月初二日稍愈,勉强办事。初三日午后重复感寒,周身酸痛,神气疲困,舌苔苍黄,小水短赤,皆由湿热内结,风寒外籁所致。臣于十三日遂用六合正气汤解其风寒,夜得微汗,小水稍利,神气稍清,但湿痰炽盛,咳痰不出,遂用苏合丸兼加味豁痰汤,胸觉渐开,痰仍不出,年老非宜。臣勉力用牛黄清心丸兼加味豁痰汤救治。

328. 益阴化痰汤

组方: 当归三钱　抚芎一钱五分　赤芍一钱五分　茯神四钱　橘红一钱五分　炙半夏二钱　桂枝六分　厚朴二钱(炒)　神曲二钱(焦)　枳壳一钱五分(炒)　生甘草三分

用法: 晚进一帖。

功用: 化痰祛风通络。

注: 医案记载,正月二十九日,御医商景霨、钱松请得皇上圣脉减缓,湿痰寒气俱开,唯脾胃湿痰未净。议用益阴化痰汤,晚进一帖调理。

329. 清热利咽汤

组方: 桔梗三钱　黄芩二钱　瓜蒌二钱　栀子三钱　薄荷一钱五分　荆芥穗一钱五分　连翘一钱五分　黄连一钱(生)　甘草一钱(生)　枳壳二钱　赤苓三钱　木通一钱五分

用法: 引用灯心一束,竹叶一钱。二帖,午晚服。

功用: 清热利咽。

注: 二十日,御医张肇基、胡增请得嫔脉息浮数,系身热咽痛之症。议用清热利咽汤调治。

330. 清热利咽汤

组方: 射干一钱五分　黄芩二钱　栀子二钱　甘草一钱(生)　牛蒡子二钱　羚羊角一钱五分　连翘二钱　元参二钱　桔梗三钱　薄荷一钱　赤苓三钱

用法: 引用竹叶一钱,灯心一寸。二帖,午晚服。

功用: 清热利咽。

注: 医案记载,二十一日,御医胡增、王文彬请得嫔脉象浮数,系风热咽痛之症,以致身热头疼,咽痛烦热,用过清热利咽汤,表凉微解,唯里热过盛。仍用前方加减调治。

331. 清热利咽汤

组方: 连翘三钱　牛蒡子二钱(炒)　荆芥穗一钱五分　防风一钱五分　白芷一钱　银花一钱五分　苦桔梗三钱　黄芩一钱五分　枳壳一钱五分(炒)　射干二钱　前胡一钱五分　甘草五分(生)

用法：引用生姜一片，灯心三十寸。二帖，午晚服。

功用：清热利咽，祛风除湿。

注：医案记载，二十日，御医张文瑞、田广福判定嫔肺胃热盛、外受风凉之症，以致咽痛膈热，头闷身软，此由风热凝结所致。议用外吹降雪散，内服清热利咽汤调治。

332. 柴胡清热汤

组方：柴胡一钱五分 黄芩一钱五分 知母二钱（蜜炙） 苦桔梗三钱 半夏曲二钱（炒） 前胡一钱五分 桑白皮一钱五分 杏仁二钱（去皮尖） 枳壳一钱五分（炒） 栀子一钱五分（炒） 花粉一钱五分 甘草五分（生）

用法：引用生姜二片，灯心三十寸。二帖，午晚服。

功用：清热利咽。

注：医案记载，二十一日，御医田广福、吴锦判定嫔肺热咳嗽，由内热过盛所致。用柴胡清热汤调理。

333. 清热温脾汤

组方：前胡一钱五分 知母二钱（蜜） 半夏三钱（炙） 陈皮二钱 茯苓二钱 枳壳一钱五分 竹茹一钱五分 苦桔梗一钱五分 杏仁二钱（去皮尖） 炒栀子一钱五分 黄芩一钱五分（酒炒） 甘草六分（生）

用法：引用生姜二片，红枣二枚。二帖，午晚服。

功用：清热温脾。

注：医案记载，二十二日，御医田广福、吴荫龄判定嫔肺热痰盛。用清热温脾汤调理。

334. 清气化痰汤

组方：橘红二钱 半夏二钱 瓜蒌仁二钱 青皮一钱五分 酒黄芩二钱 赤苓二钱 炙香附二钱 竹茹二钱 甘草八分

用法：引用灯心一束。二帖，午晚服。

功用：清气化痰。

注：医案记载，二十七日，御医傅仁宁判定阿哥福晋肝热气滞，风痰导致微风之症，以致牙关紧急，咳嗽痰盛。用清气化痰汤调理。

335. 缓肝化痰汤

组方：橘红二钱 炙半夏二钱 青皮一钱五分（炒） 赤苓二钱 竹茹一钱五分 花粉二钱 桔梗二钱 枳壳一钱五分（炒） 瓜蒌仁二钱 神曲二钱 黄芩一钱五分 栀仁一钱五分（炒）

用法:引用灯心一束。一帖,晚服。

功用:缓肝化痰。

注:医案记载,二十九日,御医傅仁宁、郝进喜判定二阿哥福晋肝热气滞挟痰,外受微风之症。用药调治,病势稍减,唯余热未净,痰饮尚盛。议用缓肝化痰汤调理。

336. 清气化痰丸

组方:萝卜籽五钱(炒)　花粉八钱　青皮六钱(炒)　青竹茹六钱　橘红一两　胆星四钱　白芥子四钱　山楂一两　赤苓一两　蒌仁八钱　枳壳五钱(炒)　苦桔梗五钱　甘草三钱

用法:共为细末,神曲打糊为丸,如桐子大。每服二钱。

功用:清热化痰。

注:医案记载,二月初二日,御医傅仁宁、郝进喜请得二阿哥福晋清气化痰丸。

337. 荆防败毒散

组方:防风二钱　荆芥二钱　牛蒡三钱　薄荷一钱　元参三钱　豆根二钱　马勃二钱　酒芩二钱　柴胡一钱五分　桔梗二钱　连翘二钱　甘草五分

用法:引用竹叶三十片。二帖,午晚服。

功用:清热利咽,养胃护肝。

注:医案记载,三月二十二日,御医薛文昱、王殿安判定二阿哥福晋肝胃有热,外受风瘟之症,以致左咽赤肿作痛,肢体酸软。议用荆防败毒散,午晚二帖调理。

338. 清热败毒汤

组方:防风二钱　僵蚕一钱　连翘三钱　羚羊角一钱　桔梗三钱　薄荷一钱五分　元参二钱　射干一钱五分　酒连一钱　牛蒡二钱　酒芩二钱　荆芥二钱　马勃二钱　甘草一钱(生)　豆根一钱五分　花粉二钱　芦根二把

用法:二帖,午晚服。

功用:清热化痰。

注:医案记载,二十五日,御医王泽博、王殿安判定阿哥福晋肝胃有热,外受风瘟之症,初期左咽赤肿作痛,以致左项颐漫肿,用药调治,风瘟宣起,唯痰热过盛。议仍用清热败毒汤加减,午晚二帖调理。

339. 普济消毒饮

组方:防风一钱五分　荆芥一钱　桔梗二钱　赤芍一钱五分　酒连一钱　酒芩二钱

花粉二钱 银花二钱 元参二钱 连翘二钱(去心) 黑栀一钱五分 马勃二钱 板蓝根一钱五分 牛蒡二钱(炒研) 甘草一钱(生)

用法:引用芦根二把。一帖,午服。

功用:清热利咽。

注:医案记载,二十六日,御医张永清、王殿安判定二福晋肝胃素有痰热,外受风瘟之症,初期肢体酸软,左咽赤肿作痛,渐至左项颐漫肿,用药调治,微得汗解,肿痛渐消,唯右咽宣起,此由痰热过盛所致。议用普济消毒饮,午服一帖,外吹红胃散调理。

340. 清咽利膈汤

组方:桔梗三钱 马勃二钱 陈皮二钱 防风一钱 赤芍一钱五分 牛蒡二钱 酒军二钱 元参二钱 连翘二钱 酒芩二钱 射干一钱 甘草一钱 羚羊角一钱 薄荷一钱

用法:引用灯心一寸。二帖,午晚服。

功用:清热利咽。

注:医案记载,二十七日,御医薛文昱、王殿安判定二福晋里热过盛,右咽赤肿作痛。议用清咽利膈汤,午晚二帖,外吹清胃散调理。

341. 清热化痰汤

组方:苏叶二钱 橘红二钱 枳壳一钱五分 前胡一钱五分 赤苓二钱 花粉二钱 半夏二钱(炙) 酒芩二钱 甘草五分 桔梗一钱五分

用法:引用生姜一片,灯心一寸。一帖,晚服。

功用:清热化痰。

注:医案记载,三月二十四日,御医商景霨、赵璧判定三阿哥肝胃有热,湿痰闭塞之症,以致胸满痰盛,气道不宣,身热惊悸,此由湿热结痰所致。议用清热化痰汤调治,二十五日加黄连六分、山楂二钱。

342. 涤痰和胃汤

组方:柴胡梢一钱 酒芩一钱 枳壳一钱(炒) 陈皮一钱 赤芍一钱 姜连四分 羚羊角一钱 钩藤钩二钱 炙半夏一钱 胆星六分 薄荷八分 赤苓二钱 甘草四分

用法:引用生姜皮一片,灯心三十寸。一帖,晚服。

功用:清热化痰,养胃补气。

注:医案记载,某日,御医刘钟、李承旭、赵璧判定三阿哥系痰热闭塞之症,以致胸满痰盛,气道不宣,身热惊悸,连服清热化痰汤,诸症渐减,唯痰热不净,胃气未和。议用涤痰和胃汤调理。

343. 疏解透表汤

组方:荆芥穗一钱五分 防风一钱五分 元参二钱 牛蒡子二钱 杏仁一钱五分(去皮尖) 苏叶一钱五分 黄芩一钱五分 炒栀一钱五分 橘红二钱 连翘二钱(去心) 薄荷一钱五分 甘草八分(生)

用法:引用淡竹叶一钱,灯心一寸。水煎,温服。

功用:清热解理,止咳化痰。

注:医案记载,二月初四日,御医王瑞丰、武怀中判定三阿哥内有饮热外受风寒,时行瘟疹之症,以致头眩身痛,口渴咽疼,痰涎咳嗽,小便黄赤。议用疏解透表汤,晚服一剂调理。

344. 清咽透表汤

组方:牛蒡三钱 元参三钱 连翘二钱 薄荷一钱五分 苦桔梗三钱 银花二钱 荆芥穗一钱五分 防风一钱五分 黄芩二钱 炒栀二钱 苏叶一钱五分 甘草八分(生)

用法:引用芦根一把。水煎,温服。

功用:清热利咽。

注:医案记载,二月初五日,御医王瑞丰、武怀中判定三阿哥内有饮热,外受风寒瘟疹之症,以致头眩身痛,口渴咽痛,痰涎咳嗽,小便黄赤,服过疏解透表汤,表寒微解,身痛稍减,疹已宣发,唯咽喉作痛。议用清咽透表汤调理。

345. 清解利咽汤

组方:荆芥穗一钱五分 防风一钱五分 薄荷一钱五分 牛蒡子二钱 元参三钱 连翘二钱 苦梗二钱 银花一钱五分 炒栀一钱五分 赤苓二钱 黄芩一钱 生甘草一钱

用法:引用灯心一寸。水煎,温服。

功用:清热解毒,利咽止痛。

注:医案记载,初六日,御医王文彬、王瑞丰、武怀中判定三阿哥停滞受凉瘟疹之症,以致咽喉、肢体疼痛,烦热口渴,咳嗽痰盛,服疏解、透表、利咽等汤,症势稍减,头面周身俱见疹形,唯咽喉肿痛,此由瘟毒内热过盛所致。议用清解利咽汤,午晚二帖调理。

346. 清热化疹汤

组方:犀角一钱五分 生地三钱 黄芩一钱五分 大青叶二钱 栀子一钱五分(炒) 元参二钱 赤苓三钱 桔梗二钱 桑皮一钱五分 知母一钱五分(炒) 生甘草八分

用法:引用灯心一寸。水煎,温服。

功用：止咳化痰。

注：医案记载，初七日，御医王文彬、王瑞丰、武怀中判定三阿哥停滞受凉之症，用清解利咽汤，疹形已透，咽痛渐减，唯咳嗽痰盛，口渴，仍属瘟毒内热所致。议用清热化疹汤，午晚二帖调理。

347. 宁嗽化痰汤

组方：杏仁一钱五分 苏梗一钱五分 橘红一钱五分 半夏一钱五分（制） 桑皮二钱 桔梗二钱 瓜蒌仁二钱 黄芩二钱 赤苓三钱 南星一钱五分 甘草八分（生）

用法：引用梨三片，灯心一寸。水煎，温服。

功用：健胃养肺，止咳化痰。

注：医案记载，初八日，御医王文彬、王瑞丰、武怀中判定三阿哥停滞受凉瘟疹之症，用药调治，肢疼咽痛，疹形俱好，咳嗽痰盛，烦渴，此由肺胃不清、热盛所致。用宁嗽化痰汤，午晚二帖调理。

348. 宁嗽润燥汤

组方：杏仁一钱五分 苏梗一钱五分 桑皮一钱五分 桔梗二钱 黄芩一钱五分 枳实一钱五分 油当归三钱 郁李仁一钱五分 火麻仁二钱 生地三钱 桃仁二钱 生甘草一钱

用法：引用元明粉二钱。冲服。

功用：止咳润燥。

注：医案记载，初九日，御医王文彬、王瑞丰、武怀中判定三阿哥咳嗽有痰，大便未行。用宁嗽润燥汤，午服一帖调理。

349. 疏解利咽汤

组方：荆芥穗二钱 防风一钱五分 牛蒡三钱（研） 葛根二钱 苦桔梗三钱 山豆根三钱 薄荷一钱五分 花粉二钱 元参二钱 麦冬三钱（去心） 甘草一钱（生）

用法：引用淡竹叶一钱五分。一帖，晚服。

功用：清热利咽。

注：医案记载，十一月二十七日，御医张自兴、苏钰判定三阿哥内有饮热，外受风凉之症，以致头疼身痛，胸满恶寒，风热凝结，咽喉作痛。用疏解利咽汤，晚服一帖调理。

350. 疏解饮

组方：羌活五分 葛根六分 桔梗八分 荆芥穗六分 苏叶三分 贝母八分（研） 防风七分 杏仁八分（炒） 橘红八分

用法：引用生姜一片。一帖，晚服。

功用:清热解毒,止咳平喘。

注:医案记载,十月初七日,御医吕廷贵、胡增判定四阿哥内有痰热,外受风凉,身有微热,微喘微咳。用疏解饮,晚服一帖调理。

351. 杏苏饮

组方:苏叶三分　杏仁六分　半夏曲一钱　防风六分　前胡五分　橘红八分　荆芥六分　桔梗一钱　甘草三分(生)

用法:引用生姜一小片。一帖,晚服。

功用:清热化痰。

注:医案记载,初八日,御医吕廷贵判定四阿哥内有痰热,外受风凉,痰热未清。用杏苏饮,午服一帖调理。

352. 清热化痰汤

组方:赤苓一钱五分　半夏曲一钱(姜炒)　陈皮一钱　柴胡一钱　酒芩一钱　红花一钱　花粉一钱　黑栀八分　枳壳八分(炒)　桔梗一钱　钩藤一钱五分　僵蚕一钱(炒)　生甘草三分

用法:引用生姜一片,灯心二十寸。水煎,温服。

功用:清热化痰,养胃疏肝。

注:医案记载,初九日,御医刘钟、李承旭、吕廷贵判定四阿哥肝胃热盛,有痰,时或惊悸。用清热化痰汤调理,一帖陆续服。

353. 清热化痰汤

组方:苏梗一钱　前胡一钱　桔梗一钱　枳壳一钱(炒)　酒芩一钱五分　酒连五分(研)　牛蒡子二钱(炒)　葛根一钱　瓜蒌子一钱五分　桑皮一钱五分　柴胡三钱　陈皮一钱　焦曲二钱　甘草三分(生)

用法:引用灯心一寸。水煎,温服。

功用:清热化痰。

注:医案记载,初四日,御医高文博、罗应甲判定奕瓒阿哥痰热过盛。用清热化痰汤调理。

354. 川芎茶调饮

组方:川芎一钱五分　菊花二钱　荆芥穗二钱　白芷一钱五分　羌活一钱五分　防风一钱五分　细辛六分　黄芩二钱　蔓荆子二钱　生甘草八分

用法:引用松萝茶叶一钱。二帖,午晚服。

功用:祛风止痛。

注:医案记载,二十二日,御医傅仁宁判定乾清宫总管孙进朝内热受凉头

风之症,以致头疼眩晕,恶风身软。用川芎茶调饮调理。

355. 疏风化痰汤

组方: 白芷一钱五分 荆芥穗一钱五分 防风一钱五分 橘红三钱 半夏二钱(制) 川芎一钱五分 糖瓜蒌三钱 薄荷一钱 石膏三钱 赤苓三钱 葛根二钱五分 生甘草六分

用法: 引用松萝茶叶八分,白菊二钱。一帖,晚服。

功用: 疏风化痰。

注: 医案记载,二十六日,御医李澎名判定乾清宫总管孙进朝血虚、痰热、受凉、头疼之症,以致头痛时疼时止,服过芎菊等汤,疼痛稍减。用疏风化痰汤调理。

356. 养阴宁嗽饮

组方: 全当归三钱 麦冬二钱 白芍二钱 生地三钱 青蒿二钱 丹皮二钱 地骨皮二钱 知母二钱 黄芩一钱五分 益母草三钱 甘草八分

用法: 引用红枣肉三枚。每晚一帖。

功用: 滋阴润燥,止咳化痰。

注: 医案记载,二十二日,御医傅仁宁判定钟粹宫女子全禄养阴宁嗽饮二帖。

357. 化痰汤

组方: 沉香六分(研面冲服) 香附三钱(醋炙) 青皮二钱(醋炙) 枳壳二钱 白芥子一钱五分(研) 苏子一钱 茯苓三钱 瓜蒌三钱 黄连八分 橘红二钱 半夏三钱(炙) 桔梗二钱

用法: 引用佛手五分,荷梗一尺。水煎,温服。

功用: 清热化痰。

注: 医案记载,某日酉刻,御医郝进喜判定皇后饮滞过盛,用当归润燥汤,大便已行,又因暑热伤气,以致胸满气堵,痰扰不安。用化痰汤一帖调服。

358. 清咽利膈汤

组方: 元参五钱 连翘三钱(去心) 酒芩三钱 牛蒡子三钱 山豆根三钱 枳壳三钱 苦桔梗三钱 射干三钱 瓜蒌四钱(糖) 荆芥穗三钱 犀角一钱五分 人中黄一钱五分 酒军一钱五分

用法: 引用鲜竹叶一钱,秋梨一个(切片)。二帖,午晚服。

功用: 清热利咽。

注: 医案记载,二十二日,御医苏钰、郝进喜判定皇后膈间余热尚盛,用清

咽利膈汤兼外吹牛黄散调理。

359. 养阴清燥丸

组方：柴胡二钱　次生地二两　麦冬八钱（去心）　枇杷叶五钱　地骨皮三钱　丹皮五钱　栀子三钱（炒）　胆草一钱五分　酒芩四钱　花粉五钱　山楂八钱　甘草一钱　元参八钱　苦桔梗四钱　当归八钱　焦曲八钱　麦芽八钱（炒）　青皮五钱（炒）　炙香附八钱　焦芍五钱

用法：共为细末，石斛三两熬膏，兑蜜为丸，每服三钱，荷梗汤送下，柑橘代茶饮一分。

功用：清热利咽。

注：医案记载，十五日，御医郝进喜、李松盛判定皇后素有阴虚血燥。用养阴清燥丸常服，缓缓调理。

360. 益气化痰汤

组方：沙参三钱（辽）　瓜蒌二钱　竹茹三钱　浙贝二钱（研）　麦冬三钱　橘红一钱五分　桔梗二钱　茯神三钱（抱木）　酒芩二钱　桑皮三钱（炙）　枳壳一钱五分（炒）　甘草八分

用法：引用秋梨五片。水煎，温服。

功用：益气化痰。

注：医案记载，某日御医赵永年、李松盛判定皇后受凉之症，因病后元气未复，以致痰喘，肝热上冲，心悸不寐。用益气化痰汤调理。

361. 调气化痰汤

组方：犀角一钱（片）　石菖蒲一钱五分　木香一钱　鲜竹茹三钱　川郁金二钱　胆草一钱五分　青皮二钱（炒）　瓜蒌四钱　大生地六钱　羚羊角二钱　白芥子八分（研）　半夏曲三钱　橘红二钱

用法：引用秋梨五片，姜二片。

功用：理气化痰。

注：医案记载，三十日，御医张新、苏钰、赵永年、李松盛判定皇后痰热尚盛，胸膈仍觉不快。用调气化痰汤一帖调理。

362. 清金代茶饮

组方：羌活一钱五分　防风一钱五分　苏梗一钱五分　小生地三钱　麦冬三钱（去心）　桔梗二钱　知母二钱　黄芩二钱　生甘草五分

用法：引用芦根三把。

功用：清热止咳。

注:医案记载,十九日,御医张永清、陈昌龄判定全贵妃系妊娠热盛,火烁肺金之症,以致身热咽干,有时咳嗽。用清金代茶饮调理。

363. 益气化痰汤

组方:丹参五钱 白术三钱(土炒) 茯神五钱(快研) 陈皮一钱五分 炙芪三钱 蜜升麻七分 柴胡五分 竹茹三钱 炙甘草七分

用法:引用薏苡仁五钱。一帖,晚服。

功用:益气化痰。

注:医案记载,初三日,御医苏钰判定和妃病后气虚身软,懒食少寐,胸满痰热。用益气化痰汤兼除湿理脾丸调理。

364. 疏解利咽汤

组方:荆芥穗二钱 酒芩二钱 元参四钱 犀角八分 防风二钱 酒连八分 枳壳二钱 麦芽三钱(炒研) 牛蒡子三钱(炒研) 射干三钱 桔梗一钱 山楂三钱

用法:引用芦根五把。

功用:清热利咽。

注:医案记载,十月初十日,御医张新、郝进喜判定祥妃肺胃有热,外受风凉,以致出现咽喉肿痛的症状。用疏解利咽汤一帖,外吹牛黄散调理。

365. 和胃化痰汤

组方:桔梗三钱 半夏三钱(制) 瓜蒌五钱 杏仁二钱(研) 茯苓四钱(块) 熟军二钱 元明粉二钱(煎) 焦曲三钱 枳实二钱(炒) 陈皮二钱

用法:引用竹茹二钱。一帖,晚服。

功用:和胃化痰。

注:医案记载,十月十三日,御医栾泰判定恬嫔痰滞未清,以致胸膈满闷,心悸懒食,肢体酸倦。用和胃化痰汤,晚服一帖调理。

366. 清心涤痰汤

组方:浙贝四钱 麦冬四钱 酒连一钱 瓜蒌五钱 茯神五钱(块) 焦曲三钱 半夏三钱 腹皮二钱 枳壳二钱 生桑皮三钱 元明粉二钱(煎) 青皮二钱(炒)

用法:引用竹茹二钱。

功用:清热化痰。

注:医案记载,十一月十六日,御医栾泰判定恬嫔心经有火,痰滞未净,以致胀满少寐。用清心涤痰汤调理。

367. 柴葛陷胸汤

组方:柴胡一钱五分 葛根一钱五分 瓜蒌三钱 半夏二钱 黄连一钱 酒芩二钱

桔梗二钱　元参三钱　连翘二钱　蝉蜕一钱五分　木通二钱　人中黄一钱五分

用法:引用芦根五把。水煎,温服。

功用:清热化痰,利咽止痛。

注:医案记载,道光十七年十月二十一日,御医回清泰判定顺常在温热过盛。用外擦玉露霜,内服柴葛陷胸汤调治。

368. 普济消毒饮

组方:酒芩二钱　薄荷一钱五分　桔梗二钱　蝉蜕一钱五分　酒连一钱　元参三钱　柴胡二钱　板蓝根二钱　牛蒡子三钱　连翘一钱五分　木通二钱　人中黄一钱五分

用法:引用芦根五把。二帖,午晚服。

功用:清热解毒。

注:医案记载,十月二十二日,御医回清泰判定顺常在肺胃热盛,外受风凉,以致恶寒、胸膈胀痛,牙龈宣肿,牵引咽喉作痛,服疏解柴葛等汤,表凉微解,咽喉肿痛渐消,唯温热过盛。用外吹牛黄散,内服普济消毒饮调理。

369. 加减凉膈饮

组方:酒芩二钱　桔梗二钱　元参三钱　酒军二钱　栀子一钱五分(炒)　柴胡一钱五分　薄荷一钱五分　连翘一钱五分　牛蒡子三钱　木通二钱　花粉三钱　蝉蜕一钱五分

用法:引用芦根五把。二帖,午晚服。

功用:清热解毒。

注:医案记载,十月二十三日,御医回清泰判定顺常在肺胃热盛,外受风凉,以致恶寒、胸膈胀痛,牙龈宣肿,牵引咽喉作痛,服过疏解柴葛等汤,牙龈溃破出脓,咽喉肿痛俱减,唯温热未净。用内服加减凉膈饮,外仍吹牛黄散调理。

370. 杏苏饮

组方:杏仁三钱(炒研)　蜜桑皮二钱　半夏曲二钱(炒)　麦冬三钱　苏梗二钱　葛根二钱　橘红一钱五分　元参三钱　浙贝二钱(研)　前胡一钱五分　酒芩二钱　苦桔梗二钱　生甘草五分

用法:引用芦根三把,秋梨五片。一帖,晚服。

功用:止咳利咽。

注:医案记载,十五日,御医郝进喜判定大阿哥福晋病后元气未复,复受微凉,以致咳嗽咽痛,身懒烦闷。用杏苏饮调理。

371. 清热化滞汤

组方:连翘五分　山楂一钱　瓜蒌一钱　羚羊角五分　焦曲一钱　苦桔梗一钱　姜

连四分　麦芽一钱　浙贝一钱五分　竹茹一钱(鲜)　橘红一钱

　　用法:引用一捻金二分。调服。

　　功用:清热化痰。

　　注:医案记载,某日,御医张新、苏钰、郝进喜、杨泰恒、侯焕章判定四阿哥唇干,痰鸣,原系夹惊外感之症,用药调治,惊气外感已解,喉内有滞热生痰,以致痰鸣气促,先服抱龙丸一丸,薄荷汤化服。仍用清热化滞汤调理。

372. 理肺化湿汤

　　组方:沙参三钱　麦冬一钱五分(去心)　桑叶一钱五分　朱茯神三钱　桔梗一钱五分　紫菀二钱(蜜炙)　法半夏一钱五分　炙枇杷叶二钱　杏仁二钱(研)　橘红一钱　谷芽三钱(炒)　生甘草六分

　　用法:引用生姜三片,枸橘叶七片。水煎,温服。

　　功用:理肺化湿。

　　注:医案记载,十一月初九日,御医汪守正、马文植、李德立、庄守和、李德昌判定慈禧太后肺经尚有余感,心虚微惊,痰饮未化,咳嗽咽干牵引内痛,夜寐不沉,脊背发热。用理肺化湿汤加减一帖调理。

373. 清热化痰调中饮

　　组方:羚羊角一钱五分　生杭芍三钱　僵蚕三钱(炒)　钩藤三钱　菊花二钱　桑叶三钱　前胡二钱　橘红一钱五分(老树)　川郁金二钱(研)　枳壳二钱(炒)

　　用法:引用一捻金五钱(煎)。水煎,温服。

　　功用:清热化痰,止咳润肺。

　　注:医案记载,光绪二十八年四月初八日,御医全顺、张仲元判定老佛爷肝胃滞热,稍轻,肺气欠和,经络尚有痰湿瘀滞,以致时有咳嗽痰黏,目皮掣动,筋脉不爽。用清热化痰调中饮调理。

374. 清热和络化痰饮

　　组方:羚羊角八分　赤芍二钱　僵蚕三钱(炒)　钩藤三钱　前胡二钱　桑叶二钱　菊花二钱　橘络二钱

　　用法:引用一捻金七分(煎)。水煎,温服。

　　功用:止咳化痰,清热润肺,养肝护胃。

　　注:医案记载,光绪二十八年四月初九日,御医全顺、张仲元判定老佛爷肝经脉络瘀滞湿痰,肺气欠调,胃热不净,以致时有咳嗽痰黏,目皮掣动,筋脉疼痛。用清热和络化痰饮调理。

375. 调中清热饮

组方:川郁金二钱(研)　羚羊角一钱五分　菊花三钱　生杭芍三钱　枳壳二钱(炒)　次生地三钱　瓜蒌三钱

用法:引用一捻金一钱(煎)。水煎,温服。

功用:清热明目养肝护胃。

注:医案记载,光绪二十八年四月二十五日,御医全顺、张仲元判定老佛爷肝胃有热,肺气较滞,经络湿痰,以致目皮频间跳动,视物不爽,膈间脊背发热,筋觉胀。用调中清热饮调理。

376. 清解化饮汤

组方:霜桑叶三钱　牛蒡子三钱(研)　苏梗叶各六分　苦桔梗二钱　甘菊花三钱　酒芩二钱　藿梗八分　橘红一钱五分(老树)　枳壳一钱五分(炒)　知母二钱　川贝二钱(研)　甘草一钱

用法:引用鲜芦根二支(切碎)。水煎,温服。

功用:清解利咽,疏风散热。

注:医案记载,光绪三十一年二月初二日,御医姚宝生判定老佛爷肝胃有火,肺经感有风热,以致上颚咽喉作痛,身肢有时冷热。用清解化湿之法调理。

377. 清解化饮汤

组方:霜桑叶三钱　橘红一钱五分(老树)　苏梗叶各八分　苦桔梗二钱　牛蒡子三钱(研)　甘菊花三钱　酒芩二钱　藿梗八分　枳壳二钱(炒)　甘草一钱

用法:引用鲜芦根二支(切碎)。水煎,温服。

功用:清解利咽,疏风散热。

注:医案记载,光绪三十一年二月初四日,御医姚宝生判定老佛爷肝胃饮热未清,咳嗽痰饮。用清解化湿之法调理。

378. 清热化饮汤

组方:霜桑叶三钱　桑皮一钱五分(炙)　牛蒡子二钱(研)　川贝二钱(研)　酒黄芩一钱五分　橘红一钱五分(老树)　甘菊花三钱　知母二钱　枳壳一钱五分(炒)　藿梗八分　茯苓三钱　甘草一钱

用法:引用鲜芦根二支(切碎)。水煎,温服。

功用:清解利咽,疏风散热。

注:医案记载,光绪三十一年二月初五日,御医姚宝生判定老佛爷肝胃饮热未清,咳嗽痰饮。用清热化湿之法调理。

379. 清热止嗽代茶饮

组方: 甘菊花二钱 霜桑叶二钱 广皮一钱 枇杷叶二钱(包炙包煎) 生地一钱五分 焦枳壳一钱五分 酒芩一钱 鲜芦根二支(切碎)

用法: 水煎,温服。

功用: 清解利咽,疏风散热。

注: 医案记载,光绪三十一年二月初六日,御医姚宝生谨拟老佛爷清热止嗽代茶饮。

380. 清热调胃化饮汤

组方: 霜桑叶三钱 甘菊花三钱 酒黄芩二钱 橘红一钱五分(老树) 枳壳一钱五分(炒) 建曲三钱(炒) 牛蒡子三钱(研) 藿梗一钱 炙香附二钱 知母二钱 槟榔炭一钱五分 甘草一钱

用法: 引用鲜芦根二支(切碎)。水煎,温服。

功用: 清解利咽,疏风散热。

注: 医案记载,光绪三十一年二月初七日,御医姚宝生判定老佛爷肺胃稍蓄滞热,气道不畅,有时咳嗽痰饮。用清热调胃化饮汤调理。

381. 清热化饮汤

组方: 霜桑叶三钱 甘菊花三钱 牛蒡子二钱(研) 知母一钱五分 建曲二钱(炒) 广皮一钱五分 枳壳一钱五分(炒) 羚羊角五分 酒黄芩一钱五分 苏梗八分 槟榔炭一钱五分 甘草一钱

用法: 引用鲜芦根二支(切碎)。水煎,温服。

功用: 清热化滞,利咽清喉,化痰止咳。

注: 医案记载,光绪三十一年二月初九日,御医姚宝生判定老佛爷肝脾余热未清,咳嗽痰饮。用清热化饮汤调理。

382. 清热理气化饮汤

组方: 霜桑叶三钱 甘菊花二钱 桑皮一钱五分 苏梗叶一钱 羚羊角五分 酒黄芩一钱五分 广皮一钱五分 枳壳一钱五分(炒) 建曲二钱 槟榔炭二钱 藿香八分 生甘草一钱

用法: 引用鲜芦根二支(切碎)。水煎,温服。

功用: 清热化滞,利咽清喉,化痰止咳。

注: 医案记载,光绪三十一年二月初十日,御医姚宝生判定老佛爷肺胃郁热未清,咳嗽痰饮。用清热理气化饮汤调理。

383. 清热理气汤

组方:酒黄芩二钱 橘红一钱五分(老树) 桑皮叶各一钱五分 知母一钱五分 牛蒡子一钱五分 川贝二钱(研) 云苓四钱 枳壳一钱五分(炒) 炒建曲二钱 甘菊花二钱 次生地三钱 甘草一钱

用法:引用藿香七分。水煎,温服。

功用:清热理气,润肺养胃。

注:医案记载,光绪三十一年五月十九日巳刻,御医姚宝生判定老佛爷肺胃饮热未清,气道欠畅。用清热理气化饮之法调理。

384. 清解理气汤

组方:酒黄芩一钱五分 橘红一钱五分(老树) 霜桑叶三钱 甘菊花三钱 牛蒡子一钱五分(研) 川贝二钱(研) 云茯苓四钱 枳壳一钱五分(炒) 生建曲三钱 知母二钱(酒炒) 炒槟榔二钱 甘草一钱

用法:引用午时茶一块。水煎,温服。

功用:清热理气,生津化滞。

注:医案记载,光绪三十一年五月二十日未刻,御医姚宝生判定老佛爷微感风凉,膈间气道欠畅,滞热未清。用清解理气化饮之法调理。

385. 清解化饮汤

组方:苏梗叶各四分 薄荷六分 牛蒡子二钱(研) 桑皮二钱(生) 霜桑叶三钱 甘菊花三钱 酒黄芩二钱 知母二钱 枳壳二钱(炒) 橘红一钱五分(老树) 川贝母二钱(研) 甘草一钱

用法:引用建曲二钱。水煎,温服。

功用:清咽利喉,消热化滞。

注:医案记载,光绪三十一年五月二十二日,御医张仲元、姚宝生判定老佛爷外感未解,肺胃蓄有饮热,气道欠舒。用清解化饮汤调理。

386. 清热化饮汤

组方:霜桑叶三钱 桑皮一钱五分 牛蒡子二钱(研) 甘菊花三钱 酒黄芩三钱 元参三钱 瓜蒌三钱(研) 橘红一钱五分 枳壳二钱(炒) 连翘二钱 焦三仙各一钱五分 甘草一钱

用法:引用淡竹叶一钱五分。水煎,温服。

功用:清热化饮,养胃润肺。

注:医案记载,光绪三十一年五月二十三日,御医张仲元、姚宝生判定老佛爷肺胃饮热未清,气道欠畅。用清热化饮汤调理。

387. 清热理气化饮汤

组方:霜桑叶三钱 甘菊花三钱 酒芩二钱 知母二钱 炙香附一钱五分 橘红一钱五分(老树) 瓜蒌三钱(研) 连翘二钱 枳壳一钱五分(炒) 焦三仙各一钱五分 甘草一钱

用法:引用淡竹叶一钱五分。水煎,温服。

功用:清热化饮,养胃润肺。

注:医案记载,光绪三十一年五月二十四日,御医张仲元、姚宝生判定老佛爷肺胃饮热未清,气道欠畅。用清热理气化饮汤调理。

388. 调中化湿汤(一)

组方:云茯苓四钱 陈皮一钱五分 焦茅术一钱五分(土炒) 藿梗一钱 酒黄芩一钱五分 甘菊花二钱 槟榔炭三钱 扁豆三钱(炒) 煨木香八分 薏苡仁三钱 炙厚朴八分 甘草一钱

用法:引用霜桑叶二钱。水煎,温服。

功用:养肝护胃。

注:医案记载,光绪三十一年六月十一日,御医姚宝生判定老佛爷肝胃有热,气道欠舒,湿滞尚有未经。用调中化湿汤调理。

389. 调中化湿汤(二)

组方:云茯苓四钱 炙厚朴一钱 焦茅术一钱五分(土炒) 陈皮一钱五分 黄连炭一钱五分 藿梗一钱 煨木香一钱五分 薏苡仁四钱(炒) 槟榔炭三钱 酒芩三钱 扁豆三钱(炒) 甘草一钱

用法:引用霜桑叶二钱。水煎,温服。

功用:养肝护胃。

注:医案记载,光绪三十一年六月十二日,御医姚宝生判定老佛爷肝胃有热,肠胃气道欠和。用调中化湿汤调理。

390. 养阴宣郁汤

组方:细地生三钱 甘菊花二钱 羚羊角尖一钱五分 泽泻二钱 云茯苓四钱 广皮一钱五分 酒黄芩二钱 川贝二钱(研) 焦枳壳二钱 谷芽三钱 朱麦冬三钱 甘草一钱

用法:引用酒炒知母二钱。水煎,温服。

功用:和胃润肺,清热养肝。

注:医案记载,光绪三十一年九月初二日,御医姚宝生判定老佛爷肝经有火,肺胃饮热,上蒸气道,稍欠舒畅。用养阴宣郁、饮热下行之法调理。

391. 养阴宣郁汤加减

组方：细地生三钱　甘菊花二钱　羚羊角尖一钱五分　泽泻二钱　云茯苓四钱　广皮一钱五分　酒黄芩二钱　川贝二钱（研）　焦枳壳二钱　谷芽三钱　朱麦冬三钱　甘草一钱　酒芩一钱　竹茹三钱

用法：引用酒炒知母二钱。水煎，温服。

功用：和胃润肺，清热养肝。

注：医案记载，光绪三十一年九月初五日，御医姚宝生判定老佛爷肝经有火，肺胃饮热，上蒸气道，稍欠舒畅。用养阴宣郁、饮热下行之法调理。

392. 清热化饮汤（一）

组方：甘菊花三钱　霜桑叶三钱　苦桔梗二钱　酒芩二钱　橘红一钱（老树）　枳壳二钱（炒）　竹茹二钱　槟榔炭二钱　泽泻一钱五分　酒连炭一钱五分（研）　蒙花三钱　甘草八分

用法：引用灯心一寸。水煎，温服。

功用：清热明目，养肝护胃，润肺化滞。

注：医案记载，光绪三十一年十一月初七日，御医张仲元、姚宝生判定老佛爷肝经有火，肺胃蓄有饮热所致，膈间气道欠舒。用清热化饮汤调理。

393. 清热化饮汤（二）

组方：甘菊花三钱　霜桑叶三钱　橘红一钱（老树）　枳壳一钱五分（炒）　竹茹二钱　泽泻一钱五分　蒙花三钱　甘草八分　云茯苓三钱　酒连八分（研）　次生地三钱

用法：引用灯心一寸。水煎，温服。

功用：清热明目，养肝护胃，润肺化滞。

注：医案记载，光绪三十一年十一月初八日，御医张仲元、姚宝生判定老佛爷肝经有火，肺胃饮热未清，膈间气道欠舒。用清热化饮汤调理。

394. 清热化饮汤（三）

组方：霜桑叶三钱　甘菊花二钱　密蒙花三钱　酒连八分（研）　云茯苓三钱　橘红一钱（老树）　焦枳壳一钱五分　泽泻一钱五分　石决明三钱　生杭芍二钱　粉甘草一钱

用法：引用灯心一寸。水煎，温服。

功用：清热明目，养肝护胃，润肺化滞。

注：医案记载，光绪三十一年十一月初九日，御医张仲元、姚宝生判定老佛爷肝经有火，肺胃饮热未清，膈间气道欠舒。用清热化饮汤调理。

395. 清解化饮汤

组方: 甘菊花二钱 苏梗叶四分 酒芩一钱 霜桑叶三钱 橘红一钱(老树) 牛蒡子二钱(研) 苦桔梗二钱 云茯苓三钱 焦枳壳一钱五分 淡竹叶一钱 甘草一钱

用法: 引用薄荷梗三分。水煎,温服。

功用: 清热明目,养肝护胃,润肺化滞。

注: 医案记载,光绪三十一年十二月十九日申刻,御医姚宝生判定老佛爷肝胃有热,稍感寒凉,微觉头疼,咽喉稍有不利。用清解化饮汤调理。

396. 清热化湿理气汤

组方: 甘菊花三钱 酒黄芩一钱五分 羚羊角六分 酒连炭一钱五分(研) 橘红一钱二分(老树) 炙紫厚朴一钱 川贝二钱(研) 炙香附二钱 云茯四钱 枳壳一钱五分(炒) 谷芽三钱(炒) 生甘草一钱

用法: 引用鲜青果五个(研)。水煎,温服。

功用: 和胃养肝,清热润肺。

注: 医案记载,光绪三十二年正月二十五日酉刻,御医姚宝生判定老佛爷肝经有热,肺胃蓄有饮热,气道欠舒。用清热化湿理气汤调理。

397. 清热化饮汤(四)

组方: 甘菊花三钱 酒黄芩一钱五分 羚羊角六分 霜桑叶三钱 橘红一钱五分(老树) 酒连炭一钱(研) 炙厚朴一钱 炙香附二钱 云苓四钱 枳壳一钱五分(炒) 泽泻一钱五分 生甘草一钱

用法: 引用鲜青果五个(研)。水煎,温服。

功用: 和胃养肝,清热润肺。

注: 医案记载,光绪三十二年正月二十六日,御医张仲元、姚宝生判定老佛爷肝经有热,肺胃蓄有饮热,气道欠舒。用清热化饮汤调理。

398. 养阴理脾化湿汤

组方: 酒条芩二钱 桑叶三钱 广陈皮一钱五分 知母一钱五分 生于术一钱五分 枳壳一钱五分(炒) 朱茯神四钱 泽泻一钱五分 柏子仁三钱(研) 木香一钱 蜜槐实三钱 甘草一钱

用法: 引用竹叶卷心一钱,鲜芦根二支(切碎)。水煎,温服。

功用: 和胃养肝,清热润肺。

注: 医案记载,光绪三十二年二月十六日,御医姚宝生判定老佛爷肝脾有热,肠胃气道欠舒。用养阴理脾化湿汤调理。

399. 调气化饮汤

组方:生杭芍三钱　抚芎一钱五分　炙香附二钱　广皮一钱五分　川郁金一钱五分(研)　栀子一钱五分(炒)　生于术一钱五分　枳壳一钱五分(炒)　酒黄连一钱二分(研)　炙厚朴一钱五分　神曲三钱(炒)　甘草一钱

用法:引用竹叶一钱。水煎,温服。

功用:和胃养肝,清热润肺。

注:医案记载,光绪三十二年二月二十一日,御医张仲元、姚宝生判定老佛爷肝郁气滞,肺胃蓄有饮热。用调气化饮汤调理。

400. 清热理气汤

组方:生杭芍三钱　抚芎一钱五分　炙香附二钱　广皮一钱五分　云茯苓三钱　酒芩二钱　生于术一钱五分　枳壳一钱五分(炒)　神曲二钱(炒)　甘菊花二钱　于麦冬三钱　甘草一钱

用法:引用鲜芦根二支(切碎)。水煎,温服。

功用:和胃养肝,清热化滞。

注:医案记载,光绪三十二年二月二十二日,御医姚宝生判定老佛爷肝郁稍舒,肠胃尚有滞热。用清热理气汤调理。

401. 清热化饮滞汤

组方:酒黄芩三钱　知母二钱　霜桑叶三钱　橘红一钱五分(老树)　焦枳壳二钱　神曲三钱(炒)　槟榔炭二钱　川贝二钱(研)　生杭芍三钱　羚羊角八分　建泽泻二钱　甘草一钱

用法:引用淡竹一钱。水煎,温服。

功用:和胃养肝,清热润肺。

注:医案记载,光绪三十二年三月二十一日酉刻,御医姚宝生判定老佛爷肝经有火,肺胃饮热上蒸,气道欠畅。用清热化饮滞汤调理。

402. 清热化饮汤

组方:霜桑叶三钱　羚羊角七分　生杭芍三钱　泽泻一钱五分　云茯苓四钱　广皮一钱五分　生于术一钱五分　萸连一钱五分(研)　焦枳壳一钱五分　苦桔梗三钱　生神曲二钱　甘草一钱

用法:引用鲜青果三个(研)。水煎,温服。

功用:和胃润肺。

注:医案记载,光绪三十二年三月二十四日,御医姚宝生判定老佛爷肝经有火,肺胃蓄有饮热所致,气道欠畅。用清热化饮之法调理。

403. 清热化湿饮

组方：酒黄芩二钱 知母二钱 霜桑叶三钱 苦桔梗二钱 金银花二钱 广皮一钱五分 云茯苓三钱 萸连四分(研) 焦枳壳一钱五分 于术一钱五分(生) 生甘草一钱

用法：引用淡竹叶一钱。水煎,温服。

功用：和胃润肺,养肝清热。

注：医案记载,光绪三十二年三月二十六日,御医姚宝生判定老佛爷肝经有火,肺胃蓄饮热未清,气道欠畅。用清热化湿饮之法调理。

404. 清热化饮汤(五)

组方：霜桑叶三钱 羚羊七分 金银花二钱 苦桔梗二钱 焦枳壳一钱五分 广皮一钱五分 生于术一钱五分 酒连一钱(研) 云茯苓三钱 甘草一钱

用法：引用淡竹叶一钱五分。水煎,温服。

功用：和胃润肺,养肝清热。

注：医案记载,光绪三十二年三月二十七日,御医姚宝生判定老佛爷肝经有火,肺胃蓄饮热未清,气道欠畅。用清热化饮之法调理。

405. 清热化饮汤(六)

组方：甘菊花三钱 霜桑叶三钱 酒条芩二钱 羚羊角一钱 茯苓三钱 生于术一钱五分 橘红一钱(老树) 生杭芍三钱 炙香附二钱 焦枳壳一钱五分 甘草一钱

用法：引用淡竹叶一钱五分。水煎,温服。

功用：和胃润肺,养肝清热。

注：医案记载,光绪三十二年四月初二日,御医姚宝生判定老佛爷肝经有火,肺胃蓄饮热未清,气道欠畅。用益气醒脾汤调理。

406. 和解之剂

组方：霜桑叶二钱 苏叶四钱 薄橘红一钱 建曲一钱 枳壳一钱(炒) 元参一钱 甘草五分

用法：引用桂枝五分。水煎,温服。

功用：养肝护胃。

注：医案记载,光绪三十二年八月十七日酉刻,御医张仲元、姚宝生判定皇太后肺胃气道欠畅,微感风凉。用和解之剂调理。

407. 理脾调中汤(一)

组方：人参一钱 生于术一钱五分 广皮一钱 神曲二钱(炒) 当归身一钱 枳壳一钱(炒) 甘草五分

用法:引用竹茹一钱。水煎,温服。

功用:理脾调中,和胃化滞。

注:医案记载,光绪三十二年十月初四日,御医张仲元、姚宝生判定皇太后胃蓄饮滞,气道不畅。用理脾调中之法调理。

408. 理脾调中汤(二)

组方:人参一钱　生于术一钱五分　广皮一钱　神曲二钱　荷蒂三个　苦桔梗一钱　当归身一钱　枳壳一钱(炒)　甘草五分

用法:引用竹茹一钱。水煎,温服。

功用:理脾调中,和胃化滞。

注:医案记载,光绪三十二年十月初六日,御医张仲元、姚宝生判定皇太后滞热未清,气道不畅。用理脾调中之法调理。

409. 调中清扬汤

组方:霜桑叶一钱五分　苦桔梗七分　枳壳七分(炒)　谷芽三钱(炒)　广陈皮七分　荷蒂七个

用法:引用鲜青果七个(研)。水煎,温服。

功用:润肺和胃,清热化滞。

注:医案记载,光绪三十二年十一月十九日,御医张仲元、姚宝生判定皇太后肺胃稍有滞热,气道不畅。用调中清扬之法调理。

410. 清热化饮汤(七)

组方:霜桑叶一钱五分　甘菊花一钱五分　丹皮一钱　竹茹一钱　枳壳一钱(炒)　谷芽三钱(炒)

用法:引用广皮一钱。水煎,温服。

功用:清热化滞,和胃生津。

注:医案记载,光绪三十二年十一月二十四日,御医张仲元、姚宝生判定皇太后胃脘稍蓄饮热,气道不畅。用宣统郁热汤调理。

411. 益气醒脾汤

组方:紫苏八分　生于术一钱五分　桂枝七分　霜桑叶一钱五分　广砂八分(研)　枳壳一钱(炒)　甘草六分

用法:引用白蒺藜二钱(研)。水煎,温服。

功用:和胃健脾。

注:医案记载,光绪三十二年十二月十三日,御医张守和、张仲元判定皇太后胃脘稍蓄饮热,气道不畅。用清热化饮之法调理。

412. 清热宣郁汤(一)

组方:糖瓜蒌三钱(研) 川贝一钱五分(研) 橘红八分 桑皮一钱五分 竹茹一钱 苦桔梗一钱 枳壳一钱(炒) 甘草六分

用法:引用前胡一钱五分。水煎,温服。

功用:养肝护胃。

注:医案记载,光绪三十三年正月二十日,御医庄守和、张仲元、姚宝生判定皇太后肺胃郁热,气道欠畅。用清热宣郁之法调理。

413. 清热宣郁汤(二)

组方:糖瓜蒌二钱(研) 橘红八分 霜桑叶二钱 竹茹一钱 苦桔梗一钱 枳壳一钱(炒) 焦三仙各一钱五分 甘草六分

用法:引用鲜芦根二支(切碎)。水煎,温服。

功用:养肝护胃。

注:医案记载,光绪三十三年正月二十一日,御医庄守和、张仲元、姚宝生判定皇太后肺胃郁热未清,气道欠畅。用清热宣郁之法调理。

414. 宣统郁热汤

组方:霜桑叶二钱 甘菊花一钱五分 蒙花一钱五分 丹皮一钱 枳壳一钱(炒) 橘红八分(老树) 前胡八分 甘草六分

用法:引用鲜芦根二支(切碎),鲜青果四个(研)。水煎,温服。

功用:养肝护胃,清热化滞。

注:医案记载,光绪三十三年正月二十二日,御医庄守和、张仲元、姚宝生判定皇太后肺胃气道欠畅,郁热未清。用清热宣郁之法调理。

415. 清热化饮汤(八)

组方:霜桑叶二钱 蒙花一钱五分 甘菊花一钱五分 煅石决明二钱 橘红八分(老树) 丹参一钱 茯苓三钱 甘草六分

用法:引用鲜芦根二支(切碎),鲜青果五个(研)。水煎,温服。

功用:养肝护胃,清热化滞。

注:医案记载,光绪三十三年正月二十三日,御医庄守和、张仲元、姚宝生判定皇太后肺胃饮热熏蒸,气道欠畅。用清热化饮之法调理。

416. 升清降浊汤

组方:蔓荆子八分 菊花一钱 桑叶一钱 蒙花一钱五分 白蒺藜二钱(研) 杭芍一钱(炒) 煅石决明二钱 枳实八分

用法:引用炙厚朴八分。水煎,温服。

功用:明目生津。

注:医案记载,光绪三十三年二月初四日,御医庄守和、张仲元判定皇太后阳气郁遏,头目不爽。用升清降浊之法调治。

417. 清热化滞汤

组方:甘菊花三钱　桑叶二钱　麦冬三钱　蒙花三钱　糖瓜蒌三钱(研)　丹皮二钱　枳壳一钱五分　酒军一钱五分(后煎)　生甘草六分

用法:引用元明粉一钱五分(后煎)。水煎,温服。

功用:清热化滞。

注:医案记载,光绪三十三年二十四日,御医庄守和、姚宝生判定皇太后未净蓄有滞热,气道欠畅。用清热化滞之法调理。

418. 清肺调中汤

组方:霜桑叶三钱　甘菊二钱　苦桔梗二钱　广橘红一钱　合欢皮三钱　炙香附一钱五分　丹皮一钱　殻砂八分(研)

用法:引用鲜青果十个(研)。水煎,温服。

功用:和肝护胃,清热化滞。

注:医案记载,光绪三十三年四月初三日,御医庄守和、姚宝生判定皇太后肺胃郁热,气道欠畅。用清肺调中之法调理。

419. 清热理气代茶饮

组方:银花三钱　霜桑叶三钱　莲心一钱　枳壳一钱五分(炒)　橘红一钱五分(老树)　鲜荷梗一尺　竹茹三钱　益元散三钱(煎)

用法:水煎,温服。

功用:清热理气,化痰止咳。

注:医案记载,光绪三十三年六月二十五日申刻,御医张仲元、姚宝生谨拟老佛爷清热理气代茶饮。

420. 养阴宣郁汤

组方:细生地三钱　甘菊花二钱　羚羊尖一钱五分　泽泻二钱　云茯苓三钱　广皮一钱五分　酒黄芩二钱　川贝二钱(研)　焦枳壳二钱　谷芽三钱(炒)　朱麦冬三钱　甘草一钱　竹茹三钱

用法:引用酒炒知母二钱。水煎,温服。

功用:养阴宣郁,清热润肺。

注:医案记载,光绪三十三年九月初五日,姚宝生判定老佛爷肝经有火,肺

胃饮热上蒸,气道稍欠舒畅。用养阴宣郁、饮热下行之法调理。

421. 清热化饮滞汤

组方:酒芩二钱 槟榔二钱五分(炒) 炙厚朴一钱五分 建曲三钱(炒) 橘红一钱五分(老树) 枳壳二钱(炒) 竹茹三钱 焦山楂三钱 羚羊角一钱 甘菊花二钱 炙香附二钱 生甘草一钱

用法:引用霜桑叶三钱。水煎,温服。

功用:清热化滞,去火止呕。

注:医案记载,光绪三十三年十月十六日,御医姚宝生判定老佛爷肝经有火,肺胃蓄有饮热,中气不和,以致呕吐痰饮,有时作晕。用清热兼化饮滞之法调理。

422. 桑菊化饮汤

组方:甘菊花三钱 霜桑叶三钱 苦桔梗二钱 酒芩二钱 橘红一钱(老树) 枳壳二钱(炒) 竹茹二钱 槟榔炭二钱 泽泻一钱五分 酒连炭一钱五分(研) 蒙花三钱 甘草八分

用法:引用灯心一寸。水煎,温服。

功用:清热化滞,和胃宣肺。

注:医案记载,光绪三十三年十一月初七日,御医张仲元、姚宝生判定老佛爷脉肝经有热,肺胃蓄有饮热,膈间气道欠舒。用桑菊化饮汤调理。

423. 橘梗清解化饮

组方:甘菊花二钱 橘红一钱(老树) 苏梗叶四分 酒芩一钱 霜桑叶三钱 牛蒡子二钱(研) 苦桔梗二钱 云茯苓三钱 焦枳壳一钱五分 淡竹叶一钱 甘草一钱

用法:引用薄荷梗三分。水煎,温服。

功用:清咽利喉,清热养胃。

注:医案记载,光绪三十三年十二月十九日申刻,御医姚宝生判定老佛爷肠胃有热,稍感寒凉,微觉头疼,咽喉稍有不利。用清解话音之法调理。

424. 保和止嗽饮

组方:苏叶二钱 茯苓三钱 白术三钱 半夏二钱 橘皮二钱 猪苓二钱 杏仁二钱 甘草八分

用法:引用桔梗二钱。午服一帖。

功用:化痰止嗽。

注:医案记载,咸丰十一年四月初九日,御医李万清判定丽皇贵妃气逆有时作嗽,此由湿饮过剩、气道不畅所致。用保和止嗽饮午服一帖调理。

425. 舒郁化痰汤

组方:苏叶一钱 陈皮一钱 半夏一钱 茯苓三钱 枳壳二钱 葛根一钱 胆星八分 竹茹二钱

用法:引用木香八分。午服一帖。

功用:化痰止嗽。

注:医案记载,咸丰十一年四月十一日,御医李万清判定丽皇贵妃咳嗽牵引头痛,此由肺胃不清、清气不升、浊痰不降、气饮素日郁结所致。用舒郁化痰汤午服一帖调理。

426. 清咽利膈汤

组方:荆芥一钱五分 防风一钱五分 牛蒡子二钱 元参二钱 麦冬三钱 桔梗三钱 黄连八分 黄芩一钱五分 木香六分 甘草二钱

用法:引用苇根三把。晚服一帖。

功用:清咽利膈。

注:医案记载,同治六年二月二十八日,御医冯钰判定玫妃复受风凉之症。昨服疏风化饮汤,以致头晕身热,咽喉疼痛,胸胁牵引作痛。此由寒热凝结、气道不通所致。用清咽利膈汤晚服一帖调理。

427. 益阴养荣汤

组方:苏梗一钱五分 当归二钱 白芍一钱五分 半夏一钱五分 生地三钱 枣仁三钱 麦冬三钱 枳壳二钱 细辛四分 抚芎二钱 沙参三钱 甘草八分

用法:引用木香八分。晚服一帖。

功用:清咽利喉,益阴养荣。

注:医案记载,同治六年三月初五日,御医冯钰判定玫妃夜间少眠,身肢无力,左胁微痛,口燥咽干。此由阴虚有热所致,用益阴养荣汤晚服一帖调理。

428. 清解利咽汤

组方:苦桔梗三钱 山豆根三钱 射干二钱 牛蒡子三钱(炒) 柴胡二钱 葛根一钱 川连一钱 黄芩二钱 连翘三钱 板蓝根三钱 枳壳二钱 厚朴二钱

用法:引用马勃二钱。午晚均服一帖。

功用:清解利咽。

注:医案记载,同治三年三月初五日,御医李万清判定祺妃咽喉疼痛,腮颐微肿,寒热往来,此由痰热内郁、风邪宣出所致。用清解利咽汤午晚均服一帖调理。

429. 清热正气汤

组方: 苦桔梗三钱 山豆根三钱 射干一钱 牛蒡子二钱(炒) 川连八分(研) 黄芩三钱 枳壳二钱 元参三钱 连翘三钱 大青叶二钱 银花三钱 马勃二钱

用法: 引用青皮二钱。晚服一帖。

功用: 清咽利喉,清热正气。

注: 医案记载,初七日,御医李万清判定祺妃饮热尚盛,气道不畅。用清热正气汤调理。

430. 清气化痰汤

组方: 桔梗三钱 枳壳二钱 陈皮三钱 半夏二钱 元参三钱 花粉三钱 胆星二钱 黄芩三钱

用法: 引用竹茹三钱。即服一帖。

功用: 化痰止咳。

注: 医案记载,十七日戌刻,御医钟龄判定祺妃痰热气闭之症。用清气化痰汤即服一帖调理。

431. 疏解化饮汤

组方: 荆芥二钱 苏叶二钱 桔梗二钱 青皮三钱 茯苓三钱 半夏三钱 陈皮三钱 牛蒡子二钱 木香一钱 缩砂二钱 苍术三钱 厚朴三钱

用法: 引用焦三仙九钱,生姜五片。午服一帖。

功用: 清咽利喉。

注: 医案记载,十八日,御医李万清判定祺妃内有饮滞,外受风凉之症。以致恶寒发热,胸胁胀闷,牵引雌酮,呕恶懒食,咽喉疼痛。用疏解化饮汤调理。

432. 清暑正气汤

组方: 香薷八分 桔梗二钱 射干二钱 牛蒡子二钱(炒) 元参三钱 苏叶一钱 厚朴二钱 半夏二钱(制) 葛根一钱 益元散二钱

用法: 引用马勃一钱,茯苓三钱。晚服一帖。

功用: 清咽利喉,清暑正气。

注: 医案记载,初三日,御医李万清判定祺妃饮热郁结肺胃,外受暑瘟之症。以致胸胁胀闷,咽喉疼痛,甚至酸软,恶寒发热,懒食少寐。用清暑正气汤晚服一帖调理。

433. 加减清热利咽汤

组方: 桔梗二钱 元参三钱 麦冬三钱 天冬二钱 青皮一钱 地骨皮二钱 白芍

三钱　厚朴二钱　银柴胡二钱　葛根二钱　枳壳二钱(炒)　生地二钱

用法: 引用炙香附一钱五分。晚服一帖。

功用: 和胃润肺,清咽利喉。

注: 医案记载,初五日,御医李万清判定祺妃胸胁胀闷、咽喉疼痛、午后潮热、懒食少寐的症状由肺胃热郁、肝阴不足、气道不畅所致。用加减清热利咽汤晚服一帖调理。

434. 调气饮

组方: 香附二钱　苍术一钱五分(炒)　厚朴二钱　枳壳二钱　山楂八分(炒)　麦芽三钱　建曲三钱　桔梗二钱

用法: 引用青皮二钱。午服一帖。

功用: 清咽舒郁。

注: 医案记载,十二日,御医李万清判定祺妃有时虚火上壅、胸满咽痛的症状由阴虚火郁、气道不畅所致。用调气饮午服一帖调理。

435. 疏解化饮汤

组方: 荆芥穗二钱　川芎三钱　白芷三钱　元参五钱　苦桔梗三钱　防风二钱　酒芩三钱　赤苓三钱　泽泻三钱　甘草八分

用法: 引用薄荷八分。午服一帖。

功用: 清咽舒郁。

注: 医案记载,同治五年十月十七日,御医冯钰判定祺妃内停饮热,外受风凉之症。以致头疼眼痛,发热恶寒,腹痛夜不能寐,用疏解化饮汤调理。

436. 清解利咽汤

组方: 荆芥穗三钱　牛蒡子三钱　元参五钱　苦根三钱　山豆根三钱　羚羊角三钱　酒芩三钱　浙贝三钱(研)　银花三钱　僵蚕三钱　麦冬四钱(去心)　枳壳三钱(炒)

用法: 引用连翘四钱。午服一帖。

功用: 清解利咽,止痛润喉。

注: 医案记载,十二月二十五日,御医周之桢判定祺妃肺胃热盛,气道不舒,外受风瘟,导致咽喉舌根红肿,牵引两耳刺痛,发热烦满。用清解利咽汤午服一帖调理。

437. 清热益阴汤

组方: 麦冬四钱　元参四钱　大青叶三钱　僵蚕三钱(炒)　川连一钱五分　酒芩三钱　山豆根　枳壳三钱(炒)　苦桔梗二钱　远志一钱五分(去心)　柏子仁三钱　甘草一钱

用法:引用锦灯笼三个。晚服一帖。

功用:清热益阴,清咽利喉。

注:医案记载,正月三十日,御医李德立判定祺妃喉痛已久,热解阴虚,以致咽喉红肿、晚间干痛、夜间少寐症状。用清热益阴汤调理。

438. 清肺化痰汤

组方:桔梗三钱 牛蒡子三钱 桑叶三钱 瓜蒌四钱 浙贝三钱 天冬三钱 橘红二钱 知母二钱(炒) 半夏二钱 杏仁二钱

用法:引用秋梨三片。水煎,温服。

功用:清肺化痰。

注:医案记载,二十七日,御医崇泰判定墩嫔肺气不清,痰热瘀滞,以致声哑作嗽,胸满心悸。用清肺化痰汤一帖调理。

439. 疏解正气汤加减

组方:苦桔梗三钱 葛根三钱 柴胡二钱 山豆根三钱 陈皮三钱 半夏三钱 焦楂八钱 生栀二钱 枳壳三钱 羌活二钱 青皮三钱 黄芩二钱

用法:引用牛蒡子三钱(炒研)。午服一帖。

功用:清咽利喉。

注:医案记载,二十一日,御医李万清针对墩嫔恶寒发热、肢体麻木、咽喉疼痛、夜间少寐症状,照此方加减,午服一帖调理。

440. 调气化饮汤

组方:苦桔梗三钱 葛根三钱 陈皮三钱 半夏三钱 青皮三钱 枳壳三钱 厚朴三钱 炙麻黄六分 焦楂八钱 建曲三钱 香附二钱 赤苓三钱

用法:引用苍术三钱(炒)。午服一帖。

功用:调气祛湿。

注:医案记载,二十二日,御医李万清判定身软头眩、胸胁胀闷、懒食少寐的症状由气道不畅、湿饮尚盛所致。用调气化饮汤午服一帖调理。

441. 疏解清温饮(一)

组方:荆芥三钱 防风三钱 牛蒡子三钱 元参五钱 苏叶二钱 酒芩三钱 山豆根三钱 木通二钱 川连一钱五分 焦三仙六钱 甘草一钱

用法:引用薄荷一钱五分。晚服一帖。

功用:疏解清温,清咽止痛。

注:医案记载,十一月二十日,御医李德立判定墩嫔肝肺积热停饮,外受风瘟,以致憎寒发热,头身酸痛,浮肿咽痛。用疏解清温饮调理。

442. 疏解清温饮(二)

组方: 荆芥穗三钱　牛蒡子五钱　柴胡三钱　酒芩三钱　半夏三钱　苏叶三钱　陈皮一钱五分　枳壳三钱　桔梗五钱　元参五钱　射干二钱　甘草一钱

用法: 引用薄荷一钱五分。水煎,温服。

功用: 疏解清瘟,清咽止痛。

注: 医案记载,十七日,御医冯钰判定墩嫔头痛恶寒、胸满干呕、咽疼身痛、烦躁、夜不能寐皆因瘟毒郁于里、风凉束其表所致。用疏解清温饮午服一帖调理。

443. 疏解和肝饮

组方: 荆芥穗三钱　防风二钱　羌活二钱　枳壳三钱(炒)　桔梗三钱　元参五钱焦三仙六钱　紫苏三钱　炙香附三钱　青皮二钱　射干二钱　甘草八分

用法: 引用薄荷一钱五分。午服一帖。

功用: 疏解和肝,止痛治痛。

注: 医案记载,十八日,御医冯钰判定墩嫔肝郁夹瘟,以致胸胁满痛,憎寒恶热,甚至酸疼,咽嗌作痛,干呕烦躁,夜不能寐。用疏解和肝饮调理。

444. 凉膈饮(二)

组方: 连翘三钱　酒芩三钱　元参五钱　薄荷一钱　栀子三钱(炒)　川军二钱　元明粉一钱五分(冲)　山豆根二钱　苦桔梗五钱　枳壳三钱(炒)　石膏三钱　甘草八分

用法: 引用竹叶三十片。水煎,温服。

功用: 和肝化滞。

注: 医案记载,二十日,御医冯钰判定墩嫔肝胃滞热尚盛,以致胸满头眩,咽嗌肿痛,身肢酸软,时有烦躁。用凉膈饮午服一帖调理。

445. 疏温清热饮

组方: 荆芥二钱　防风三钱　牛蒡子三钱　元参五钱　川连一钱五分　酒芩三钱山豆根三钱　苦桔梗二钱　枳壳三钱(炒)　银花三钱　生甘草一钱五分

用法: 引用薄荷一钱五分。午服一帖。

功用: 疏温清热,止痛止渴,清咽利喉。

注: 医案记载,二月初八日,御医李德立判定墩嫔肝郁肺热,受风挟瘟,以致发热身疼,咽喉肿痛,干渴烦闷。用疏温清热饮午服一帖调理。

446. 加减疏温清热饮

组方: 荆芥二钱　防风三钱　牛蒡子三钱　元参四钱　川连一钱五分　酒芩三钱

山豆根三钱 苦桔梗三钱 枳壳三钱 青皮二钱 川郁金三钱 生甘草一钱五分

用法:引用薄荷一钱五分。午服一帖。

功用:疏温清热,止痛止渴,清咽利喉。

注:医案记载,二月初九日,御医李德立判定瓒嫔瘟邪未净,肝郁里热尚盛,以致头眩身痛,胸肋胀疼。用疏温清热饮调理。

447. 清热平肝饮

组方:川连一钱五分 酒芩三钱 山豆根三钱 苦桔梗二钱 青皮三钱(炒) 枳壳三钱(炒) 川郁金三钱 酒军二钱 生地四钱 赤芍二钱(炒) 粉丹皮二钱(去心)

用法:引用薄荷一钱五分。午服一帖。

功用:清热平肝,润肺化痰。

注:医案记载,初十日,御医李德立判定瓒嫔肝肺火盛,气郁不畅,以致胸膈胀痛,痰内偶有血丝,用清热平肝饮调理。

448. 疏解化饮汤(一)

组方:柴胡三钱 半夏三钱(姜炙) 酒芩三钱 葛根一钱五分 苦桔梗五钱 荆芥穗二钱 防风二钱 紫苏一钱五分 枳壳三钱(炒) 羌活一钱五分 赤芩三钱 甘草一钱

用法:引用生姜三片。早服一帖。

功用:疏解祛湿,清咽止痛。

注:医案记载,二十五日,御医冯钰判定瓒嫔停饮夹瘟以致头痛,发热恶寒,甚至酸疼,干呕咽痛,胸腹胀痛。病因饮热内蓄,风凉束表。用疏解化饮汤调理。

449. 调气和胃饮

组方:香附三钱(制) 紫苏梗三钱 缩砂八分 于术二钱(炒) 白芩块三钱 半夏二钱 陈皮二钱 甘草八分

用法:引用荷梗一尺。午服一帖。

功用:调气和胃。

注:医案记载,三十日,御医冯钰判定瓒嫔心中嘈杂、饮食难化、头眩肢软、夜不安寐的症状是因为胃气欠和,气道不舒。用调气和胃饮调理。

450. 疏解化饮汤(二)

组方:羌活二钱 防风二钱 橘红三钱 法夏三钱 枳壳三钱 香附三钱 延胡索三钱 花粉三钱 薄荷一钱 栀子三钱 酒芩三钱 川连一钱

用法:引用益元散三钱。午服一帖。

功用:清热疏解。

注:医案记载,二十六日,御医周之桢判定璬嫔风凉未解,饮热过盛。以致身肢酸疼,胸胁满疼,烦躁少寐。用疏解化饮汤调理。

451. 清解化饮汤

组方:薄荷一钱　牛蒡子三钱　大青叶三钱　元参五钱　苦桔梗三钱　黄芩三钱　山豆根三钱　枳壳三钱(炒)　瓜蒌四钱　银花三钱

用法:引用益元散四钱(煎)。午服一帖。

功用:清解化饮,清咽利喉。

注:医案记载,初二日,御医周之桢判定璬嫔肺胃饮热未清,复受风瘟,以致项下微肿,咽喉作痛,胸胁胀满,烦躁少寐。用清解化饮汤调理。

452. 疏解化滞汤

组方:荆芥穗二钱　防风二钱　苦桔梗五钱　牛蒡子三钱　射干一钱五分　元参五分　酒芩三钱　川军三钱　枳壳三钱(炒)　焦三仙六钱　甘草八分

用法:引用姜根三把。水煎,温服。

功用:疏解化滞,祛湿解郁。

注:医案记载,十二日,御医冯钰判定禧嫔表凉微解,滞热过剩,以致身肢酸疼,烦躁口干,咽嗌疼痛,头眩,夜不能寐。用疏解化滞汤午服一帖调理。

453. 清咽利膈汤

组方:连翘三钱　酒芩三钱　苦桔梗五钱　枳壳三钱　元参五钱　川军三钱　酒连八分　薄荷一钱　甘草一钱

用法:引用芦根二把。午服一帖。

功用:清咽利膈,止晕止渴。

注:医案记载,十五日,御医冯钰判定禧嫔余热不净,以致咽嗌作痛,口干烦躁,头眩,夜间少寐。用清咽利膈汤调理。

454. 滋阴清毒饮

组方:当归三钱　沙参三钱　元参五钱　麦冬四钱　茯神三钱(研)　前胡一钱五分　白芍二钱(炒)　苦桔梗三钱　黄芩三钱　枳壳三钱　花粉三钱　炙甘草八分　木香七分(研)　腹皮二钱

用法:引用赛金化毒散五分(冲)。早服一帖。

功用:滋阴清毒,清咽利喉。

注:医案记载,十一月初七日辰刻,御医李德立、庄守和判定皇上天花八朝。原系肾虚阴亏,毒盛气滞之重险痘症,以致出发之时腰疼腿酸,咽痛呛咳,

181

胸堵作呕,蒙面盖头锁项,咽关板实,顶陷紫艳,灰干。用药调治,可喜毒化浆行,阴液尚敷,由险渐化为平之象。唯咽痛、声哑、呛咳、堵胀、腰疼、腿酸未能骤减。此由咽喉道隘、肺胃毒火未消、肾阴未复所致。浆未苍老,若肾精不动,咽胸渐宽可保化顺之喜。用滋阴清毒饮早服一帖调治。

455. 清热化饮汤

组方:赤苓三钱 厚朴一钱五分 陈皮三钱 黄芩一钱 木通二钱 藿香二钱 枳壳二钱 竹茹一钱五分

用法:引用朱砂面二分。冲服,晚服一帖。

功用:清热止眩。

注:医案记载,五月初八日申刻,御医高充照判定大公主肺胃湿热上蒸,以致头眩作呕,头晕扑地,左肘右腿稍有红肿。先服益元散一钱五分,外涂老酒,内服清热化饮汤调理。

456. 舒气化饮汤

组方:赤苓三钱 香附三钱(制) 陈皮三钱 桔梗二钱 厚朴一钱五分 枳壳二钱(炒) 半夏二钱(制) 竹茹一钱五分 焦三仙各六钱

用法:引用灯心一寸。晚服一帖。

功用:舒气消肿,止晕清热。

注:医案记载,五月初九日,御医高充照判定大公主肺胃有热,气滞停饮。昨服清热化饮汤,饮热稍清,以致有时头目眩晕,胸满作呕,唯右肘筋脉未舒,红肿渐消。外用七厘散一钱,老酒调上,内服舒气化饮汤调理。

457. 和胃调中化湿饮

组方:杭芍二钱(炒) 橘红一钱(老树) 茯苓三钱 竹茹三钱 桑叶三钱 炙枇杷叶三钱 金石斛三钱 酒芩一钱 谷芽三钱(炒) 甘草五分 菊花二钱

用法:引用荷梗二尺。水煎,温服。

功用:和胃调中,化湿治痰。

注:医案记载,二月二十九日,御医全顺判定总管胃气不和,脾热湿饮,上焦浮火,所以导致痰饮浮热,胸膈不爽,时作嘈闷,身肢觉倦,谷食不香。用和胃调中化湿饮调治。

458. 和中化湿饮

组方:橘红一钱(老树) 远志一钱(肉) 茯苓三钱 竹茹二钱 桑叶三钱 金石斛二钱 菊花二钱 生杭芍二钱 菖蒲八分 莲心三分

用法:引用炙枇杷叶三钱。水煎,温服。

功用:和中化湿,祛湿化痰。

注:医案记载,四月初四日酉刻,御医全顺判定总管脾经蓄热,湿饮痰黏,运化稍滞,以致软倦嗜卧,寐不沉实,胸膈不爽,目倦懒言。用和中化湿饮调治。

459. 和胃调脾化湿饮加减

组方:桑叶三钱 菊花三钱 竹茹二钱 金石斛三钱 橘红一钱(老树) 茯苓三钱 莲肉三钱 薏苡仁三钱(炒) 殼砂七分(研) 神曲三钱(炒) 荷梗二尺

用法:引用谷芽三钱(炒),鲜青果五个(研)。水煎,温服。

功用:和胃调脾化湿。

注:医案记载,四月二十三日,御医全顺判定总管脾胃不和,湿饮痰热,气息欠调,身肢软倦,谷食欠香。用和胃调脾化湿饮加减调治。

460. 和胃化湿饮(一)

组方:茯苓三钱 橘红一钱(老树) 半夏曲一钱五分(炒) 竹茹二钱 桑叶三钱 金石斛三钱 薏苡仁三钱(炒) 神曲三钱(炒) 谷芽三钱(炒) 甘草七分

用法:引用炙枇杷叶三钱(包煎)。水煎,温服。

功用:和胃化湿,止咳润肺。

注:医案记载,九月初一日,御医全顺、李崇光判定总管湿饮浮热熏蒸于肺,胃气不和,以致胸膈不爽,咳嗽痰黏,身肢软倦,似觉恶寒。用和胃化湿饮调治。

461. 和胃化湿饮(二)

组方:茯苓三钱 橘红一钱(老树) 半夏曲一钱五分(炒) 杭芍一钱五分(炒) 竹茹二钱 桑叶三钱 金石斛三钱 薏苡仁三钱(炒) 谷芽三钱(炒) 甘草七分

用法:引用炙枇杷叶三钱(包煎)。水煎,温服。

功用:和胃化湿,止咳润肺。

注:医案记载,九月初二日,御医全顺、李崇光判定总管湿饮浮热熏蒸于肺,胃气不和,以致胸膈不爽,咳嗽痰黏,身肢软倦。用和胃化湿饮调治。

462. 和中化饮汤

组方:川郁金一钱五分 橘红一钱 法夏一钱五分(研) 桔梗一钱 酒黄芩一钱五分 竹茹一钱 葛根一钱 甘草七分

用法:引用建曲二钱(炒)。水煎,温服。

功用:和中化饮,祛邪化痰。

注:医案记载,五月十一日,御医庄守和、戴家瑜判定总管痰饮未清。用和

中化饮之法调治。

463. 舒郁清痰汤

组方: 糖瓜蒌三钱(研) 川贝二钱 橘红一钱 酒芩一钱五分 川郁金一钱五分 木香五分(研) 竹茹一钱 谷芽三钱(炒)

用法: 引用佛手柑一钱,延胡索八分(炒)。水煎,温服。

功用: 化滞润肺,清热化痰。

注: 医案记载,五月十一日申刻,御医庄守和、戴家瑜判定总管肺气尚滞,痰热未清。用舒郁清痰之法调治。

464. 清解利咽汤

组方: 薄荷八分 荆芥穗二钱 防风一钱五分 牛蒡子一钱五分(炒) 连翘二钱 元参三钱 花粉二钱 酒芩二钱 苦桔梗三钱 枳壳二钱(炒) 焦三仙各二钱 生甘草八分

用法: 引用鲜青果五个(捣碎)。水煎,温服。

功用: 清解利咽,养胃护肝,润肺止渴。

注: 医案记载,光绪十四年十一月十三日,御医全顺、杨际和判定皇上干肺有热,胃气不和,蓄有饮滞,外感风寒,以致头疼而晕,咽干作痛,口黏而渴,身倦作烧。用清解利咽汤一帖调理。

465. 清热化湿利咽汤

组方: 薄荷八分 荆芥穗一钱五分 竹茹二钱 橘皮一钱五分 苦桔梗三钱 花粉三钱 酒芩二钱 姜连八分(研) 枳壳二钱(炒) 元参三钱 焦三仙各二钱 生甘草八分

用法: 引用桑叶三钱。水煎,温服。

功用: 清解利咽,养胃护肝,润肺止渴。

注: 医案记载,光绪十四年十一月十三日未刻,御医全顺、杨际和判定皇上表感渐解,胃气欠和,饮滞湿热尚盛,以致头痛咽疼稍减。唯舌尖微红,口渴思凉,胸闷不畅,偶吐水饮,身肢懒倦,谷食不香。用清热化湿利咽汤一帖调理。

466. 清解化湿饮

组方: 薄荷八分 荆芥穗二钱 大青叶三钱 川郁金三钱(研) 苦桔梗三钱 花粉三钱 枳壳三钱(炒) 连翘二钱 酒芩三钱 射干二钱 元参四钱 生甘草八分

用法: 引用酒军八分。水煎,温服。

功用: 清解化湿,润肺止渴。

注: 医案记载,光绪十四年十一月十四日,御医全顺、杨际和判定皇上滞热

未下行,湿饮仍盛,夹有时瘟,以致头痛咽疼,身肢懒倦作烧,口渴思凉,胸闷懒食,夜寐时睡时醒,大便未解。用清解化湿饮调理。

467. 清热化湿饮

组方:薄荷八分　荆芥穗一钱五分　大青叶三钱　麦冬三钱　苦桔梗三钱　花粉三钱　炒枳壳三钱　连翘二钱　酒芩三钱　射干二钱　元参四钱　生甘草八分

用法:引用酒军八分。水煎,温服。

功用:清热化湿,祛湿利咽。

注:医案记载,光绪十四年十一月十四日未刻,全顺、杨际和判定皇上湿饮滞热尚盛,余瘟未清,以致出现头微作晕、咽干稍疼、唇燥起皮、口仍作渴、精神虽好、大便尚未下行的症状。用清热化湿饮调理。

468. 清热化滞饮

组方:元参四钱　麦冬三钱　苦桔梗三钱　花粉三钱　连翘二钱　枳壳三钱(炒)　酒芩三钱　夏枯草三钱　糖瓜蒌四钱　川郁金一钱五分(研)　酒军一钱　生甘草八分

用法:引用薄荷六分。水煎,温服。

功用:清热止渴,润肺化滞。

注:医案记载,光绪十四年十一月十五日,御医全顺、杨际和判定皇上表证已解,肝肺浮热,滞热未清,以致头晕咽疼见轻,唯项右筋强微痛,口黏微渴,眠食尚好,大便未行。用清热化滞饮调理。

469. 平胃化湿饮

组方:陈皮一钱　法半夏二钱(研)　云苓二钱　桔梗二钱　栀子一钱五分(炒)　酒芩一钱五分　木香五分(研)　广砂四钱(研)　生地三钱　丹皮二钱　茅根二钱　甘草五分

用法:引用竹茹一钱五分。水煎,温服。

功用:调胃健脾,治痰止呕。

注:医案记载,三月二十五日戌刻,御医庄守和、李德昌判定皇上脾胃尚未调和,附加水饮停蓄,以致呕吐,复作痰饮,少带血点。用平胃化湿饮一帖调理。

470. 清解化热法

组方:南薄荷二钱　荆芥三钱　菊花三钱　防风三钱　大生地四钱　酒芩三钱　淡豆豉三钱　桑叶三钱　枳壳三钱(炒)　苦桔梗三钱　瓜蒌四钱　元明粉三钱

用法:水煎,温服。

功用:清热解毒。

注:医案记载,九月初十日,臣张仲元谨拟老佛爷清解化热之法。

471. 疏解理嗽饮

组方:前胡三钱 苏叶子三钱 炙桑皮三钱 冬花三钱 郁金三钱(研) 次生地五钱 栀子二钱(炒) 丹皮三钱 桔梗三钱 枳壳三钱(炒) 茯神四钱(朱染) 广皮二钱

用法:引用藕节三个。水煎,温服。

功用:清热化痰。

注:医案记载,三月初一日亥刻,御医李德昌判定瑾嫔肝经有热,肺胃饮滞,外感风凉,客于肺腧,以致身肢发热,胸满欲呕,咳嗽痰涎,咳之不爽,带有血色。今用疏解理嗽饮,以清热和血之法调理。

472. 理嗽清肺化饮汤

组方:前胡三钱 苏叶子三钱 炙桑皮三钱 冬花三钱 橘红二钱 枳壳三钱(炒) 桔梗三钱 栀子二钱(炒) 半夏一钱五分(片炙) 青竹茹二钱 甘草五分

用法:引用广木香五分(研)。水煎,温服。

功用:理嗽清肺,化痰止咳。

注:医案记载,三月初二日,御医李德昌判定瑾嫔表凉解而血色渐止,夜寐安适。唯肺气不清,寒火不净,肝经少有浮热,未净湿饮尚盛。以致胸膈膨闷,咳嗽痰涎,咳之不爽,声重微呛。用理嗽清肺化湿饮汤一帖调理。

473. 疏肺化饮汤

组方:前胡二钱 防风一钱五分 苏叶子三钱 炙桑皮三钱 橘红二钱 枳壳二钱(炒) 旋覆花二钱(包煎) 桔梗二钱 焦三仙各二钱 甘草五分

用法:引用生姜二片。水煎,温服。

功用:疏肺利咽,和胃祛湿。

注:医案记载,三月初六日,御医李德昌判定瑾嫔未净寒火未解,胃经湿饮尚盛。以致咳嗽声重,咯痰不爽,顿引咽痛,有时胸闷。用疏肺化湿饮汤一帖调理。

474. 疏肺化饮汤加减

组方:前胡二钱 苏叶子三钱 炙桑皮三钱 橘红二钱 枳壳二钱(炒) 旋覆花二钱(包煎) 杏仁二钱(研) 法半夏二钱 焦三仙各二钱 甘草五分

用法:引用桔梗二钱。晚服一帖。

功用:疏肺利咽,和胃祛湿。

注:医案记载,三月初七日,御医李德昌判定瑾嫔肺气不清,胃经湿饮尚

盛。以致嗽有痰涎,胸满顿引喉间痒痛。今照疏肺化湿饮汤加减,晚服一帖调理。

475. 清热化滞汤

组方:酒黄芩三钱　栀子二钱(炒)　橘红一钱五分　炙厚朴二钱　槟榔三钱(炒)　枳壳三钱(炒)　建曲三钱(炒)　山楂三钱(炒)　莱菔子三钱(炒研)　木通一钱五分　熟军二钱　甘草一钱

用法:引用竹叶二钱五分。水煎,温服。

功用:清热化滞,和胃养肝。

注:医案记载,八月十二日酉刻,御医姚宝生判定瑾妃肝经郁热,气道不舒,肠胃滞热未净。用清热化滞之法调理。

476. 清热平肝调气化饮汤

组方:银柴胡一钱五分　茵陈三钱　羚羊角一钱　谷芽三钱(炒)　姜连一钱五分　青皮三钱(炒)　枳壳三钱(炒)　化橘红一钱　胆草一钱五分　杭芍二钱　黄芩二钱(炒)　车前子三钱(包煎)

用法:引用砂仁八分(研),益元散三钱(煎)。水煎,温服。

功用:清热平肝,调气化饮。

注:医案记载,五月二十五日,御医戴家瑜判定瑾贵妃湿饮未净,尚有郁热,肝胃欠和,中焦不快。用清热平肝调气化饮之法调理。

477. 清解利咽汤

组方:南薄荷二钱　牛蒡子三钱(炒)　荆芥三钱　防风三钱　浙贝母三钱(研)　枳壳三钱(炒)　苦桔梗三钱　元参四钱　酒黄芩三钱　霜桑叶三钱　杏仁三钱(研)　甘草一钱

用法:干青果五个(研)。水煎,温服。

功用:清解利咽,止咳化痰。

注:医案记载,七月二十五日,御医张仲元判定瑾贵妃肝胃欠调,蓄有痰热,感冒风凉。以致发烧身痛,咽嗌作疼,有时咳嗽,夜不能寐。用清解利咽之法调治。

478. 清热化痰饮

组方:中生地四钱　元参三钱　浙贝母三钱(研)　橘红三钱(老树)　南薄荷一钱　菊花三钱　牛蒡子三钱(炒)　瓜蒌四钱　枳实三钱(炒)　黄芩三钱　元明粉一钱五分(煎)　桑叶三钱

用法:引用酒军三钱。水煎,温服。

功用:清热化痰,和胃止咳。

注:医案记载,七月二十六日,御医张仲元判定瑾贵妃胃蓄痰热尚盛,大便四日未行,有时咳嗽,心悸烦躁,夜不能寐。用清热化痰之法调理。

479. 清解化痰饮

组方:南薄荷一钱五分 辛夷三钱 菊花三钱 炒牛蒡三钱 酒黄芩三钱 橘红三钱(老树) 杏仁三钱 浙贝母三钱 枳壳三钱(炒) 苦桔梗三钱 瓜蒌四钱 旋覆花三钱(包煎)

用法:引用前胡三钱。水煎,温服。

功用:清洁化痰,止咳止晕。

注:医案记载,七月二十七日,御医张仲元判定瑾贵妃上焦风热未净,胃蓄痰饮未清。以致头疼眩晕,有时咳嗽,鼻息觉堵,甚至酸倦。用清解化痰之法调理。

480. 和肺化痰饮

组方:南薄荷一钱 杏仁三钱(研) 前胡三钱 法半夏三钱 生杭芍三钱 橘红三钱(老树) 茯神四钱 谷芽三钱(炒) 南苦桔梗三钱 甘草一钱 旋覆花三钱(包煎)

用法:引用黄芩二钱。水煎,温服。

功用:和肺化痰。

注:医案记载,七月二十八日,御医张仲元判定瑾贵妃肺气欠和,湿痰未净,以致鼻塞声重,有时咳嗽,头晕心悸,身肢稍倦。用和肺化痰之法调理。

481. 地黄汤加减

组方:小生地三钱 羚羊角一钱五分 黄芩一钱五分 菊花一钱五分 霜桑叶一钱五分 麦冬三钱 元参一钱五分

用法:引用竹叶十片。水煎,温服。

功用:养血和肝,活血行气。

注:医案记载,宣统元年四月初二日,御医周鸣凤判定皇上肝肺之余热尚留余波,用地黄汤加减调理。

482. 和胃代茶饮

组方:橘红一钱(老树) 伏糖姜一片

用法:水煎,温服。

功用:消食和胃。

注:医案记载,宣统元年六月初五日亥刻,御医张仲元判定皇上胃气欠调,用和胃代茶饮调理。

483. 开通风热汤

组方: 羚羊角一钱五分　甘菊花三钱　杏仁二钱(研)　赤苓一钱五分(研)　麦冬三钱　南薄荷六分　广橘红一钱五分　泽泻一钱五分　黄芩一钱五分　半夏曲一钱五分(包煎)　桑叶一钱五分　生甘草三分

用法: 引用嫩竹叶十片。水煎,温服。

功用: 祛湿化痰,通风散热。

注: 医案记载,七月二十二日未刻,御医周鸣凤判定皇上肺经火盛,湿不化而生痰,风邪乘表虚而内系,以致痰重咳嗽、便少神烦、复兼头目时疼、自汗作热等症状。用开通风热汤进行调理。

484. 疏风导痰汤

组方: 酒军片一钱　瓜蒌仁二钱　杏仁二钱(研)　苏叶五分　地骨皮二钱　橘红一钱五分　泽泻一钱五分　东楂肉一钱五分　半夏曲一钱五分(包煎)　黄芩一钱五分　菊花二钱　前胡一钱五分

用法: 引用竹茹一钱,生姜三小片。水煎,温服。

功用: 清热化痰。

注: 医案记载,七月二十三日,御医周凤明判定皇上寒稍解而胃阳湿热未降,以致咳嗽痰重,以及鼻涕作热等症尚难顿减。用昨方加疏导之品调理。

485. 麻杏清肺汤

组方: 麻黄炭三分　杏仁二钱　黄芩一钱五分　煅石膏一钱五分(研)　赤芍一钱　生甘草三分

用法: 引用红枣三个。水煎,温服。

功用: 疏风解表,清热止咳。

注: 医案记载,七月二十四日,御医周凤明判定皇上里滞痰热已行,诸症均减。因风寒肺热相系,以致咳嗽咯痰,咽有痰鸣,仍拟辛凉之剂缓缓解之。此方麻黄炭、杏仁、煅石膏、生甘草之轻剂,专治肺热咳嗽,故曰缓缓调理。

486. 和表清热代茶饮

组方: 菊花一钱　桑叶一钱　麦冬二钱　竹茹二钱

用法: 水煎,代茶。

功用: 消导和胃,清热润肺。

注: 医案记载,三月二十六日亥刻,御医李崇光判定皇上内蓄滞热,微感风凉。以致胸满烦急,两手有汗,大便不调。用和表清热代茶饮调理。

487. 和胃清热汤

组方:炙桑皮二钱 橘红一钱五分(老树) 麦冬二钱(去心) 苦桔梗二钱 鲜竹叶三十片 莲心六分 谷芽二钱(炒) 生甘草一钱

用法:引用鲜青果二个(打碎)。水煎,温服。

功用:消导和胃。

注:医案记载,十月初八日,御医李崇光、赵文魁判定皇上肺胃之气未和,抑制咽嗌微黏,导致声音欠爽。用清热和胃之法调理。

488. 清热舒化代茶饮

组方:霜桑叶二钱 橘红一钱 杏仁钱半 苦桔梗二钱 鲜竹叶三十片 莲心六分 谷芽二钱(炒) 生甘草一钱

用法:引用鲜青果二枚。水煎,温服。

功用:生津止渴。

注:医案记载,十月初九日,御医李崇光、赵文魁请皇上清热舒化代茶饮。

489. 消暑调中汤

组方:藿香叶二钱 葛粉二钱 条芩二钱 姜连一钱(研) 枳壳二钱(炒) 槟榔二钱(焦) 木通二钱 滑石三钱(煎)

用法:引用焦三仙三钱六分。水煎,温服。

功用:清肺生津。

注:医案记载,宣统七年六月二十日,御医赵文魁判定皇上肺胃有热,外受暑邪,以致胸满作呕、身肢疲倦的症状。用清暑调中化饮之法调理。

490. 藿香清暑汤

组方:藿香叶二钱 薄荷一钱五分 粉葛二钱 条芩二钱 腹皮子三钱 枳壳二钱(炒) 酒军一钱五分 木桶一钱

用法:引用益元散三钱。水煎,温服。

功用:清热消暑。

注:医案记载,六月二十日申刻,御医赵文魁判定皇上暑邪未清,蓄饮尚盛,以致身肢仍倦,时作呕吐。用清暑止呕化饮之法调理。

491. 和胃消暑汤

组方:藿香梗一钱五分 粉葛二钱 橘红一钱五分(老树) 竹茹二钱 焦三仙六钱 胡连二钱 条芩三钱 酒军八钱

用法:引用益元散三钱。水煎,温服。

功用:解暑生津。

注:医案记载,六月二十一日,御医赵文魁判定皇上中州尚欠协和,以致微作恶心,甚至疲倦。用和胃止呕化饮之法调理。

492. 和胃代茶饮

组方:焦槟榔二钱　橘红一钱(老树)　竹茹一钱　石斛一钱　焦山楂二钱　甘草五分

用法:水煎随时代茶。水煎,温服。

功用:祛湿和胃。

注:医案记载,六月二十二日,御医赵文魁判定皇上胃气稍欠调畅,用和胃代茶饮调理。

493. 清暑疏解汤

组方:藿梗叶二钱　薄荷一钱　姜连一钱五分(研)　槟榔炭二钱　粉葛根二钱　陈皮三钱　竹茹一钱　益元散三钱(煎)　姜厚朴一钱五分　枳壳二钱(炒)　泽泻二钱　引用焦三仙六钱　条芩二钱

用法:水煎,温服。

功用:清热化滞。

注:医案记载,宣统八年七月初九日,御医石国庆、赵文魁判定皇上心肺有热,停蓄暑饮,兼受风凉。以致头晕肢倦,有时作呕,腹满口干,舌苔微黑。用清暑疏解化饮之法调理。

494. 藿香化滞汤

组方:藿香梗一钱五分　薄荷八分　姜连一钱(研)　槟榔炭三钱　姜厚朴一钱　枳壳二钱(炒)　条芩三钱　陈皮二钱　益元散三钱(煎)　竹茹一钱　军炭一钱　栀子二钱(炒)

用法:引用瓜蒌皮二钱,三仙炭六钱。水煎,温服。

功用:养胃护肝。

注:医案记载,七月初十日,御医石国庆、赵文魁判定皇上肺胃伏热未净,尚有停滞。用清热和中化滞之法调理。

495. 利咽去热汤

组方:小生地四钱　银花一钱五分　丹皮二钱(去骨)　连翘二钱　薄荷叶八分　知母二钱(去毛)　酒芍一钱　木通一钱五分　川黄连五分　酒芩一钱五分　甘草五分

用法:引用灯草二十根。水煎,温服。

功用:清咽利喉。

注:医案记载,九月初二日,皇上右寸关及左关均浮数。咽喉不利,舌根左边赤色,内热焦郁于内,宜清解。

496. 利咽去热汤加减

组方:银花一钱五分 丹皮二钱(去骨) 薄荷叶七分 连翘一钱五分 酒芩一钱 山栀子一钱五分(炒) 小生地三钱 麦冬二钱(去心) 白芍二钱

用法:引用淡竹叶十五片。水煎,温服。

功用:清热化滞。

注:医案记载,九月初三日,皇上左右脉数象已减。咽喉渐利,舌根赤色稍退。宜用利咽去热汤加减以清余热。

497. 清热平胃代茶饮

组方:生地三钱 丹皮二钱 寸门冬三钱(去心) 杭芍一钱五分 竹茹二钱 青皮二钱 金石斛一钱 生甘草六分

用法:水煎,温服。

功用:清热润肺。

注:医案记载,九月初五日,御医李崇光、赵文魁判定皇上胃阳稍有浮热,以致晚间偶或咽干作渴。用清热平胃代茶饮调理。

498. 麦竹清肺代茶饮

组方:麦冬三钱 竹茹二钱 淡竹叶十六片 青果七枚(捣) 菊花二钱 元参二钱 甘草五分

用法:引用鸭梨半枚。水煎,温服。

功用:清热解毒,止咳化痰。

注:医案记载,九月初六日,皇上代茶饮。

499. 清咽利喉代茶饮

组方:小生地三钱 蔓荆子二钱(炒) 薄荷叶八分 生白芍二钱 甘菊花三钱 连翘一钱五分 酒芩一钱五分 柴胡七分 甘草五分

用法:引用鲜竹茹一钱五分。水煎,温服。

功用:清热润肺。

注:医案记载,十月十三日,皇上清咽利喉代茶饮。

500. 疏风解表代茶饮

组方:粉葛一钱五分 甘菊花二钱 枳壳一钱 小生地三钱 茯苓三钱 薄荷叶八分 赤芍一钱五分 浙贝母二钱(碎) 连翘一钱五分 建神曲二钱 甘草五分 枯黄

芩一钱

用法:引用淡竹叶十五片。水煎,温服。

功用:疏风解表。

注:医案记载,十月十四日,皇上代茶饮。

501. 清心胃代茶饮

组方:小生地三钱 薄荷八分 炙僵蚕一钱 浙贝母二钱五分 枯芩一钱 甘草五分 茯苓三钱 苦杏仁二钱(去皮尖研)

用法:引用瓜蒌壳一钱五分。水煎,温服。

功用:消食泻热导滞。

注:医案记载,十月十五日,皇上代茶饮。

502. 清咽化痰代茶饮

组方:小生地三钱 枳壳一钱五分 瓜蒌壳一钱五分 麦冬二钱 薄荷叶八分 甘草五分 浙贝母二钱(研) 茯苓三钱 僵蚕一钱

用法:引用加竹沥水二钱。冲服。

功用:清热化湿,利咽化痰。

注:医案记载,十月十六日,皇上代茶饮。

503. 平胃清上代茶饮

组方:小生地三钱 浙贝母二钱 泽泻一钱五分 薄荷叶八分 连翘一钱五分 甘草五分 炙僵蚕一钱 冬桑叶一钱五分 枯芩一钱五分 麦冬二钱

用法:竹沥半杯兑服。

功用:清热和胃。

注:医案记载,十月二十三日,皇上服用此代茶饮。

504. 生津养肝汤

组方:小生地三钱 花粉三钱 酒芩一钱五分 麦冬二钱(去心) 生白芍三钱 枳壳一钱 山栀子一钱(炒) 甘草五分 浙贝母二钱(碎)

用法:引用荷叶边一圈。水煎,温服。

功用:生津养肝。

注:医案记载,十二月初五日,御医判定皇上两关带数象。余热未净,有痰,宜祛热生津为治。

505. 清热平肝汤

组方:银花二钱 连翘二钱 白芍二钱 酒芩一钱五分 浙贝母二钱(碎) 小生

地三钱 丹皮二钱(去骨) 麦冬二钱(去心) 泽泻二钱 甘草五分

用法:引用生青果五枚(碎)。水煎,温服。

功用:清热护肝。

注:医案记载,十二月初六日,御医判断皇上脉象与昨日大致相同。仍宜清热平肝为治。

506. 清热平胃代茶饮

组方:银柴胡二钱 广陈皮一钱 白芍二钱 麦芽一钱五分(炒) 建神曲二钱 砂仁壳一钱 枳壳一钱 甘草五分

用法:引用竹茹一钱。水煎,温服。

功用:清热养阴,理气和胃。

注:医案记载,十二月二十二日,皇上服用此代茶饮。

507. 清咽利喉汤

组方:荆芥穗一钱二分 枳壳一钱 粉葛一钱五分 浙贝母二钱(碎) 薄荷叶八分 白芍二钱 茯苓三钱 小生地三钱 鲜竹茹一钱五分 陈皮一钱 连翘一钱五分 甘草五分

用法:引用甘菊花二钱。忌鱼腥。

功用:清咽利喉。

注:医案记载,宣统十一年正月初二日,御医判定皇上外感风寒,内有积热。宜表里两解法治之。

508. 清热润肺汤

组方:冬桑叶一钱五分 鲜竹茹一钱五分 山栀子一钱(炒) 小生地三钱 麦冬二钱(去心) 甘草五分 丹皮一钱五分(去骨) 薄荷叶八分 浙贝母二钱(碎) 白芍二钱

用法:引用甘菊花一钱五分。水煎,温服。

功用:清肺化滞。

注:医案记载,正月初三日,皇御医判定上脉象平和,唯右寸稍数。余热未净,宜清解。

509. 清热化滞汤

组方:小生地三钱 麦芽二钱(炒) 川连三分 白芍二钱 陈皮一钱 砂仁壳一钱 建神曲二钱 枳壳一钱 甘草五分 石斛一钱五分

用法:引用鲜竹茹一钱五分。水煎,温服。

功用:消导和胃。

注:医案记载,正月初六日,御医判定皇上心胃有热,故神倦恶心,宜去热化滞之法。

510. 养胃利咽汤

组方:银花二钱 白芍二钱 猪苓二钱 连翘一钱五分 薄荷叶八分 麦冬二钱(去心) 粉葛一钱五分 浙贝母二钱 甘草五分 小生地三钱 枯芩一钱五分

用法:引用鲜荷叶一片。水煎,温服。

功用:清咽利喉,祛湿和胃。

注:医案记载,七月十六日,御医判定皇上咽喉不利,肺胃有热,宜清解。

511. 去热咽痛汤

组方:甘菊花三钱 浙贝母三钱 鲜竹茹一钱五分 连翘二钱 芥穗一钱 赤芍一钱五分 粉葛一钱五分 蔓荆子二钱(炒) 甘草五分 薄荷叶七分 小生地三钱

用法:引用生青果三枚。水煎,温服。

功用:清咽利喉,清热润肺。

注:医案记载,十一月初三日,御医判定皇上头晕作吐,唇红咽痛。入冬以后,天气亢燥,内有风热,复感风寒,法宜辛凉解散。

512. 清热祛邪汤

组方:甘菊花二钱 连翘一钱五分 枳壳一钱 小生地三钱 白芍二钱 茯苓二钱 浙贝母二钱 竹茹一钱五分 甘草五分

用法:引用生青果三枚。水煎,温服。

功用:清热化滞。

注:医案记载,十一月初四日,御医判定皇上脉带滑数。表邪已解,内热未清。宜用甘凉平剂调理。

513. 清胃和肝代茶饮

组方:防风一钱五分 桑叶一钱五分 菊花二钱 枯芩一钱 连翘一钱五分 薄荷叶七分 白蒺藜一钱五分 山栀子一钱(炒) 赤芍一钱五分 甘草五分

用法:引用灯草一团。水煎,温服。

功用:清肝利胃,利咽清喉。

注:医案记载,十一月十八日午刻,皇上服用代茶饮。

514. 清热代茶饮

组方:小生地三钱 知母一钱 薄荷叶七分 枳壳一钱 浙贝母二钱

用法:引用竹茹一钱。水煎,温服。

功用:清解郁热,缓解头痛。

注:医案记载,十一月二十日,皇上服用代茶饮。

515. 清胃利湿代茶饮

组方:薄荷叶一钱 小生地四钱 元参三钱 麦冬四钱 青竹茹二钱 鲜青果三个(打碎) 花粉三钱 连翘三钱

用法:水煎,代茶。

功用:清热燥湿,除痰止晕。

注:医案记载,十一月二十五日申刻,御医佟成海谨拟皇上服用此代茶饮。

516. 祛风清热代茶饮

组方:薄荷八分 青竹茹一钱五分 白芷一钱 青皮一钱五分(炒) 郁金一钱五分(研) 扁豆二钱(炒) 建曲一钱五分(炒) 焦楂三钱 青果五个(研)

用法:水煎,温服。

功用:祛风止痛。

注:医案记载,十一月二十八日申刻,御医范一梅判定皇上肝热停饮,稍感风邪,以致头晕,稍有胸闷。用祛风清热代茶饮调理。

517. 清热化湿饮

组方:细生地二钱 枳壳一钱 润元参二钱 大麦冬二钱 莲子心三分 肥知母一钱 天花粉二钱 白通草一钱 鲜芦根三钱

用法:引用鲜青果五个。水煎,温服。

功用:清咽利喉,清热化湿。

注:医案记载,正月初十日,御医何延俊、王常明判定皇上属肝胃湿热上蒸,以致证见咽喉肿痛。用清热化湿饮调理。

518. 清咽化痰汤

组方:元参一钱 黄芩一钱 牡丹皮二钱 霜桑叶二钱 麦冬二钱 橘络一钱 生栀子八分 生白芍一钱

用法:引用鲜芦根一钱。水煎,温服。

功用:清咽利喉,化痰止咳。

注:医案记载,正月十一日,御医徐起霖、胡浦源判定皇上肝胃有热,痰多咽痛。用清咽化痰之法。

519. 利咽护肝汤

组方:粉丹皮一钱五分 焦栀仁五分 生地二钱 泽泻一钱五分 黄芩一钱 麦

冬二钱 知母一钱 大腹皮一钱五分

用法:引用鲜青果三个。水煎,温服。

功用:清咽利喉,养肝护肝。

注:医案记载,正月十四日,御医杨晋、陆宝善判定皇上肝热湿饮,以致咽痛。用清肝利咽化湿饮之法调理。

520. 辛凉解散汤

组方:粉葛一钱五分 枳壳一钱 浙贝母二钱 赤芍一钱五分 建神曲一钱五分 连翘一钱五分 枯芩一钱五分 甘草五分 薄荷叶八分 猪苓二钱 苏梗五分

用法:引用鲜竹茹一钱五分。水煎,温服。

功用:疏风解表。

注:医案记载,三月初三日,御医皇上发热作呕,肢体倦怠,属阳明经宜辛凉解散。

521. 清肺和胃汤

组方:粉葛根六分 橘红一钱 薄荷八分 赤芍一钱五分 元参三钱 赤苓皮三钱 猪苓二钱 泽泻二钱

用法:引用鲜橘皮三钱。水煎,温服。

功用:疏风解表,清肺化滞。

注:医案记载,三月初三日酉刻,御医赵文魁判定皇上肺胃有热,微薄风凉。以致咽疼肢倦,有时作呕。用疏风清肺化饮之法调理。

522. 清肺利咽汤

组方:小生地二钱 元参二钱 苏梗一钱 姜栀仁二钱 酒芩二钱 枳壳二钱(炒)

用法:水煎,代茶。

功用:生津护肝,止痛治痛。

注:医案记载,三月初四日戌刻,御医范一梅判定皇上肺胃饮热不清。以致颃颡干燥,咽嗌作痛。用养阴清肺利咽之法调理。

523. 疏风解散汤

组方:粉葛一钱五分 黄芩二钱 小生地四钱 木通一钱五分 连翘二钱 薄荷叶八分 元参二钱 白芍二钱 僵蚕一钱 甘草五分 浙贝母二钱 丹皮一钱五分

用法:引用生石膏三钱。水煎,温服。

功用:疏风解表,和胃清肺。

注:医案记载,四月十六日,御医皇上肺胃积热,咽喉作痛。宜清热散风为治。

524. 和解护肝汤

组方:大元参三钱 薄荷八分 忍冬二钱 连翘二钱 细生地三钱 赤芍一钱五分 寸冬二钱 浙贝二钱 锦灯龙一个 甘草三分

用法:引用胖大海三个。本方加竹沥水半杯兑。

功用:清肝去热。

注:医案记载,四月十六日,御医赵文魁判定皇上肝肺结热,熏蒸上焦。以致身肢酸倦,咽嗌作疼。用清肝理肺少佐和解之法调理。

525. 调中和胃化饮汤

组方:藿香梗二钱 姜连一钱五分(研) 竹茹一钱 泽泻三钱 赤苓块四钱 木通一钱五分 新会二钱 猪苓二钱 宣木瓜二钱 鲜姜三片

用法:引用太乙紫金锭一粒,另服。水煎,温服。

功用:和胃止呕。

注:医案记载,八月十二日寅刻,御医赵文魁判定皇上胃蓄饮滞,过服寒凉。以致头闷肢倦,呕吐恶心,寒饮下注,泄泻腹疼。用调中和胃化饮之法调理。

526. 去热健脾汤

组方:藿梗一钱五分 茯苓三钱 宣木瓜二钱(酒炒) 川黄连七分 吴茱萸二钱(水浸炒) 车前子二钱(炒) 莱菔子一钱(抖炒) 枳壳一钱五分(炒) 扁豆三钱(炒) 甘草五分(炒) 陈皮一钱五分

用法:引用灯草一团,本方减去甘草五分(炒)。水煎,温服。

功用:健脾和胃。

注:医案记载,八月十二日,御医判定皇上肺胃现有蓄热,过食生冷,激而为呕吐、腹痛、肢倦、泄泻。用去热健脾汤调理。

527. 去热养胃汤

组方:扁豆二钱(炒) 茯苓三钱 川连三分 吴茱萸二钱(水炒) 白芍二钱 竹茹一钱五分 炙甘草七分 砂仁壳一钱 陈皮一钱五分 枳壳一钱(炒) 生山药三钱

用法:引用白檀香一钱,本方加建曲二钱。水煎,温服。

功用:养胃清热。

注:医案记载,八月十四日,御医判定皇上余热犹在,胃气不调,宜解热调中。

528. 清热化湿汤

组方:银花三钱 青竹茹二钱 桑叶二钱 枳壳一钱五分(炒) 苦桔梗二钱 宣

木瓜一钱　云苓一钱五分　广陈皮一钱　甘草六分

用法:水煎,温服。

功用:和胃养肝,利咽止痛。

注:医案记载,闰五月二十一日,御医袁其铭判定皇上属肝胃湿热,以致咽喉作痛。湿滞则气道不畅,故肢体酸倦。用清热化湿之法调理。

529. 清喉利咽汤

组方:葛根一钱五分　黄芩一钱五分　杭芍二钱　麦冬二钱　瓜蒌二钱　生地二钱　丹皮一钱五分　元参一钱五分　甘草一钱

用法:水煎,温服。

功用:清咽止痛。

注:医案记载,闰五月二十一日,御医白永祥判定皇上因清热上攻,气化不行,以致咽喉微痛。用清咽止痛化湿理气之法调理。

530. 清热调中饮

组方:云茯神三钱　寸冬三钱　金石斛三钱　川贝三钱　霜桑叶三钱　栀仁三钱(炒)　杭白芍三钱(炒)　广皮一钱五分

用法:引用荷蒂五个。水煎,温服。

功用:健脾护肝。

注:医案记载,八月初五日,御医全顺判定皇上脾湿肝热,头闷身倦发热,咽间不爽,时或胸间悸动。用清热调中饮调理。

531. 益阴清肺代茶饮

组方:细生地四钱　元参四钱　杭芍四钱　丹皮三钱　黑山栀子二钱　黄芩二钱　瓜蒌三钱　浙贝二钱　青连翘二钱　橘红一钱五分

用法:清肺抑火化痰丸一钱(包煎)。水煎,温服。

功用:清热燥湿,除痰止晕。

注:医案记载,宣统十五年正月初一日未刻,御医佟文斌、赵文魁判定皇上肺热尚欠清和,多痰口渴,用益阴清肺代茶饮调理。

532. 平胃化湿代茶饮

组方:细生地三钱　元参二钱　杭芍二钱　丹皮二钱　黑山栀子二钱　黄芩二钱　川尖贝一钱五分　瓜蒌三钱　炙桑皮二钱　橘红一钱　竺黄二钱

用法:水煎,代茶。

功用:健脾燥湿,清肝泄热,止渴止晕。

注:医案记载,正月初二日午刻,御医佟文斌、赵文魁谨拟皇上代茶饮。

533. 加味犀角地黄汤

组方:生地炭三钱　杭芍三钱　元参四钱　丹皮三钱　犀牛尖四分(先煎)　黑栀子三钱　黄芩二钱　浙贝二钱(研)　侧柏炭一钱　茅根一钱五分　瓜蒌四钱

用法:引用鲜藕节三个。水煎,温服。

功用:养肝止咳,化痰养肝。

注:医案记载,正月初三日卯刻,御医赵文魁判定皇上心肝蕴热未净,肺气亦欠清和。以致痰中见红,时作咳嗽。用加味犀角地黄汤调理。

534. 清解化湿代茶饮

组方:干、鲜地黄各三钱　杭芍三钱　元参三钱　黑栀子二钱　牡丹皮三钱　小蓟一钱五分　瓜蒌三钱　浙贝二钱　白茅根一钱五分　黄芩二钱　橘红一钱

用法:栀子金花丸一钱五分(包煎)。水煎,温服。

功用:理气化湿,疏风止痛。

注:医案记载,正月初三酉刻,御医赵文魁谨拟皇上代茶饮。

535. 清热化湿代茶饮

组方:盐柏二钱　知母二钱(炒)　花粉一钱五分　麦冬三钱　广皮三钱　枳壳一钱五分(炒)　连翘二钱　浙贝二钱　栀仁一钱五分(炒)　鲜竹叶十片

用法:水煎,代茶。

功用:清热化湿,消食和胃,止晕。

注:医案记载,正月初六日戌刻,御医任锡庚谨拟皇上代茶饮。

536. 清热泻湿代茶饮

组方:杭赤芍三钱　丹皮二钱　昆布二钱　海藻二钱　夏枯草二钱　郁金二钱　瓜蒌三钱　酒芩二钱　焦枳壳二钱　橘红一钱　桔梗二钱　木香三分(煨研)

用法:水煎,代茶。

功用:清热利湿,解毒,清咽利喉。

注:医案记载,正月初七日戌刻,御医范一梅谨拟皇上代茶饮。

537. 和胃化湿代茶饮

组方:夏枯草一钱　醋柴胡一钱　赤芍二钱　青皮子一钱五分(研)　怀牛膝二钱　橘络一钱五分　胆草一钱　宣木瓜二钱　南薄荷一钱　粉葛一钱五分　酒芩二钱　甘菊花一钱

用法:水煎,代茶。

功用:清热利湿,消导和胃,治口黏消渴。

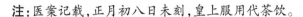

注:医案记载,正月初八日未刻,皇上服用代茶饮。

538. 和血疏肝清热汤

组方:酒当归三钱　生地三钱　抚芎二钱　坤草三钱　夏枯草二钱　姜栀二钱　条芩二钱　桔梗二钱　天花粉三钱　枳壳二钱(炒)　丹皮一钱五分

用法:引用鲜青果五个(打碎)。水煎,温服。

功用:养胃护肝。

注:医案记载,宣统十四年十一月十六日,御医范一梅判定皇后肝热胃经不和,以致颃颗干燥,项下微痛。用和血疏肝清热之法调理。

539. 和血疏肝化坚丸

组方:酒当归六钱　赤芍四钱(炒)　丹皮四钱　小生地四钱　夏枯草四钱　炙香附三钱　昆布四钱　海藻四钱　川郁金四钱　青皮四钱(炒)　栀子三钱(炒)　条芩三钱　草红花二钱　木香二钱　抚芎三钱　皂角一钱(子)

用法:共研极细面,炼蜜丸如梧桐子大,每服三钱,用白开水送服。

功用:和血疏肝,养胃护肝。

注:医案记载,宣统十四年十一月十六日,皇后项下脖间,两膀结核,皮色如常,坚硬不化,胸膈满闷。御医判定由肝胃饮热,气道欠舒所致使然。用和血疏肝化坚丸,缓缓调理。

540. 清解调肝舒化汤

组方:苏薄荷一钱五分　连翘三钱　银花二钱　淡豉二钱　苏梗叶二钱　陈皮二钱　丹皮二钱　黑栀子二钱　炒枳壳二钱　酒芩一钱五分　腹皮二钱

用法:引用鲜青果五个(打碎),本方减去苏梗叶五分。水煎,温服。

功用:清解调肝。

注:医案记载,宣统十四年十一月十七日,御医赵文魁判定皇后肝经有热,外薄风凉,以致头闷肢倦,有时腹胀。用清解调肝舒化之法调理。

541. 清上和肝滋阴汤

组方:甘菊花二钱　桑叶二钱　薄荷八分　连翘二钱　牡丹皮二钱　抚芎一钱　全当归三钱　酒芍二钱　中生地三钱　青皮一钱　炙香附八分

用法:引用泽兰叶一钱五分,鲜青果五个(打碎)。水煎,温服。

功用:清热和肝,泻热导滞。

注:医案记载,宣统十四年十一月十八日,御医赵文魁判定皇后阴分较亏,气道尚滞,导致头闷肢倦,中气欠调。用清上和肝滋阴之法调理。

542. 清热调中汤

组方:杭白芍二钱 归身二钱 丹皮二钱 瓜蒌三钱 新会白一钱五分 殼砂五分 炙香附一钱五分 枳壳一钱 鲜竹叶十片 甘草三分

用法:引用鲜青果五个(打碎)。水煎,温服。

功用:清热化滞。

注:医案记载,宣统十四年十一月二十日,御医赵文魁判定皇后浮热尚欠清和,用清热调中之法调理。

543. 清解和肝汤

组方:薄荷叶八分 枳壳一钱五分(炒) 生白芍三钱 丹参二钱 大生地二钱 全当归一钱 青皮子一钱五分 炙香附二钱 泽兰叶一钱五分 栀子一钱(炒) 郁金一钱(研)

用法:引用楂炭二钱。水煎,温服。

功用:养肝利咽。

注:医案记载,宣统十四年十二月二十二日戌刻,御医佟成海判定皇后肝热未清,气道尚滞。用清解和肝之法调理。

544. 清热和肝理肺汤

组方:板蓝根一钱五分 连翘二钱 薄荷一钱五分 双花二钱 苏梗子各一钱 杏仁二钱(研) 赤芍二钱 元参三钱 黑山栀子二钱 酒芩二钱 瓜蒌四钱 陈皮一钱

用法:引用鲜青果五个(打碎),干寸冬三钱。水煎,温服。

功用:养肝润肺,清热化滞。

注:医案记载,宣统十五年正月初五日,御医赵文魁判定皇后肝肺结热,外感风凉。以致头闷肢倦,咽痛作嗽。用清热和肝理肺之法调理。

545. 清热利咽代茶饮

组方:大青叶二钱 薄荷一钱 连翘二钱 双花二钱 大元参二钱 赤芍一钱五分 射干三分 黄芩二钱 干寸冬二钱 生栀子二钱 前胡二钱

用法:引用鲜青果五个(打碎)。水煎,温服。

功用:清热利咽。

注:医案记载,宣统十五年正月初六子刻,御医赵文魁判定皇后蓄热较减,风凉未净,以致头闷肢倦,咽堵作疼。用和解清热利咽之法调理。

546. 清金代茶饮

组方:大青叶一钱五分 元参二钱 连翘二钱 薄荷一钱 干寸冬二钱 黄芩二钱 栀子二钱(炒) 花粉一钱五分 鲜青果五个(打碎) 杏仁八分(炒) 赤芍一钱五分

用法:水煎,代茶。

功用:疏风解表,清热止咳。

注:医案记载,宣统十五年正月初六日,御医赵文魁谨拟皇后代茶饮。

547. 胆草青皮代茶饮

组方:胆草八分　青皮一钱五分　炙香附一钱五分　赤茯苓二钱　木通一钱五分　泽泻二钱　瓜蒌三钱　甘菊花二钱　桑叶一钱　黄芩一钱五分　杭白芍二钱

用法:水煎,代茶。

功用:理气化痰,肃肺止咳。

注:医案记载,宣统十五年二月初八日,御医赵文魁谨拟皇后代茶饮。

548. 生地川芎代茶饮

组方:大生地三钱　黑芥穗七分　川芎一钱五分(酒炒)　杭白芍二钱　酒芩一钱五分　丹参二钱　新当归二钱(酒炒)　柏子仁二钱(去油)　丹皮一钱五分　甘菊花二钱　白茯神三钱(抱木)　炙甘草五分　扁豆皮二钱

用法:水煎,温服。忌海物鱼腥。

功用:益气化痰,养血安神。

注:医案记载,宣统十五年五月二十日,皇后代茶饮。

549. 清热代茶饮

组方:生地三钱　知母一钱五分　香薷五分　白芍三钱　枳壳一钱五分　蔓荆子一钱五分(炒)　酒芩一钱五分　当归二钱(酒洗)　连翘一钱五分　扁豆三钱(炒)

用法:引用益元散三钱。水煎,温服。

功用:清泻胃热。

注:医案记载,宣统十五年五月二十二日,皇后代茶饮。

550. 生地杭芍代茶饮

组方:大生地四钱　生杭芍四钱　归身四钱(酒)　丹参四钱　生栀仁三钱(研)　萸连二钱(研)　丹皮三钱　骨皮三钱　酒黄芩三钱　盐柏三钱　生知母三钱　陈皮三钱

用法:水煎,代茶。

功用:清热养阴利咽。

注:医案记载,宣统十五年二十二日申刻,御医佟文斌、范一梅谨拟皇后代茶饮。

551. 和肝调中汤

组方:生地六钱　杭芍四钱　全当归四钱　陈皮三钱　炙香附四钱　青皮三钱(研)

木香二钱(研) 瓜蒌四钱 青竹茹三钱 赤苓四钱 茅术三钱(炒) 薏苡仁六钱(炒)

用法:引用谷芽四钱(炒),胡连二钱(研)。水煎,温服。

功用:养肝护胃,祛湿除滞。

注:医案记载,宣统十五年六月十六日,御医佟文斌判定皇后脉息左关沉弦,右关滑数。肝热气滞,中州蓄饮。以致头觉晕痛,胸堵呕吐,谷食欠香,身肢酸倦。用和肝调中化饮之法调理。

552. 养阴止痛汤

组方:酒归身四钱 杭芍三钱 生地三钱 川芎二钱 炙香附三钱 乌药二钱 青皮二钱(炒) 丹皮三钱 蔓荆子二钱 白芷二钱 藁本二钱 冬桑叶二钱

用法:引用苍耳子三钱。水煎,温服。

功用:养肝止痛。

注:医案记载,宣统十五年七月初五日酉刻,御医范一梅判定皇后脉息左关沉弦,右关滑缓,两尺微有力软。以致头痛咽干,此由阴分不足、肝经湿热上蒸所致。用养阴缓肝止痛之法调理。

553. 和肝止痛汤

组方:炙香附二钱 竹茹一钱五分 青皮二钱 赤芍二钱 全当归三钱 泽兰叶二钱 川续断二钱 牛膝二钱 丹参一钱五分 煨木香一钱五分 艾炭三分 抚芎一钱五分

用法:引用阿胶六分(炒)。水煎,温服。

功用:和肝止痛。

注:医案记载,宣统十四年十一月二十四日申刻,御医赵文魁判定淑妃肝经有热,气道欠调。以致腹胀作痛,腰酸腿疼。用和肝养荣拈痛之法调理。

554. 养荣清肝汤

组方:生赤芍三钱 归尾三钱 红花二钱 茜草三钱 生栀仁三钱 丹皮四钱 苏木三钱 酒芩三钱 青皮子三钱(研) 枳壳三钱 熟军一钱五分

用法:引用炙泽兰三钱,香附一钱五分。水煎,温服。

功用:养肝调经。

注:医案记载,宣统十四年十二月初三日,御医赵文魁判定淑妃脉肝热尚欠清和。用养荣清肝之法调理。

555. 清肝调经汤

组方:泽兰叶三钱 赤芍三钱 归尾三钱 桃仁三钱(研) 青皮子三钱(研) 炙香附二钱 知母三钱 川柏三钱 酒胆草三钱 酒芩三钱 生栀子三钱

用法:引用枳壳三钱(炒),大腹皮一钱。水煎,温服。

功用:清肝调经。

注:医案记载,宣统十四年十二月初六日,御医赵文魁判定淑妃肝经有热,气道欠调。用清肝调经养荣之法调理。

556. 疏解调肝代茶饮

组方:南薄荷一钱 菊花一钱五分 防风一钱五分 桑叶一钱 小生地三钱 胆草一钱 连翘一钱五分 花粉二钱 青皮子一钱 枯芩一钱五分 丹皮二钱

用法:水煎,代茶。

功用:疏解调肝。

注:医案记载,宣统十五年四月十三日申刻,御医佟成海判定淑妃肝经蓄热,表感扶风。用疏解调肝代茶饮调理。

557. 清金化痰汤

组方:杏仁泥三钱(研) 苏子二钱(研) 前胡二钱 麦冬三钱 炙桑皮三钱 广红二钱 栀子三钱 生知母三钱

用法:引用煅礞石三钱。水煎,温服。

功用:止嗽化痰。

注:医案记载,宣统六年九月二十六日,御医赵文魁判定老太太痰饮未愈。用清金止咳化痰之法调治。

558. 平肝降滞汤

组方:甘菊花三钱 桑叶三钱 酒胆草二钱 青皮二钱 槟榔三钱(炒) 枳壳二钱(炒) 炙香附一钱 姜连一钱五分(研) 木香一钱五分(研) 熟军三钱 瓜蒌皮三钱 木通二钱

用法:引用益元散三钱(煎)。水煎,温服。

功用:清热平肝降滞。

注:医案记载,宣统二年六月初七日,御医李崇光判定总管上焦微热较轻,肝胃湿滞未化。以致头目仍闷,胸膈气道欠爽,大便结秘。用清热平肝降滞之法调治。

559. 利湿清热汤

组方:酒胆草二钱 青皮二钱 槟榔三钱(炒) 枳壳二钱(炒) 瓜蒌皮三钱 赤苓三钱 姜连一钱五分(研) 木通二钱 栀仁一钱五分(炒) 猪苓三钱 泽泻二钱 炙香附八分

用法:引用益元散三钱(煎)。今明各服一帖调治。

功用:利湿清热。

注:医案记载,宣统二年六月初八日,御医李崇光判定总管肝热渐轻,中焦湿热化而未净。以致胸胁胀闷,中焦气道欠畅。用利湿清热之法。

560. 疏风清热汤

组方:薄荷一钱五分 白芷二钱 紫苏二钱 荆芥穗二钱(炒) 胆草二钱(酒) 青皮二钱 酒芩二钱 槟榔三钱(炒) 辛夷二钱 枳壳二钱(炒) 栀仁一钱五分(炒) 郁金二钱(研)

用法:引用蔓荆子三钱,甘菊花三钱。水煎,温服。

功用:清热化湿,疏风止晕。

注:医案记载,宣统二年六月初十日,御医李崇光判定总管肝胃湿热未清,复受风凉。以致头晕鼻塞、时流鼻涕、胸堵肢倦、谷食欠香症状。用疏风清热化湿之法调治。

561. 疏风清血丸

组方:犀角一钱 侧柏三钱 白芷三钱 次生地四钱 黄柏三钱 元参五钱 黑栀子三钱 僵蚕二钱 川郁金三钱 知母三钱(炒) 丹皮四钱 升麻炭一钱五分

用法:共为细面,蜜为丸,每丸重二钱。早晚各服一丸,清茶送服。

功用:疏风清血。

注:医案记载,光绪三十四年十二月初二日,御医忠勋判定秀格格风热入于血分,上参阳位,以致额面常生风粟,有时经血逆行等症。用疏风清血丸常服调理。

562. 清热化滞汤

组方:甘菊花二钱 粉葛一钱五分 枳壳二钱 花粉二钱 焦曲一钱五分 石斛二钱 知母三钱 楂炭三钱 炙桑皮三钱 陈皮二钱 前胡三钱 清夏片二钱 酒军一钱五分

用法:引用酒芩三钱。水煎,温服。

功用:清热化滞。

注:医案记载,宣统十四年正月二十二日,书格格头部微痛,饮食不香。御医用清热化滞汤调治。

563. 止咳化痰汤

组方:苏叶子各二钱 杏仁三钱(炒) 前胡三钱 炙桑皮三钱 黑栀仁三钱 酒芩三钱 法半夏三钱 陈皮三钱 糖瓜蒌六钱 浙贝三钱

用法:引用炙枇杷叶四钱。水煎,温服。

功用:止咳化痰,清肺化滞。

注:医案记载,宣统十四年十月十九日,御医赵文魁判定三格格肺经痰饮欠清。用清肺止嗽化痰汤调治。

564. 育神和胃汤

组方:朱茯神四钱 酸枣仁三钱 中生地三钱 龙齿三钱 法半夏三钱 橘红三钱 生杭芍三钱 菊花三钱 青竹茹三钱 生粉草一钱五分

用法:水煎,温服。

功用:和胃生津。

注:医案记载,宣统十五年八月二十一日,御医张仲元判定四格格脉胃气欠和,蓄有痰饮。以致心悸跳动,夜寐欠实。用育神和胃化饮之法调治。

565. 清肺利咽汤

组方:板蓝根二钱 连翘二钱 银花二钱 薄荷一钱五分 小生地三钱 元参三钱 寸冬三钱 生知母三钱 郁李仁三钱(研) 枯芩三钱 熟军二钱

用法:引用糖瓜蒌四钱。水煎,温服。

功用:清咽利喉,润肺止痛。

注:医案记载,宣统十四年正月二十一日,御医赵文魁判定十格格肺胃有热,以致头闷咽痛。用清肺利咽舒化之法调治。

566. 利咽调中汤

组方:大元参三钱 赤芍三钱 寸冬二钱 豆根一钱五分 糖瓜蒌六钱 知母三钱 川柏三钱 枳壳三钱 郁李仁三钱(研) 熟军二钱 甘草一钱

用法:引用鲜青果五个(打碎)。水煎,温服。

功用:润肺利咽。

注:医案记载,宣统十四年正月二十二日,御医赵文魁判定十格格肺热轻减,咽嗌微疼。用清肺调中利咽之法调治。

567. 清热利咽法

组方:生地四钱 元参四钱 豆根三钱 苦梗三钱 苏梗二钱 羚羊角三钱 栀子三钱(炒) 条芩三钱 花粉四钱 忍冬四钱 连翘四钱 酒军三钱

用法:引用锦灯笼七个。水煎,温服。

功用:清热利咽。

注:医案记载,正月二十一日,御医范鲁掌案清热利咽之法。

568. 清热利咽汤

组方:荆芥三钱 大青叶四钱 防风三钱 苏梗叶三钱 元参八钱 次生地八钱 麦

冬五钱 川郁金三钱 蝉衣三钱(净) 白僵蚕三钱(炒) 苦桔梗三钱 元明粉三钱(煎)

用法:引用淡豆豉四钱,射干三钱。水煎,温服。

功用:清热利咽,滋阴抑火。

注:医案记载,四月二十八日,御医全顺鲁掌案暑温清透滋阴抑火利咽消化之法。

569. 清肺化湿汤

组方:炙枇杷叶三钱 川贝三钱 桑皮叶三钱 苏梗一钱 杏仁泥三钱 陈皮一钱五分 云茯苓四钱 泽泻一钱五分 栀子一钱五分(炒) 炙香附二钱 粉甘草一钱

用法:引用鲜芦根二支(切碎)。水煎,温服。

功用:清肺化湿。

注:医案记载,二月初六日,御医姚宝生判定四格格肺胃蓄有饮热,膈间气道不舒,以致时作咳嗽、唾有稀痰等症状。用清肺化湿和肝之法调治。

570. 疏肝安神化痰法

组方:川郁金三钱 橘红二钱 朱茯神三钱 远志一钱五分 炙香附二钱 青皮二钱(炒) 当归三钱 杭芍二钱(炒) 次生地三钱 醋柴胡一钱 竹茹一钱五分 甘草八分

用法:引用朱砂面四分(冲服)。水煎,温服。

功用:疏肝解郁,安神化痰。

注:医案记载,光绪二十九年八月十八日,御医庄守和判定容龄解郁疏肝安神化痰之法。

571. 清解利咽汤

组方:荆芥穗二钱 牛蒡子二钱(研) 苦桔梗三钱 元参三钱 酒芩二钱 金银花二钱 连翘二钱 枳壳二钱(炒) 僵蚕二钱 板蓝根二钱 花粉三钱 甘草八分

用法:引用薄荷八分。水煎,温服。

功用:清热利咽。

注:医案记载,光绪三十三年二月初三日,垣大奶奶清解利咽之法。

572. 定喘化痰法

组方:柏子仁二钱 赤苓一钱五分 苦桔梗一钱五分 地骨皮三钱 南百合一钱五分 生栀子一钱 羌活五分 天竺黄一钱五分 杏仁一钱五分(研) 川连六分 生白芍一钱 苏子二分

用法:引用白果七个。水煎,温服。

功用:清解肺郁,消散肝热,定喘化痰。

注:医案记载,四月初九日,御医嵩寿判定恭亲王六脉,肝经热盛,未能大消,心气尚起虚火,肺经风邪又微较轻,脾胃二脉尚见平和,总因肺郁肝旺,以致仍见咳嗽不卧,燥痰虽少,颜色仍带黄块,燥汗仍时见出,现宜培养心气,清解肺郁,消散肝热,定喘化痰之法治之。

573. 安神理肺定喘化痰汤

组方:朱茯神三钱 枣仁三钱(炒焦) 沙参四钱 麦冬四钱(朱拌) 糖瓜蒌五钱 川贝三钱(研) 橘红一钱五分(老树) 海石三钱 炙苏子霜钱半 冬花三钱 炙桑皮三钱 百部二钱

用法:引用金沸草三钱(包煎),竹茹二钱。水煎,温服。

功用:理肺定喘。

注:医案记载,光绪某年三月初五日,御医庄守和判定恭亲王心虚肝旺,气道不顺,脾肺积蓄痰热不净,以致动则气促,有时喘满胸堵,咳嗽痰黏如胶,躺卧不实,睡仍虚空,谷食不香,身倦自汗,小便勤而色赤。用安神理肺定喘化痰汤调治。

574. 清热利咽汤

组方:丹参三钱 归尾三钱 赤芍三钱 延胡索三钱(炒) 薄荷八分 苦桔梗四钱 连翘三钱 栀仁三钱 青皮三钱(炒) 南红花一钱五分 酒芩三钱 生甘草八分

用法:引用茺蔚子三钱。水煎,温服。

功用:清热利咽。

注:医案记载,二月二十九日,御医杨际和判定珍妃咽益肿痛,胁腹时而窜疼,荣分下行不畅。用清热利咽汤,佐以调经之品调治。

575. 清热利咽汤

组方:生地四钱 赤芍二钱 延胡索三钱(炒) 薄荷一钱 荆芥炭二钱 防风二钱 苦桔梗五钱 牛蒡子一钱五分 青皮三钱(炒) 僵蚕二钱(炒) 酒芩三钱 栀仁三钱(炒)

用法:引用青果五个(研),熟军八分。水煎,温服。

功用:清热利咽。

注:医案记载,二月三十日,珍妃咽益肿痛,不甚见效,传病面上见风粟,口微作渴,胁腹有时窜疼,身肢欠爽。御医照原方加减,外用冰硼散吹于喉间调理。

576. 调气清热化痰汤

组方:菖蒲二钱 橘红一钱五分 台乌二钱 煨木香一钱五分 酒芩二钱 栀子二

钱(炒) 瓜蒌仁二钱 枳壳三钱(炒) 青皮二钱 赤苓三钱 浙贝三钱(研) 知母二钱

用法:引用茅术二钱,焦三仙各六钱。水煎,温服。

功用:清热化痰。

注:医案记载,光绪某年七月初一日,御医冯盛化判定珍贵人暑邪见解,湿热未清,气道尚滞,兼有痰饮见证,胸膈仍闷,头疼眩晕,舌本犹强不能言语,身肢酸沉,谷食不香。用调气清热化痰汤调理。

577. 清肺止咳化痰法

组方:大瓜蒌四钱 酒芩三钱 生栀仁三钱(研) 竺黄三钱 杏仁泥三钱 浙贝三钱(研) 前胡三钱 枳壳三钱 天花粉四钱 橘红三钱 胆草三钱 熟军二钱

用法:引用鲜青果五个(打碎)。水煎,温服。

功用:止咳化痰。

注:医案记载,十月二十四日,御医佟文斌、赵文魁判定康皇贵太妃肺热清减,唯稍有咳嗽,用清肺止咳化痰之法调理。

578. 清肺还音抑火法

组方:大元参六钱 赤芍三钱 寸冬四钱 花粉三钱 胖大海五个 枯芩三钱 栀子三钱(炒) 薄荷一钱五分 净蝉衣一钱 胆草三钱 枳壳三钱 酒军一钱五分

用法:引用鲜青果七个(打碎)。水煎,温服。

功用:清热宣肺。

注:医案记载,十月十一日,御医赵文魁判定端康皇贵太妃诸症清减,唯肺热尚欠清和。用清肺还音抑火之法调理。

579. 清肝理肺法

组方:大元参六钱 寸冬三钱 赤芍三钱 薄荷二钱 生知母三钱 蝉衣一钱 酒芩三钱 栀子三钱(炒) 杏仁泥三钱 防风二钱 枳壳三钱 酒军一钱五分

用法:引用胖大海五个,鲜青果七个(打碎)。水煎,温服。

功用:清肝理肺。

注:医案记载,十月初九日申刻,御医赵文魁判定端康皇贵太妃肝肺结热,中气欠调,外受浮风,声音哑闷。用清肝理肺之法调理。

580. 理肺清热化痰法

组方:南苏子三钱(炒) 杏仁四钱(炒) 瓜蒌六钱(捣) 炙桑皮三钱 旋覆花三钱 枯芩四钱 羚羊角六分(面) 生栀仁四钱(研) 青皮子三钱(研) 枳壳三钱 橘红三钱 酒军一钱五分

用法:引用法半夏三钱(研)。水煎,温服。

功用:清热化痰。

注:医案记载,二月十一日,御医佟文斌、赵文魁判定端康皇贵妃肺热痰饮欠清。用理肺清热化痰之法调理。

581. 理肺调中化痰法

组方:糖瓜蒌六钱(捣) 杏仁四钱(炒) 辛夷仁二钱 苏子三钱(炒) 苏薄荷二钱 姜朴三钱 枳壳三钱 橘红三钱 羚羊面六分(煎) 枯芩三钱 生栀仁四钱(研) 甘菊花三钱

用法:引用炙桑皮三钱。水煎,温服。

功用:清热化痰。

注:医案记载,二月初十日,御医佟文斌、赵文魁判定端康皇贵妃肺热痰饮欠化。用理肺调中化痰之法调理。

582. 清肝理肺化痰法

组方:酒胆草三钱 姜朴三钱 羚羊角六分(面) 丹皮三钱 苏子叶四钱 杏仁三钱(炒) 橘红三钱 瓜蒌八钱 辛夷仁二钱(研) 黄芩三钱 枳壳三钱 酒军二钱

用法:引用藤钩三钱,桑叶一两,熬汤煎药。水煎,温服。

功用:利肺化痰。

注:医案记载,二月初八日,御医赵文魁判定端康皇贵妃肝肺结热,痰饮不宣,以致左臂作疼,时有咳嗽。用清肝理肺化痰之法调理。

583. 清热和肝化痰膏

组方:大生地一两 麦冬一两 鲜石斛一两(研) 花粉一两 生白芍一两 当归一两 糖瓜蒌二两(捣) 芦荟八钱 炙香附一两 橘红八钱 法半夏八钱 杏仁一两 白菊花一两 鲜青果十枚(研)

用法:共以水熬透去渣,再熬浓汁,兑梨膏十二两收膏,每服一匙,开水送下。

功用:清热止咳。

注:医案记载,二月十八日,端康皇贵妃咳嗽口渴,御医用清热和肝化痰膏调理。

584. 和肝清热化痰法

组方:大生地四钱 芦荟三钱 生白芍四钱 胆草三钱 糖瓜蒌六钱(捣) 生桑皮三钱 炙香附三钱 苏子三钱(研) 南薄荷三钱 橘红三钱 鲜石斛五钱(研) 花粉四钱

用法:引用菊花三钱。水煎,温服。

功用:清热化痰。

注:医案记载,二月十七日,御医张仲元、佟文斌判定端康皇贵妃肝肺欠和,痰热未清,导致出现耳鸣口渴,有时咳嗽的症状。用和肝清热化痰之法调理。

585. 清解风热法

组方:薄荷七分 钩藤二钱 菊花二钱 桑叶二钱 苦桔梗二钱 川贝二钱(研) 麦冬三钱(去心) 防风一钱 竹茹一钱五分 陈皮一钱 元参三钱 甘草八分

用法:引用鲜芦根二支(切碎)。水煎,温服。

功用:清热止咳利咽。

注:医案记载,正月二十八日,御医张仲元、忠勋判定皇上上焦微有风热,以致偏右咽痛、延及右脸亦觉微木的症状。用清解风热之法调理。

586. 清解风热之法

组方:薄荷六分 白芷一钱五分 桑叶二钱 菊花二钱 苦桔梗二钱 川贝二钱(研) 麦冬三钱(去心) 元参二钱 枳壳一钱五分(炒) 牛蒡子一钱五分(炒研) 甘草八分

用法:引用鲜青果五个(研碎)。水煎,温服。

功用:清热利咽。

注:医案记载,正月二十九日,皇上上焦风热未净,右脸尚有微肿,咽痛减轻。御医用清洁风热之法调理。

587. 清热化湿之法

组方:麦冬二钱(去心) 甘菊花二钱 苦桔梗一钱五分 山豆根一钱 桑叶二钱 竹茹二钱 枳壳一钱五分 焦三仙各二钱 糖瓜蒌三钱 金银花二钱

用法:引用鲜青果七个。水煎,温服。

功用:清热除湿。

注:医案记载,三月二十四日,皇上出现眩晕、脊骨按之作痛、咽中偏右经络觉疼、步履较软的症状。御医诊断后用清热化湿之法调理。

588. 疏风清热化湿饮

组方:荆芥一钱 薄荷八分 甘菊花二钱 桔梗一钱 元参一钱 山豆根二钱 桑叶二钱 麦冬二钱(去心) 金银花二钱 焦三仙各二钱 熟军六分

用法:引用鲜青果七个,灯心二寸。水煎,温服。

功用:清热利咽。

注:医案记载,三月二十九日,皇上出现风热不净、湿饮不化、偏左项间筋

脉作痛、偏右头疼、时觉眩晕、大便较燥的症状。御医诊断后用疏风清热化湿饮调理。

589. 和中清肺化饮

组方:法半夏三钱(研)　橘红二钱　前胡三钱　酒芩二钱　霜桑叶三钱　甘菊花二钱　广砂七分(研)　藿香一钱五分　天花粉三钱　焦三仙各二钱　茯神三钱(朱拌)　甘草八分

用法:引用竹茹一钱五分。水煎,温服。

功用:止咳化痰。

注:医案记载,十月十三日,皇上出现胸膈嘈杂、左边跳动、有时恶风、咳嗽痰涎的症状。御医用和中清肺化饮之法调理。

二、治耳方

《河间六书》又称耳为"听户"。全身经络会聚于耳,使耳与脏腑及全身各部产生密切联系。《黄帝内经》曰:"耳者,宗脉之所聚也。"脏腑经络的病理变化,也常可反映或累及于耳。肾开窍于耳:耳听觉功能的正常发挥,有赖于精、髓、气、血的濡养,尤其与肾的关系较为密切。《黄帝内经》指出:"肾气通于耳,肾和则耳能闻五音矣。"《中藏经》也说:"肾者,精神之舍,性命之根,外通于耳。"肾为先天之本,内藏五脏六腑之精。肾精充盈,髓海得养,则听觉灵敏,分辨力强;反之,肾精虚衰,髓海失养,则听力减退,耳鸣耳聋。清太医院医案中的治耳组方正是古代医籍很好的临床实践案例。

1. 加减清化汤

组方:柴胡八分　丹皮一钱　黄芩一钱　连翘一钱(去心)　浙贝母一钱(去心)　桔梗一钱　陈皮一钱　黄连四分(姜炒)　赤苓一钱五分(炒)　金银花一钱　甘草三分(生)

用法:引用青荷叶一钱,灯心三十寸。晚服。

功用:清热消肿。

注:三十日,刘芳远、邹之瑞、外科张鼎、马瑞图看得九公主脉和缓,原系胃气不清,以致右项下及耳前浮肿,服过加减清化汤、外敷消肿化毒散,耳前肿势大消,今因右关脉微浮,议仍用加减清化汤调理。

2. 和肝化饮汤

组方:苏梗二钱　厚朴一钱五分(炒)　茯苓四钱　半夏二钱(制)　次生地三钱　石斛三钱　橘红一钱五分　神曲二钱　麦冬二钱(去心)　枳壳一钱五分(炒)　生甘草五分

用法:引用荷叶丝一钱。水煎,温服。

功用:清风除湿。

注:嘉庆年正月初六日,商景霨、陈昌龄恭请皇上圣脉弦滑,系肝经饮热、湿气不畅。有时耳鸣,此由饮热凝滞所致。今议用和肝化饮汤,晚进一贴,安和调理。

3. 理肺调胃饮

组方:沙参三钱 麦冬二钱 陈皮一钱 桔梗一钱五分 石斛二钱 杏仁二钱(研) 茯苓三钱 升高六分 藿香一钱 谷芽三钱(炒)

用法:引用生姜三片。水煎服。

功用:清风止热,理气化痰。

注:十一月初二日,恩大人带进汪守正、李德立、庄守和请得慈禧太后脉右寸关滑散,左脉如昨,表邪未解又未清,风郁化热,肺胃不清,以致咽喉牵引耳底干疼,头沉咳嗽,精神倦怠。今议理肺调胃饮一帖调理。

4. 和解清热调中饮

组方:薄荷五分 前胡三钱 苦桔梗二钱 桑叶三钱 菊花二钱 玉金二钱(研) 炙枇杷叶三钱(包煎) 竹茹三钱 酒芩二钱 枳壳二钱(炒)

用法:引用青果七个(研)。水煎,温服。

功用:清热化痰,养肝护胃,清热润肺。

注:光绪二十八年四月初四日,全顺、张仲元请得老佛爷脉左关弦数,右寸关滑数稍浮。风凉解而未净,肝胃滞热尚盛,肺气不清,以致时作咳嗽,唾有痰黏,耳中咽嗌作痒,肩膀手臂筋脉微疼。今议用和解清热调中饮调理。

5. 清热化饮汤

组方:川郁金一钱五分(研) 羚羊角一钱 枳壳二钱(炒) 焦三仙九钱 青竹茹三钱 橘红一钱五分(老树) 菊花三钱 桑叶三钱

用法:引用炙香附二钱(研)。水煎,温服。

功用:清热止晕,除湿护肝。

注:光绪二十八年七月初十日,全顺请得老佛爷脉息左寸关弦而稍数,右寸关滑数。肝阳有热,肺胃不和,停蓄饮滞,上焦浮火,以致头晕耳鸣,目皮瞤动,胸膈不爽,时作恶心,夜间少寐,谷食消化较慢。今用清热化饮汤调理。

6. 清热化饮汤加减

组方:川郁金一钱五分(研) 炙香附三钱 生杭芍三钱 菊花三钱 焦三仙九钱 枳壳三钱(炒) 橘红一钱五分(老树) 桑叶三钱

用法:引用竹茹三钱。水煎,温服。

功用:清热止晕,除湿护肝。

注:光绪二十八年七月十三日,张仲元请得老佛爷脉左关弦而稍数,右寸关滑数。肝阳有热,肺胃欠和,停蓄饮滞未清,有时耳鸣,目皮瞤动,谷食较香,消化缓慢。今用照原方加减调理。

7. 调气清热饮加减

组方:川郁金三钱(研) 瓜蒌三钱 煅代赭石三钱 旋复花二钱(包煎) 生杭芍四钱 焦栀子三钱 霜桑叶三钱

用法:引用枇杷叶三钱。水煎,温服。

功用:清泻胃热,宣肺止咳。

注:光绪二十八年九月初九日,张仲元请得老佛爷脉息左关弦数,右寸关滑数,肝经急热渐轻,胸膈窜疼觉好,唯气道尚滞,时作咳嗽,唾吐痰黏,头晕耳鸣,眠食尚可。今用照原方加减调理。

8. 清肝化湿饮(一)

组方:酒胆草二钱 羚羊角一钱五分 川郁金三钱(研) 生杭芍三钱 枳壳二钱(炒) 竹茹三钱 陈皮一钱五分 甘草八分

用法:引用焦三仙六钱。水煎,温服。

功用:清热和胃,养肝化滞。

注:光绪二十九年九月十六日,全顺、张仲元、李崇光请得老佛爷脉息左寸关弦数,右关滑。肝郁气滞,胃蓄饮热,熏蒸上焦,以致耳闷口干,胸膈不畅,脊背发热。今议用清肝化湿饮调理。

9. 清肝化湿饮(二)

组方:酒胆草二钱 羚羊角一钱五分 川郁金三钱(研) 生杭芍三钱 枳壳二钱(炒) 竹茹三钱 陈皮一钱五分 甘草八分

用法:引用焦三仙六钱。水煎,温服。

功用:清热化滞,养肝和胃。

注:光绪三十三年九月十六日,全顺、张仲元、李崇光请得老佛爷脉息左寸关弦数,右关滑数。肝郁气滞,胃蓄饮热,熏蒸上焦,以致耳闷口干,胸膈不畅,脊背发热。今议用清肝化湿饮调理。

10. 清解化饮汤

组方:酒胆草三钱 黄芩三钱 柴胡二钱 防风三钱 青叶三钱 枳壳三钱 葛根三钱 酒军一钱五分 郁金三钱 瓜蒌四钱 浙贝三钱 甘草一钱五分

用法:引用杏仁三钱。晚服一帖。

功用:清热止痛,化痰止咳。

注:十三日,李德立请得丽皇贵妃脉浮数。系肝胃饮热,外受风瘟之症,以致头眩身酸,咳嗽痰盛,胸满烦热,左耳作痛。今用清解化饮汤晚服一帖调理。此方清热解毒化饮,苦寒药酒胆草、黄芩、酒军用量不小,治疗风瘟,可有抗炎作用。

11. 调中清化饮

组方:菊花三钱 川芎一钱五分 桑叶三钱 杭芍三钱 白芷一钱 钩藤三钱 苍耳子二钱(炒研) 淡菜三钱 橘红二钱 枳壳一钱五分(炒)

用法:引用竹茹二钱。水煎,温服。

功用:调中清化,化痰止渴。

注:九月二十八日,张仲元、全顺、忠勋请得皇上脉左部沉弦而细,右寸关沉滑。偏右头疼,时作眩晕,口渴耳鸣,脊间微疼,步履无力,心下作悸,唇指眴动。良由阳气郁遏痰饮未化,稍受风邪所致。谨拟调中清化饮调理。

12. 清肝和中饮

组方:钩藤三钱 陈皮一钱五分 麦冬二钱 茯苓二钱 石膏五分(煅) 西洋参一钱(研) 菊花三钱 苍耳子二钱(炒研) 竹茹二钱 桑叶二钱 枳壳一钱五分(炒)

用法:引用荷叶二钱。水煎,温服。

功用:清肝和中。

注:十月初三日,张仲元、全顺、忠勋请得皇上脉息左部沉弦而细,右寸关沉滑。有时眩晕耳鸣,善后胸堵,步履无力。谨拟清肝和中之法调理。

13. 清肝润燥饮

组方:钩藤三钱 陈皮一钱五分 生地四钱(次) 麦冬二钱 石膏五分(煅) 西洋参一钱(研) 杭芍三钱 苍耳子二钱(炒研) 竹茹二钱 桑叶二钱 枳壳一钱五分(炒)

用法:引用熟军一钱五分。水煎,温服。

功用:清肝润燥。

注:十月初四日,张仲元、全顺、忠勋请得皇上脉息左部沉弦而细,右寸关沉滑。有时眩晕耳鸣,善后胸堵,步履无力。谨拟清肝润燥之法调理。

14. 柔肝清化饮

组方:次生地三钱 生杭芍三钱 羚羊角一钱 钩藤三钱 苍耳子三钱(炒研) 霜桑叶三钱 菊花三钱 远志一钱五分(肉) 石菖蒲一钱五分 化橘红二钱 谷芽三钱(炒) 竹茹二钱

用法:引用元明粉一钱五分(先煎)。温服。

功用:柔肝清化。

注:十月十六日,张仲元、全顺、忠勋请得皇上脉左部沉弦而细,右寸关沉滑。眩晕时重时轻,耳中觉鸣,谷食虽香,消化不快。步履无力。谨拟柔肝清化饮调理。

15. 清热调气汤

组方:菊花三钱　桑叶三钱　天麻二钱　法半夏二钱　茯神三钱(朱拌)　川连二钱　扁豆三钱(炒)　当归二钱　薄荷一钱　生杭芍三钱　竹茹二钱　旋覆花二钱(包煎)

用法:引用焦枣仁三钱,火麻仁三钱,元参三钱。水煎,温服。

功用:明目止眩,清热调气。

注:闰二月十四日,忠勋请得瑾贵妃脉左关弦缓,右寸关滑数。胸痛腿疼均好。唯浮热未清,气道壅逆。以致头目眩晕,耳鸣烦急,夜不得寐。谨拟清热调气之法调理。

16. 化风清里汤

组方:薄荷叶一钱五分　白芷二钱　苍耳二钱(研)　辛夷二钱(研)　细辛三分　白术三钱　云苓五钱　枳壳二钱　酒芩三钱　陈皮二钱　瓜蒌四钱　厚朴二钱(制)

用法:引用焦三仙各三钱,川芎一钱五分,胡连二钱。水煎,温服。

功用:化风清里,清热化滞。

注:二月二十日,臣忠勋请得瑾贵妃脉息右寸关弦缓,右寸关沉滑。腰肢疼痛渐好,神思较爽。唯上焦风热未清,里滞尚盛。以致醒后头眩沉痛,耳鸣口黏,胸前仍疼,谷食不香。谨拟化风清里之法调理。

17. 清上调肝饮

组方:酒胆草三钱　姜朴三钱　生杭芍四钱　炙延胡索三钱　腹皮子四钱　丹皮三钱　黄连二钱(研)　瓜蒌六钱(捣)　枳壳三钱(炒)　酒军二钱　沉香六分(研)　橘红三钱

用法:引用鲜桑叶十片(后煎),羚羊角面三分。另服。

功用:清热养肝。

注:八月初五日未刻,赵文魁请得端康皇贵妃脉左关沉弦,右寸关滑而近数。肝阳有热,胃蓄湿饮,以致头晕耳闷,胸膈瞀满。今拟清上调肝化饮之法调理。

18. 治耳聋方

组方:生地四钱　白芍二钱　怀牛膝二钱(盐水炒)　丹皮一钱　知母二钱(盐水

炒）广皮一钱 枳壳二钱（面炒） 黄柏一钱（盐水炒） 泽泻一钱 防风一钱五分 黑豆皮二钱

用法：引用活磁石二钱（研极细）。水煎，温服。

功用：可治肝肾阴虚，抚养上龙之耳聋。

注：光绪某年某月某日，治耳聋方。

三、治眼方

《黄帝内经》："肝开窍于目。"临诊眼干、眼涩、眼疲劳等问题都与肝脏有着密切的关系。眼疾，虽属五官疾病，但其病源多在肝、肺等内脏器官，治疗眼疾，要综合治疗。清太医院医案所载组方便深谙此道。

1. 清热化饮汤

组方：黄芩一钱五分 栀子一钱五分（炒） 枳壳一钱五分 桔梗一钱五分 赤苓二钱 陈皮三钱 半夏二钱（制） 天麻一钱五分 神曲二钱（炒） 苏梗一钱五分 蔓荆子一钱五分 甘草八分

用法：生引用姜二片，灯心三十寸。口服。

功用：祛痰化湿，清热和胃。

注：二十三日，张肇基、姜成请得妃脉弦缓，系饮热内盛，头目眩晕。议用清热化饮汤调理。

2. 清解正气汤

组方：苏叶一钱五分 藿香一钱五分 羌活一钱 川芎一钱 白芷八分 厚朴一钱五分（姜炒） 半夏一钱五分（姜制） 赤苓二钱 广皮一钱五分 苍术一钱（炮制法） 米泔水（浸） 枳壳一钱五分（炒） 黄连七分（姜炒） 甘草三分

用法：引用生姜三片。晚服。

功用：清热明目，疏解和气。

注：二十六日，田福请得妃脉浮紧，外受风寒，内有滞热，以致头疼身痛，项强目胀，发热恶寒，胸闷不舒，呕吐恶心。今用清解正气汤调理。

3. 疏风清热饮

组方：防风八分 薄荷八分 荆芥穗一钱 前胡一钱 白芷八分 菊花一钱 赤芍七分 川芎七分 生地二钱 连翘二钱 羚羊角一钱 桑皮一钱（生） 黄芩一钱（炒） 甘草五分（生）

用法：引用姜皮一片。晚服一帖，午服一帖。

功用：清热化痰。

注:十二日,李德宣、林仪凤请得嫔脉浮数,系肺胃有热,外受风凉,以致伤风头痛,鼻塞声重,牵引左目大眦微红。议用疏风清热饮调理。

4. 清肝调荣汤

组方:柴胡一钱五分　酒芩一钱五分　枳壳一钱五分　赤芍一钱五分　归尾一钱五分　川芎一钱　生地三钱　丹皮二钱　连翘一钱五分　黄连一钱　生军一钱　木通一钱五分

用法:引用灯心五十寸。午晚服。

功用:利肝明目。

注:十三日,罗衡、林仪凤请得嫔脉弦数,风凉已解,唯荣分有热,肝胃不清,以致左目大眦微红,午后发热。议用清肝调荣汤调理。

5. 宣肺和胃饮

组方:苏叶一钱五分　前胡一钱五分　桔梗二钱　枳壳一钱五分(炒)　黄芩一钱五分　陈皮一钱五分　半夏一钱五分(制)　牛蒡一钱五分(研)　神曲二钱(炒)　连翘一钱五分　赤苓一钱五分　厚朴一钱五分(炒)　甘草八分

用法:引用生姜一片,灯心三十寸。午晚服。

功用:清热解痛,清目和脾。

注:十四日,沙成玺、林仪凤请得嫔脉浮数,风凉已解,唯肺胃不清,以致咳嗽胸满,左目大眦红赤减退。议用宣肺和胃饮调理。

6. 清肝导赤饮

组方:柴胡一钱　酒芩一钱　赤芍一钱　丹皮二钱　生地二钱　木通一钱五分　归尾一钱　连翘一钱五分(去心)　栀子一钱五分(炒)　桔梗一钱五分　熟军一钱　甘草五分(生)

用法:引用生姜一片,灯心三十寸。午晚服。

功用:清肝明目。

注:十五日,陈世官、罗衡请得嫔脉息弦数,系肝火熏肺,荣分有热,以致干嗽无痰,左目大眦红赤涩痛。议用清肝导赤饮调理。

7. 疏风清热饮

组方:荆芥一钱五分　防风一钱五分　柴胡一钱五分　红花一钱　生地三钱　当归二钱　花粉一钱五分　黄芩一钱五分　木贼二钱　木通一钱五分　薄荷一钱五分　甘草八分(生)

用法:引用竹叶二十片,灯心一束。早服。

功用:祛热除湿,明目健脾。

注：二十五日，张淳、方宏伟请得嫔脉息浮数，系内有积热、外受风凉之症，以致头闷、眼皮浮肿，白睛红赤，上有红衣。今议用疏风清热饮调治。

8. 明目泻黄散

组方：藿香一钱 防风一钱五分 菊花一钱五分 犀角一钱（镑） 石膏二钱 炒栀一钱 青皮一钱五分 生军一钱 黄芩一钱 赤芍一钱五分 胆草五分

用法：引用灯心三十寸。午服一帖。

功用：润脾明目。

注：初五日，陈世官、林仪凤请得嫔脉沉实，系心脾热郁，以致左目大眦微红作痛。今议用明目泻黄散调理。

9. 疏风清热饮

组方：蔓荆子一钱五分 木通二钱 枳壳一钱五分 小生地三钱 牡丹皮二钱 归尾三钱 川芎一钱 防风一钱五分 菊花二钱 天花粉三钱 赤芍二钱 云连八分

用法：引用竹叶二十片。午服。

功用：清热除湿，健胃养肝。

注：十月十二日，李肇蹲请得定贵人脉沉弦，系素有肝郁阴虚、心胃湿热、胬肉攀睛之症，以致左目胬肉侵于黑睛，不时胀痛，身弱头晕，今外点拨云散，内服疏风清热饮。

10. 除湿益阴丸

组方：蔓荆子五钱 桔梗七钱 木通六钱 川芎五钱 次生地八钱 柴胡五钱 云连四钱 菊花七钱 天花粉七钱 枳壳六钱 赤芍六钱 黄芩六钱 车前子六钱 归尾七钱 防风六钱 知母七钱

用法：共研极细末，炼蜜为丸，如梧桐子大，每服三钱，清茶送下。

功用：祛风除湿，明目止痛。

注：十三日，李肇蹲请得定贵人脉沉弦，素有阴虚肝郁、心胃湿热、胬肉攀睛之症，以致左目胬肉侵于黑睛，不时胀痛，身弱头晕。昨服疏风清热饮，诸症俱减，胬肉渐消，症势痊愈。今用除湿益阴丸，外点拨云散调理。

11. 清解杏苏饮

组方：杏仁二钱（炒） 苏叶一钱五分 枳壳一钱五分 陈皮一钱五分 前胡一钱五分 防风一钱五分 桔梗二钱 赤苓二钱 葛根一钱五分 桑皮一钱五分 瓜蒌子三钱 甘草八分

用法：引用生姜二片，灯心三十寸。二帖，午晚服。

功用：清热止咳，明目止痛。

注:五十三年正月十八日,张肇基、王文彬请得禄贵人脉浮数,系内有饮热、外受风凉之症,以致头目不清,胸闷咳嗽。今议用清解杏苏饮调理。

12. 疏风宁嗽汤

组方:荆芥穗六分 连翘一钱 防风八分 桔梗八分 赤芍一钱 陈皮八分 苏梗一钱 杏仁一钱(研) 枳壳六分(炒) 前胡一钱 京半夏八分 甘草三分(生)

用法:引用生姜一片,灯心三十寸。一帖,午晚服。

功用:止咳化痰,清热解毒。

注:二十四日,田丰年、高存谨看得八阿哥下长子系肺胃有热,外受风凉,以致鼻塞咳嗽、有痰,眼角微红。服过杏苏饮,今鼻塞咳嗽有痰,眼角红减退。今议用疏风宁嗽汤调理。

13. 和肝明目汤

组方:当归一两(整皮) 茯神五钱 牛膝三钱 香附三钱(醋炙) 沙苑蒺藜三钱 川芎二钱 龟板八钱(醋炙) 生地四钱(酒炒) 益智仁五钱 青葙子二钱 扒石斛四钱 益母草二钱 石决明六钱

用法:引用童便两茶匙,兑服。

功用:清肝明目。

注:十二日,赵永年、吴金声、张肇基、莫嘉惠请得大福晋脉沉涩,系伤血后,元气尚弱,瘀滞稍有未净,又兼寒饮,素伤脾胃,肝木失血滋养,以致清气不能上升,二目神光色暗,视物不真。今议用和肝明目汤,送磁朱丸七粒调理。十三日照原方煎石斛羊肉汤,石斛四两,羊肉三斤。

14. 清热调中饮

组方:生杭芍三钱 次生地四钱 羚羊角一钱五分 焦栀子二钱 枳壳二钱(炒) 焦三仙九钱 前胡二钱 橘红一钱五分(老树)

用法:引用甘菊花三钱,竹茹三钱。水煎,温服。

功用:清热和胃,宣肺止咳。

注:光绪二十八年七月二十八日,张仲元请得老佛爷脉左寸关弦数,右寸关沉滑而数。肝热未清,肺气欠调,胃蓄饮滞不净,以致头目不爽,膈间滞闷,有时咳嗽,夜卧躁急,谷食欠香。今用清热调中饮调理。

15. 清热调中饮加减

组方:川郁金二钱(研) 生杭芍二钱 羚羊角一钱 竹茹三钱 焦三仙六钱 枳壳二钱(炒) 橘红一钱(老树) 甘菊花三分

用法:引用炙香附二钱。水煎,温服。

功用:清热和胃,宣肺止咳。

注:光绪二十八年七月二十九日,张仲元请得老佛爷脉息左寸关弦而稍数,右寸关沉滑而数。肝肺气道欠调。蓄滞未清,膈间不畅,谷食欠香,头目不爽。今用照原方加减调理。

16. 舒肺调气清肝饮

组方:川郁金三钱(研) 青皮二钱(炒) 炙香附三钱 黄连一钱(炙) 延胡索一钱五分 羚羊角八分 霜桑叶三钱 杭芍二钱(酒炒)

用法:引用竹茹二钱,鲜青果五个(研)。水煎,温服。

功用:止眩止干,健脾清热。

注:光绪二十九年二月初六日,庄守和请得老佛爷脉右寸沉滑,左寸关沉弦稍数。主证见减,唯肝肺气道欠调,心脾有热,以致胸肋有时窜疼,目眩口干偶作疲倦。今用舒肺调气清肝饮调理。

17. 疏肝清肺和脾饮

组方:郁金三钱(研) 青皮二钱(炒) 炙香附三钱 黄连一钱(研) 甘菊花二钱 桑叶三钱 竹茹三钱 生甘草八分

用法:引用线鲜芦根一支(切碎),薄荷六分。水煎,温服。

功用:理气止痛,止晕目眩。

注:光绪二十九年二月初八日,庄守和请得老佛爷脉右寸沉滑,左寸关弦数,肺气仍滞,肝脾湿热熏蒸,以致头晕目眩,胸胁气道不畅,有时串引作痛,偶或疲倦。今用疏肝清肺和脾饮调理。

18. 清肝和中饮

组方:次生地四钱 生杭芍三钱 甘菊花二钱 桑叶三钱 金石斛三钱 羚羊角八分 橘红钱半(老树) 竹茹一钱

用法:引用鲜芦根一支(切碎)。水煎,温服。

功用:止晕目眩,理气消热。

注:光绪二十九年二月初九日申刻,庄守和、张仲元请得老佛爷脉息右寸关见滑,左寸关弦数。肝胃不和,脾经湿热熏蒸,以致胸胁气道不畅,头晕目眩,偶或疲倦。今议用清肝和中饮调理。

19. 清肝和胃饮(一)

组方:甘菊花二钱 云苓三钱 炙甘草一钱 桑叶二钱

用法:引用金石斛三钱,鲜芦根一支(切碎)。水煎,温服。

功用:清肝和胃。

注:光绪二十九年二月初十日,庄守和、张仲元请得老佛爷脉息右寸关沉滑,左寸关沉弦稍数。肝胃不和,脾经湿热熏蒸,以致中脘气道不调,喜按觉好,有时头晕目眩,偶或疲倦。今议用清肝和胃饮调理。

20. 清肝和中饮

组方: 金石斛三钱　桑叶二钱　麦冬二钱　杭芍二钱(炒)　云茯苓三钱　橘络二钱　竹茹三钱　甘草八分

用法: 引用鲜青果五个(研)。水煎,温服。

功用: 清肝和中,健脾祛湿。

注:光绪二十九年二月十一日,庄守和、张仲元请得老佛爷脉右寸关沉滑,左关弦数。肺气欠调,肝胃不和,脾经湿热熏蒸,以致中脘气道不调,喜按觉好,有时头晕目眩,偶或疲倦。今议用清肝和中饮调理。

21. 清肝和胃饮(二)

组方: 次生地三钱　生杭芍三钱　桑叶三钱　菊花二钱　金石斛三钱　焦三仙六钱　竹茹二钱　甘草八分

用法: 引用鲜青果五个(研)。水煎,温服。

功用: 清肝和胃,止晕目眩。

注:光绪二十九年二月十二日,庄守和、张仲元请得老佛爷脉左关弦数,右寸关沉滑,胃欠调和,以致头晕目眩,中脘气道不畅,时或疲倦,谷食欠香。今议用清肝和胃饮调理。

22. 调气和中饮

组方: 川郁金二钱(研)　霜桑叶三钱　橘络三钱　金石斛三钱　生杭芍四钱　槟榔二钱　焦楂三钱　甘草七分

用法: 水煎,温服。

功用: 理气健脾。

注:光绪二十九年二月二十日酉刻,张仲元请得老佛爷脉息左关沉积,右寸关滑数。肝肺气道不调,脾经湿热,以致中脘不畅,有时目眩,谷食欠香。今用调气和中饮调理。

23. 调中清热化湿饮

组方: 荆芥二钱　菊花二钱　桑叶三钱　川郁金二钱(研)　焦三仙六钱　陈皮一钱　金石斛二钱

用法: 引用大腹皮三钱。水煎,温服。

功用: 清热化湿,清肺明目。

注：三月初五日申刻，全顺请得老佛爷脉左关弦数，右寸关滑数有力。脾胃不和，肝肺气道欠调，蓄湿生热，稍有浮感，以致胸膈不爽，食后作嘈，目皮发眩，身肢筋脉稍疼，似觉恶寒。今用调中清热化湿饮调理。

24. 理肺和肝清胃饮

组方：糖瓜蒌四钱　川贝三钱(研)　酒芩三钱　枳壳二钱(炒)　炙川厚朴二钱　橘红一钱五分(老树)　木香八分(煨)　萸连一钱(研)　白菊花二钱　桑叶三钱

用法：引用焦三仙各二钱。水煎，温服。

功用：理肺和肝，清胃止咳。

注：光绪二十九年三月二十三日，庄守和、全顺请得老佛爷脉息左寸关沉弦稍数，右寸关滑数。肝肺气道郁滞，饮热熏蒸，肠胃不和，以致头闷目涩，有时口中觉苦，咳嗽痰涎，胸膈不爽，嗳气稍宽，筋脉酸疼，谷食欠香。今议用理肺和肝清胃饮调理。

25. 理肺和肝清胃饮加减

组方：糖瓜蒌四钱　川贝三钱(研)　酒芩三钱　枳壳二钱(炒)　炙川厚朴二钱　橘红一钱五分(老树)　法夏二钱(研)　萸连一钱(研)　白菊花二钱　桑叶三钱　木香八分(煨)

用法：引用焦三仙各二钱。水煎，温服。

功用：明目化痰，养肝护胃，清热润肺。

注：光绪二十九年三月二十四日，庄守和、全顺请得老佛爷脉左寸关沉弦稍数，右寸关滑数。肝肺气道欠调，饮热熏蒸，肠胃不和，以致头闷目涩，有时口中觉苦，咳嗽痰涎，胸膈不畅，嗳气稍宽，筋脉酸疼，谷食欠香。今议用照理肺和肝清胃饮加减调理。

26. 清肺和肝开胃饮

组方：糖瓜蒌四钱　川贝三钱(研)　橘红一钱五分(老树)　酒芩三钱　密蒙花一钱五分　甘菊花二钱　桑叶三钱　枳壳二钱(炒)　炙川厚朴二钱　谷芽三钱(炒)　殻砂八分(研)　甘草八分

用法：引用荷蒂五个。水煎，温服。

功用：明目止咳，化痰清热，和肝润肺。

注：光绪二十九年三月二十七日，庄守和、张仲元请得老佛爷脉左寸关弦数，右寸关滑数。肝肺气道不和，脾胃欠调，膈间有热，以致舌干口苦，目皮眩涩，胸闷不畅，有时咳嗽痰涎，谷食欠香。今议用清肺和肝开胃饮调理。

27. 清肺和肝开胃饮加减

组方:糖瓜蒌四钱　川贝三钱(研)　橘红一钱五分(老树)　法夏二钱　密蒙花二钱　甘菊花二钱　桑叶三钱　川连一钱(研)　煨木香八分　炙川厚朴二钱　殻砂八分(研)　甘草八分

用法:引用谷芽三钱(炒)。水煎,温服。

功用:明目止咳,化痰清热,和肝润肺。

注:光绪二十九年三月二十八日,庄守和、张仲元请得老佛爷脉左寸关弦数,右寸关滑数。肝肺气道不和,胃肠有热,以致目皮眩涩,膈间不快,有时咳嗽,谷食欠香。今议用清肺和肝开胃饮加减调理。

28. 清热化湿汤

组方:酒芩三钱　浙贝二钱(研)　霜桑叶三钱　薄荷八分　菊花三钱　枳实一钱五分(炒)　炙厚朴二钱　橘红一钱(老树)　生地四钱　泽泻一钱五分　炒建曲三钱　生甘草八分

用法:引用竹叶八分。水煎,温服。

功用:止晕止痛,明目清热。

注:光绪三十年三月初二日戌刻,姚宝生请得老佛爷脉右寸关滑数,左关稍数。干肺有热,湿饮上蒸,以致头晕微疼,目不清爽。今用清热化湿之法调理。

29. 调中清热化饮茶

组方:云茯苓四钱　炙厚朴一钱五分　槟榔炭二钱　陈皮二钱　姜半夏一钱五分　姜连一钱五分(研)　酒黄芩二钱　枳实一钱五分(炒)　炙香附二钱　建曲二钱(炒)　炒茅术一钱五分　甘草八分

用法:引用泽泻一钱五分。水煎,温服。

功用:明目止晕,养肝护胃。

注:光绪三十一年正月十九日,张仲元、姚宝生请得老佛爷脉左关弦而近数,右寸关滑数。肝胃蓄有饮热,以致头目晕眩,胸膈不畅,微觉恶心,手心发干,身肢懒倦。今拟用调中清热化饮之法调治。

30. 清热宣郁汤

组方:甘菊花三钱　桑皮叶各一钱五分　橘红一钱五分(老树)　苏梗叶各四钱　羚羊角五分　酒黄芩一钱五分　知母二钱(酒炒)　川贝母二钱(研)　建曲二钱(炒)　槟榔炭一钱五分　枳壳一钱五分(炒)　生甘草一钱

用法:引用鲜芦根二支(切碎)。水煎,温服。

功用:清热化滞,利咽清喉,化痰止咳。

注:光绪三十一年二月十一日,姚宝生请得老佛爷脉左关沉弦近数,右寸关滑而稍数。外感渐解,唯肝胃郁热未清,有时头目作晕。今用清热宣郁之法调理。

31. 清热化湿汤(一)

组方:云茯苓四钱 广皮一钱五分 焦茅术一钱五分 酒连一钱(研) 酒黄芩一钱五分 泽泻一钱五分 生杭芍三钱 生地二钱 炙香附二钱 枳壳一钱五分(炒) 建曲二钱(炒) 甘草一钱

用法:引用淡竹叶一钱。水煎,温服。

功用:健脾养肝,明目祛湿。

注:光绪三十一年五月初四日申刻,姚宝生请得老佛爷脉左关弦而稍数,右寸关滑数。肝脾有热,湿热上蒸,头目不清,气道稍觉不畅。今用调中清热化湿之法调理。

32. 清热化湿汤(二)

组方:云茯苓三钱 广皮一钱五分 炙厚朴一钱五分 酒连一钱五分 焦茅术一钱五分 谷芽三钱(炒) 密蒙花三钱 泽泻二钱 甘菊花三钱 生地三钱 建曲三钱 甘草一钱

用法:引用霜桑叶三钱。水煎,温服。

功用:清热明目,养肝护胃,润肺化滞。

注:光绪三十一年十一月初二日巳刻,姚宝生请得老佛爷脉左关弦数,右寸关洪大而滑。肝经有火,肺胃蓄有饮热所致,气道欠舒,目皮眩涩,胸膈有时不畅。今用清热化湿之法调理。

33. 清热化湿汤(三)

组方:云茯苓四钱 广皮一钱五分 炙厚朴一钱五分 焦茅术一钱五分 焦槟榔二钱 姜连一钱五分(研) 密蒙花三钱 泽泻二钱 甘菊花三钱 生地三钱 霜桑叶三钱 甘草一钱

用法:引用灯心一寸。水煎,温服。

功用:清热明目,养肝护胃,润肺化滞。

注:光绪三十一年十一月初三日,张仲元、姚宝生请得老佛爷脉左关弦数,右寸关洪大而滑。肝经有火,肺胃蓄有饮热所致,气道欠舒,目皮眩涩,胸膈有时不畅。今用清热化湿之法调理。

34. 清肝畅脾饮

组方:细生地四钱　生杭芍三钱　黄连炭八分(研)　橘红一钱五分(老树)　于术炭三钱　云茯苓四钱　焦神曲三钱　泽泻二钱　莱菔子炭一钱五分(研)　生甘草一钱

用法:引用荷梗一尺。水煎,温服。

功用:明目健脾,养肝清热。

注:光绪三十二年四月初六日,张仲元请得老佛爷脉左寸关弦数,右寸关沉滑。肝阴有热,脾气郁遏,以致谷食不香,头目眩晕。今用清肝畅脾之法调理。

35. 清肝理脾饮

组方:细生地三钱　杭芍三钱　酒连炭一钱　橘红一钱(老树)　生于术二钱　云苓三钱　莱菔子炭一钱五分(研)　泽泻二钱　神曲二钱(炒)　桑叶三钱　焦枳壳一钱　甘草一钱

用法:引用荸荠七个(切片),灯心一寸。水煎,温服。

功用:养肝清热,明目理气。

注:光绪三十二年四月初七日,张仲元、姚宝生请得老佛爷脉息左寸关弦数,右寸关滑数。肝阴有热,中气不舒,以致谷食不香,头目眩晕。今用清肝理脾之法调理。

36. 清肝化饮热汤

组方:生杭芍三钱　桑叶三钱　羚羊角六分　橘红一钱五分(老树)　姜黄连一钱五分(研)　云苓三钱　泽泻二钱　炒神曲三钱　焦槟榔三钱　蒌仁二钱(研)　甘草一钱

用法:引用藿梗六分。水煎,温服。

功用:养肝清热,明目理气。

注:光绪三十二年四月初八日,张仲元、姚宝生请得老佛爷脉左寸关弦数,右寸关滑数。肝阴有热,中气不舒,以致谷食不香,头目眩晕。今用清肝化饮热之法调理。

37. 清热化饮汤

组方:生杭芍三钱　羚羊角八分　霜桑叶三钱　条芩二钱　广陈皮一钱五分　枳壳一钱五分(炒)　生于术一钱五分　甘菊花二钱　云茯苓四钱　泽泻二钱　炒神曲三钱　甘草一钱

用法:引用麦冬三钱。水煎,温服。

功用:和胃润肺,养肝清热,明目理气。

注:光绪三十二年四月十三日,姚宝生请得老佛爷脉左关弦数,右寸关滑

数。肝经有火,肺胃蓄有饮热,头目眩晕。今用清热化饮之法调理。

38. 清热化饮汤

组方:生杭芍三钱 羚羊角八分 霜桑叶三钱 云茯苓三钱 条芩三钱 生于术二钱 泽泻二钱 焦枳壳一钱五分 神曲三钱(炒) 槟榔炭二钱 甘草一钱

用法:引用麦冬三钱。水煎,温服。

功用:和胃润肺,养肝清热,明目理气。

注:光绪三十二年四月十四日,姚宝生请得老佛爷脉息左关弦数,右寸关滑数。肝胃有热,湿饮上蒸,头目眩晕。今用清热化饮之法调理。

39. 清解化湿饮

组方:藿香一钱五分 霜桑叶三钱 甘菊花三钱 酒黄芩一钱五分 苦桔梗三钱薄橘红一钱五分 炙厚朴一钱五分 扁豆三钱(炒) 建曲二钱(炒) 生甘草一钱

用法:引用薄荷五分。水煎,温服。

功用:清热和胃,止晕止痛。

注:光绪三十二年五月十一日酉刻,庄守和、姚宝生请得老佛爷脉左关弦数,右寸关滑数。肺胃蓄有湿热,感受不正之气,熏蒸上焦,以致头目眩晕,上颚作痛,鼻干口渴,谷食欠香,证类暑湿。今谨拟正气清解化湿饮调理。

40. 轻扬汤

组方:霜桑叶二钱 菊花二钱 生杭芍一钱五分 枳壳一钱五分(炒) 次生地二钱 甘草五分

用法:引用荷花一钱。水煎,温服。

功用:明目生津。

注:光绪三十三年二月初六日,庄守和、张仲元请得皇太后脉左关稍弦,右寸关滑缓。阳气郁遏,头目不爽。谨拟轻扬之法调治。

41. 宣郁清热汤

组方:生杭芍二钱 丹皮一钱五分 甘菊三钱 花粉二钱 生枳壳一钱 麦冬三钱 桑叶二钱 苦桔梗二钱 生甘草六分

用法:引用鲜芦根二支(切碎),鲜青果五个(研)。水煎,温服。

功用:明目生津,养肝健脾,清热化滞。

注:光绪三十三年二月二十一日,庄守和、姚宝生请得皇太后脉息左关稍弦,右寸关缓滑。肝脾郁热,头目不清。谨拟宣郁清热之法调治。

42. 生津明目汤

组方:甘菊三钱 桑叶二钱 密蒙花三钱 麦冬三钱 花粉三钱 苦桔梗二钱 丹

皮一钱五分　生甘草六分

　　用法:引用鲜芦根二支(切碎),鲜青果五个(研)。水煎,温服。

　　功用:明目生津,养肝护胃,清热化滞。

　　注:光绪三十三年二月二十三日,庄守和请得皇太后脉左关稍弦,右寸关缓滑。肝胃郁热未清,头目不爽。谨拟清热生津明目宣郁之法调治。

　　43. 茯苓清肝饮

　　组方:羚羊角六分　制香附一钱　茯苓二钱　毛橘红五分

　　用法:引用霜桑叶二钱。水煎,温服。

　　功用:清热明目。

　　注:光绪三十四年正月十一日,庄守和、张仲元、姚宝生请得皇太后脉左关少稍弦,右寸关滑而近数。肝胃郁热见轻,唯中气欠和,脊背觉热,眼目发眩。谨拟清肝和中之法调理。

　　44. 羚羊角清热和中饮

　　组方:糖萎二钱(研)　酒芩一钱　羚羊角八分　毛橘红五分　槐花一钱　通草八分　甘草六分

　　用法:引用灯心一寸,桑叶三钱。水煎,温服。

　　功用:和胃润肺,清热明目。

　　注:光绪三十四年正月十二日戌刻,庄守和、张仲元、姚宝生请得皇太后脉左关稍弦,右关滑而近数,肝胃有热,肺胃欠调,以致眼目发眩,有时鼻涕带血,脊背发烧。谨拟清热和中之法调理。

　　45. 酒芩清热和中饮

　　组方:糖萎二钱(研)　酒芩一钱　羚羊角八分　毛橘红五分　栀子一钱(炒)　丹皮一钱　通草八分　甘草六分

　　用法:引用灯心一寸,桑叶二钱。水煎,温服。

　　功用:和胃润肺,清热明目。

　　注:光绪三十四年正月十三日,庄守和、张仲元、姚宝生请得皇太后脉左关稍弦,右关滑而近数,肝胃有热,气道欠舒,以致眼目发眩,有时咳嗽。谨拟清热和中之法调理。为清肝胃郁热,方中进苦寒之丹、栀、芩及羚羊角,不可谓不重,西太后此时已七十有三。

　　46. 瓜羚清热和中饮

　　组方:瓜萎四钱(研)　羚羊角七分　丹皮一钱　毛橘红一钱　焦三仙各一钱五分连翘一钱五分　桑叶二钱

用法:引用灯心一寸,竹叶八分。水煎,温服。

功用:和胃护肝,清热明目。

注:光绪三十四年正月十七日,庄守和、张仲元、姚宝生请得皇太后脉左关稍弦,右寸关滑而近数,肝胃郁热未清,气道欠舒眼目发眩,脊背作热,有时咳嗽。谨拟清热和中之法调理。

47. 调中轻扬饮

组方:霜桑叶二钱 广橘红一钱 谷芽三钱(炒) 通草八分 云茯苓一钱五分 青连翘一钱

用法:引用鲜芦根二支(切碎)。水煎,温服。

功用:和胃护肝,清热明目。

注:光绪三十四年二月初二日,庄守和、张仲元、姚宝生请得皇太后脉左关稍弦,右关滑而近数,肝胃欠和,上焦稍有浮热,眼目发眩,气道未畅。谨拟调中轻扬之法调理。

48. 连翘调中轻扬饮

组方:霜桑叶三钱 连翘一钱 广橘红一钱 谷芽三钱(炒) 通草八分 建曲一钱五分 粉丹皮一钱

用法:引用鲜芦根二支(切碎)。水煎,温服。

功用:和胃护肝,清热明目。

注:光绪三十四年二月初三日,庄守和、张仲元、姚宝生请得皇太后脉左关稍弦,右关滑而近数,肝胃欠和,上焦稍有浮热,眼目发眩,消化不快。谨拟调中兼轻扬之法调理。

49. 畅脾和中饮

组方:糖瓜蒌三钱(研) 木通五分 玫瑰花五分 焦三仙各二钱 鲜梅花十朵 橘红五分 鸡内金二钱 银花八分

用法:引用鲜青果五个(研)。水煎,温服。

功用:养肝护胃,清热明目。

注:光绪三十四年三月初四日,张仲元请得皇太后脉左关稍弦,右关沉滑。肝胃欠和,消化较慢,眼目发眩,时作嘈杂。谨拟肠脾和中之法调理。

50. 和肝调脾汤

组方:党参一钱五分 生于术五分 茯苓二钱 炙香附一钱 麦冬三钱(去心) 生杭芍一钱五分 谷芽五钱(炒) 桑叶一钱五分

用法:引用灯心二寸。水煎,温服。

功用:和肝调脾,清热明目。

注:光绪三十四年三月十九日,张仲元、戴家瑜请得皇太后脉左关沉弦,右寸关沉滑。肝脾欠和,胃气浊滞,时候嘈杂,眼目不爽。谨拟和肝调脾之法调理。

51. 清肺利咽饮

组方:人参须五分 麦冬三钱(去心) 瓜蒌三钱(研) 地骨皮二钱 谷芽三钱(炒) 桔梗一钱

用法:引用灯心二寸。水煎,温服。

功用:清肺利咽,明目消热。

注:光绪三十四年四月初九日,张仲元、戴家瑜请得皇太后脉左关沉弦,右寸关沉滑。肝胃欠和,消化较慢,食后嘈杂,眼目不爽。谨拟益气和肝之法调理。

52. 和中化饮汤

组方:茯苓三钱 化橘红一钱 泽泻一钱五分 谷芽三钱(炒) 菊花二钱 竹茹一钱

用法:引用鲜青果五个(研)。水煎,温服。

功用:消热明目,养胃化滞。

注:光绪三十四年四月二十五日,张仲元、戴家瑜请得皇太后脉息左关稍弦,右寸关沉滑。胃气欠和,消化较慢,停饮头眩。谨拟和中化饮之法调理。

53. 清肝和中饮

组方:瓜蒌四钱(研) 霜桑叶一钱五分 甘菊花一钱 谷芽三钱(炒) 茯苓二钱 泽泻一钱五分 橘红八分

用法:引用鲜银花一钱五分。水煎,温服。

功用:养肝护胃,清热化滞,和中明目。

注:光绪三十四年五月初八日,张仲元、戴家瑜请得皇太后脉左关稍弦,右寸关沉滑。肝胃欠和,运化迟滞,食后嘈杂,头目不爽。谨拟清肝和中之法调理。

54. 菊花轻清和中饮

组方:生杭芍一钱 菊花二钱 银花二钱 双钩藤三钱 五味子五分 桑叶一钱五分 竹茹一钱 谷芽三钱(炒)

用法:引用广皮一钱。水煎,温服。

功用:明目和胃。

注:光绪三十四年六月初九日,张仲元、戴家瑜请得皇太后脉左关弦而稍数,右寸关沉滑。阳气郁遏,阻滞胃气,运化不快,食后嘈杂,头目不爽。谨拟轻清和中之法调理。

55. 菊花轻清和中饮

组方:菊花一钱五分 银花二钱 双钩藤三钱 五味子五分 桑叶一钱五分 竹茹一钱 霍石斛二钱 谷芽三钱(炒)

用法:引用生杭芍一钱。水煎,温服。

功用:明目和胃。

注:光绪三十四年六月十日,戴家瑜请得皇太后脉左关弦而稍数,右寸关沉滑。肝胃欠和,运化迟慢,头目不爽,食后嘈杂。谨拟轻清和中之法调理。

56. 益气柔肝汤

组方:人参须四分 于术四分(荷叶包米蒸) 茯苓一钱 甘草三分 生杭芍一钱 菊花一钱五分 银花二钱 竹茹一钱五分 橘红六分 钩藤钩一钱五分

用法:引用忍冬藤一钱,鲜佩兰梗五分。水煎,温服。

功用:和胃养肝,清热明目。

注:光绪三十四年七月二十六日酉刻,张仲元、李德源请得皇太后脉左关弦而近数,右关滑而鼓指。肝胃气壅,脾运不快,食后嘈杂,明目不爽,身倦力软,皆因壮火食气所致。谨拟益气柔肝熄风之法调理。

57. 清轻化热饮

组方:银花二钱 连翘二钱 麦冬二钱(去心) 菊花二钱 桑叶二钱 羚羊角六分 竹茹一钱五分 干青果七个(去尖研)

用法:引用忍冬藤一钱五分。水煎,温服。

功用:和胃养肝,清热明目。

注:光绪三十四年七月二十七日酉刻,张仲元、李德源请得皇太后脉左关弦而近数,右关滑数。肝胃气壅,郁而生热,以致脾运不快,食后嘈杂,头目不爽,身倦力软,咽嗌干疼。谨拟清轻化热之法调理。

58. 调胃轻扬饮

组方:神曲一钱五分(炒) 橘红七分 麦冬二钱(去心) 银花一钱五分 干青果七个(去尖研) 佩兰梗五分(鲜) 桑叶一钱五分 扁豆二钱(炒)

用法:引用忍冬藤一钱。水煎,温服。

功用:清热润肺,和胃养肝,止咳明目。

注:光绪三十四年七月二十九,张仲元、李德源请得皇太后脉左关弦而近

数,右关滑稍躁。肝胃欠和,脾运不快,时值初秋,天气乍凉,以致有时咳嗽,食后嘈杂,头目不爽,身倦力软。谨拟调胃轻扬之法调理。

59. 银花清轻化热饮

组方:霜桑叶二钱　银花一钱五分　麦冬二钱(去心)　瓜蒌二钱(研)　佩兰梗六分(鲜)　橘红七分　竹茹一钱五分　菊花一钱五分

用法:引用谷芽二钱(炒)。水煎,温服。

功用:清热润肺,止咳明目。

注:光绪三十四年八月初二日,张仲元、李德源请得皇太后脉左关弦而近数,右关滑而稍躁。胃热肺躁,中气欠和,有时咳嗽,头目不爽,身倦力软。谨拟清轻化热之法调理。

60. 清热调中化湿饮

组方:桑叶三钱　密蒙花二钱　菊花三钱　竹茹三钱　橘红八分(老树)　金石斛三钱　茯苓三钱　薏苡仁三钱(炒)　谷芽三钱(炒)　通草一钱　荷梗二尺

用法:引用鲜青果五个(研),芦根三把。水煎,温服。

功用:清热调中化湿。

注:四月二十四日,全顺看得总管脉左关见弦,右寸关滑数。脾胃不和,尚有湿饮。肺瘀滞热,目白睛稍有红丝。胸膈不爽,时或嘈闷,身肢懒倦,谷食欠香。今用清热调中化湿饮调治。

61. 清解化热法

组方:南薄荷二钱　葛根三钱　菊花三钱　桑叶三钱　中生地五钱　黄芩三钱　羚羊角一钱五分　连翘三钱　枳壳三钱(炒)　栀子三钱(炒)　苦桔梗三钱　焦三仙九钱

用法:引用鲜芦根二支(切碎)。水煎,温服。

功用:清热除湿。

注:二月初七日未刻,张仲元请得老佛爷脉左寸关浮弦而数,右寸关滑数,肝胃蓄热,感受风凉,以致头闷微疼,目胀口黏,心中燥热,肢体倦怠。谨拟清解化热之法调理。

62. 祛风洗目方

组方:南薄荷一钱　菊花三钱　桑叶三钱

用法:水煎,熏洗。

功用:祛风醒目。

注:九月初七日,臣张仲元谨拟老佛爷祛风洗目方。

63. 清热调气汤

组方:菊花三钱 桑叶三钱 天麻二钱 法半夏二钱 茯神三钱(朱拌) 川连二钱 扁豆三钱(炒) 当归二钱 薄荷一钱 生杭芍三钱 竹茹二钱 旋覆花二钱(包煎)

用法:引用焦枣仁三钱,火麻仁三钱,元参三钱。水煎,温服。

功用:明目止眩,清热调气。

注:闰二月十四日,忠勋请得瑾贵妃脉左关弦缓,右寸关滑数。胸痛腿疼均好。唯浮热未清,气道壅逆。以致头目眩晕,耳鸣烦急,夜不得寐。谨拟清热调气之法调理。

64. 清热平肝汤

组方:小生地四钱 酒芩二钱 薄荷叶八分 六神曲二钱 羚羊角一钱五分(切薄片,先煎) 浙贝母二钱(碎) 蔓荆子一钱五分(炒) 花粉三钱 生白芍三钱 知母二钱 甘草五分

用法:引用荷叶边一圈,淡竹叶二十片。水煎,温服。

功用:清热解毒,养胃护肝。

注:十二月初四日,皇上脉象两寸浮数,左关尤甚,右关两尺亦均见数象。厥阴风木之气上升,故头晕目眩。肺胃积热,故痰多便难。宜清热平肝为主。

65. 清热养阴汤

组方:全当归六钱(酒) 生芍四钱 抚芎三钱 坤草四钱 延胡索炭四钱 杜仲四钱(炒) 炙香附三钱 青皮三钱(炒) 鸡血藤三钱(研) 条芩三钱 菊花三钱(炭) 壳砂一钱五分(研)

用法:引用鸡冠花五钱。水煎,温服。

功用:养肝止晕。

注:宣统十五年六月二十八日,范一梅请得皇后脉息左关沉弦,右关滑缓。系肝热停饮,阴分不足。以致头目眩晕恶心,腰腿酸沉倦怠。今用养阴清热化饮之法调理。

66. 清肝明目汤

组方:酒当归四钱 赤芍三钱 丹皮三钱 青皮一钱五分 生栀仁三钱 茜草三钱 酒芩三钱 枳壳一钱五分 茺蔚子二钱 苏木二钱 秦皮二钱

用法:引用丹参二钱,黄连一钱五分(研)。水煎,温服。

功用:清肝明目。

注:宣统十四年十一月三十日酉刻,赵文魁请得淑妃脉右寸关滑而近数,左寸关弦数。肝经有热,七分不调。以致目赤胸闷,时作烦急。今拟清肝调中

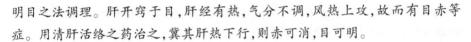

明目之法调理。肝开窍于目,肝经有热,气分不调,风热上攻,故而有目赤等症。用清肝活络之药治之,冀其肝热下行,则赤可消,目可明。

67. 清肝退赤汤

组方:酒全归四钱　橘红二钱　赤芍三钱　桃仁三钱(研)　泽兰三钱　生栀仁三钱　丹皮三钱　茺蔚子三钱　茜草三钱　青皮子二钱(研)　苏木二钱　红花一钱五分

用法:引用地骨皮二钱。水煎,温服。

功用:清肝明目。

注:宣统十四年十二月初一日酉刻,赵文魁请得淑妃脉右寸关滑而稍数,左寸关弦数。气分较畅。唯肝热未清,以致胸闷目赤,午后身烧。今拟清肝养荣退赤之法调理。

68. 调经抑火汤

组方:生赤芍三钱　归尾三钱　桃仁三钱(研)　丹皮三钱(研)　茜草三钱　生栀子三钱　胆草三钱　枳壳三钱(炒)　酒军二钱　酒芩三钱

用法:引用茺蔚子三钱,蕤仁三钱。水煎,温服。

功用:调经明目。

注:宣统十四年十二月初二日,赵文魁请得淑妃脉右寸关滑而近缓,左寸关沉弦。肝气轻减。唯蕴热尚欠清和,所以两目尚赤,胸膈较闷。谨拟调经养荣抑火之法调理。

69. 清肝利肺汤

组方:南薄荷一钱五分　防风一钱五分　苏梗一钱　青皮一钱五分　生栀仁三钱　酒芩二钱　瓜蒌三钱　陈皮二钱　生石膏三钱　知母二钱　枳壳一钱五分

用法:引用淡豆豉一钱五分。水煎,温服。

功用:清肝理肺,止渴明目。

注:宣统十四年十二月二十一日,赵文魁请得淑妃脉右寸关浮滑而数,左寸关稍弦。肝肺结热,外感风凉。以致头闷肢倦,胸满口渴。谨拟和解清肝理肺之法调治。血以养肝,肝以明目,淑妃荣血枯耗,故肝热络瘀,月经不调。始终以痛经养血,清肝泄热图治,是标本兼顾,用方立意都很周到。

70. 清热益阴汤

组方:细生地三钱　生杭芍三钱　竹茹二钱　寸冬三钱　薄荷叶八分　甘菊花二钱　蕤仁三钱(研)　生甘草八分

用法:引用金石斛二钱,谷芽炭三钱。水煎,温服。

功用:清热明目。

注:宣统六年二月初九日,李崇光诊得老太太脉左关弦缓,右寸关滑缓。肝阴有热,上焦浮火。以致左目有时发胀,胸膈时觉堵满。今用清热益阴之法调治。养肝肾之阴,清上焦浮火,是治目赤之正法。

71. 平肝清热汤

组方:蔓荆子三钱(炒) 甘菊花三钱 桑叶三钱 薄荷一钱五分 酒胆草二钱 青皮二钱 槟榔三钱(炒) 枳壳一钱五分(炒) 焦茅术一钱五分 赤苓三钱 木通二钱 瓜蒌皮三钱

用法:引用益元散三钱。水煎,温服。

功用:养肝护胃。

注:宣统二年六月初六日,李崇光诊得总管脉左关弦数,右寸关滑而近数。肝胃湿热蒸灼上焦而成,以致身肢酸倦,胸胁不爽,头目迷闷。今用平肝清热化湿之法调治。

72. 清热散风汤

组方:南薄荷三钱 菊花三钱 荆芥穗三钱 黄芩三钱 中生地四钱 赤苓一钱五分 蕤仁三钱(研) 连翘三钱

用法:引用木贼三钱。水煎,温服。

功用:清热散风。

注:宣统十五年八月二十三日,张仲元诊得九格格脉左关弦数,右寸关沉滑。肺胃蓄有湿热,稍受风邪,以致眼角发赤作痒。今用清热散风之法调治。

73. 清热祛风汤

组方:南薄荷三钱 甘菊花三钱 荆芥穗二钱 黄芩三钱 中生地三钱 赤芍三钱 连翘三钱 蕤仁三钱(研)

用法:引用酒军一钱五分。水煎,温服。

功用:清热散风。

注:宣统十五年八月二十四日,张仲元诊得九格格脉息左关沉弦,右寸关滑数。上焦浮热未净,眼角仍觉不适。今用清热祛风之法调治。

74. 调气清热法

组方:小青皮四钱 枳壳三钱(炒) 糖瓜蒌八钱(捣) 花粉四钱 大生地六钱 赤芍四钱 粉丹皮四钱 羚羊角一钱五分(先煎) 南薄荷三钱 菊花四钱 条黄芩四钱 酒军三钱

用法:引用冬桑叶二两。熬汤煎药。水煎,温服。

功用:清热理气。

注:三月十九日,张仲元、佟成海请得端康皇贵妃左关弦数,右寸关滑数。气道未畅,蓄热尚盛,以致头目不爽,喉间微肿而红,身肢酸倦。今议用调气清热之法调理。

四、治鼻方

肺开窍于鼻,养肺先护鼻。《素问·金匮真言论》:"开窍于鼻,藏精于肺。"《灵枢·脉度篇》又曰:"肺气通于鼻,肺和则鼻能知香臭矣。"因肺是呼吸通道,为肺气出入的门户,鼻的通气和嗅觉功能,主要依赖肺气的作用,肺气和、呼吸通利,嗅觉才能正常。鼻为肺窍,又是外邪侵犯肺脏的道路。若外邪由口鼻而入,临床常见外邪袭肺,肺气不宣导致鼻塞流涕、嗅觉不灵等症状。肺热壅盛则常见喘促、鼻翼翕动。肺与鼻窍息息相关,肺脏疾病可以从鼻反映出来,而治疗鼻的病变时往往从肺入手。

1. 疏解正气汤

组方:苏叶一钱五分　羌活一钱五分　藿香一钱五分　川芎八分　苍术一钱　厚朴一钱五分　广皮一钱五分　半夏一钱五分(制)　香附一钱五分(酒炒)　枳壳一钱　桔梗一钱　赤苓二钱　炒栀一钱　甘草五分(生)

用法:引用生姜三片。晚服。

功用:清热健脾。

注:二十二日,田福请得妃脉浮滑,肺胃有热、外受风寒,头疼鼻塞,身肢酸痛,胸膈膨闷。今拟疏解正气汤调理。

2. 疏风清热汤

组方:荆芥穗一钱五分　防风一钱五分　薄荷一钱　杏仁二钱(炒研)　前胡一钱五分　橘红一钱五分　半夏一钱五分(制)　枳壳一钱五分(炒)　桔梗一钱五分　黄芩一钱五分　炒栀一钱五分　甘草八分(生)

用法:引用生姜二片,灯心一寸。晚服。

功用:清热利鼻。

注:二十五日,陈世官、张肇基请得妃脉浮弦,系内有饮热、外受风寒之症。服疏解正气表证稍缓。唯鼻塞恶寒,心悸。今议用疏风清热汤调理。

3. 疏风清热饮

组方:防风八分　薄荷八分　荆芥穗一钱　前胡一钱　白芷八分　菊花一钱　赤芍七分　川芎七分　生地二钱　连翘二钱　羚羊角一钱　桑皮一钱(生)　黄芩一钱(炒)　甘草五分(生)

用法:引用姜皮一片。晚服一帖,午服一帖。

功用:清热化痰。

注:十二日,李德宣、林仪凤请得嫔脉浮数,系肺胃有热,外受风凉,以致伤风头痛,鼻塞声重,牵引左目大眦微红。议用疏风清热饮调理。

4. 疏解正气汤

组方:苏叶一钱五分 川芎八分 白芷一钱 枳壳一钱五分(炒) 藿香梗一钱五分 半夏一钱五分 厚朴一钱五分 陈皮一钱 瓜蒌一钱 防风一钱五分 神曲三钱 栀子一钱五分

用法:引用生姜二片。午晚服。

功用:祛风除寒,止痛通鼻。

注:二十一日,陈世官、刘彬请得嫔脉浮弦,系内停饮滞,外受风寒,以致头疼身痛,鼻塞胸满,发热恶寒。今议用疏解正气汤调理。

5. 疏解清热汤

组方:荆芥穗一钱五分 防风一钱五分 川芎一钱 白芷一钱 桔梗二钱 枳壳一钱(炒) 羌活一钱 苏叶一钱 葛根一钱 黄芩一钱五分 栀子一钱五分(炒) 甘草五分(生)

用法:引用生姜二片,灯心五十寸。二帖,午晚服。

功用:清热解毒,通鼻止咳。

注:九月初一日,刘太平请得十五阿哥福晋脉浮数,内有滞热,外受风凉,头疼鼻塞,发热恶寒,身体酸软。今用疏解清热汤调理。

6. 清热和气饮

组方:条芩一钱五分 枳壳一钱五分 苏梗一钱五分 柴胡一钱五分 川芎一钱 陈皮一钱 栀仁一钱五分 香附一钱五分 白术一钱五分 归身一钱五分 甘草五分

用法:引用姜二片,荷蒂二个。一帖。

功用:清热解毒,暖胃通鼻。

注:初六日,罗衡、顾兴祖请得十五阿哥福晋脉弦数,昨服疏风清解汤,外凉已解,唯肝胃有热,以致时或头疼、鼻干。议用清热和气饮。

7. 疏解清热汤

组方:苏叶一钱五分 羌活一钱五分 前胡一钱五分 枳壳一钱 桔梗一钱 陈皮一钱五分 杏仁一钱五分 黄芩一钱五分 川芎一钱 茯苓一钱五分 甘草五分

用法:引用生姜二片。晚服。

功用:清热养胃,止咳化痰。

注:二十四日,沙成玺、顾兴祖请得十五阿哥福晋脉浮数,系肺胃有热,外受微凉,以致咳嗽头疼鼻塞声重。议用疏解清热汤调治。

8. 疏风宁嗽汤

组方:荆芥穗六分 连翘一钱 防风八分 桔梗八分 赤芍一钱 陈皮八分 苏梗一钱 杏仁一钱(研) 枳壳六分(炒) 前胡一钱 京半夏八分 甘草三分(生)

用法:引用生姜一片,灯心三十寸。一帖。午晚服。

功用:止咳化痰,清热解毒。

注:二十四日,田丰年、高存谨看得八阿哥下长子系肺胃有热,外受风凉,以致鼻塞咳嗽、有痰,眼角微红,服过杏苏饮,今鼻塞咳嗽有痰,眼角红减退。今议用疏风宁嗽汤调理。

9. 杏苏饮

组方:杏仁一钱(研) 苏叶八分 前胡八分 桔梗八分 枳壳八分 荆芥穗一钱 防风一钱 桑皮一钱(炒) 陈皮八分 半夏一钱(制) 甘草三分

用法:水煎,温服。

功用:止咳化痰。

注:十二月二十三日,田丰年、高存谨看系肺胃有热、外受风凉、风热之症,以致咳嗽有痰,鼻塞声重。议用杏苏饮调理。

10. 疏风宁嗽饮

组方:羌活一钱 荆芥穗一钱五分 防风一钱五分 前胡一钱 桑皮一钱(炒) 桔梗一钱五分 杏仁一钱五分(炒) 川芎八分 薄荷八分 枳壳八分 枯苓一钱 生甘草三分

用法:引用生姜二片。二帖,午晚服。

功用:清热祛痰,止咳除凉。

注:初九日,盛明远、李思问看得八阿哥下长子脉浮数,系时令风热之症,以致身热口渴,咳嗽伤风,鼻流清涕,夜卧不宁。今议用疏风宁嗽饮调理。

11. 疏风清热汤

组方:柴胡一钱 前胡一钱 荆芥穗一钱 防风一钱 薄荷一钱 黄芩一钱 桑皮一钱(炒) 杏仁一钱(炒) 连翘一钱五分 赤芍一钱 麦芽一钱五分(炒) 甘草五分

用法:引用生姜一片,灯心五十寸。早晚服二帖。

功用:清热解毒。

注:初十日,陈增、盛明远、张敬文看得八阿哥下长子脉浮数,内伤乳食,外受风凉,以致发热咳嗽,鼻流清涕,夜卧不宁。昨服疏风宁嗽饮,脉恙稍缓。今

议用疏风清热汤调理。

12. 清解汤

组方: 羌活八分 防风八分 薄荷八分 荆芥穗一钱 葛根八分 牛蒡二钱(炒研) 连翘一钱(去心) 前胡一钱 桔梗一钱五分 枳壳八分(炒) 陈皮八分 甘草四分(生)

用法: 引用生姜一片,灯心一寸。水煎,温服。

功用: 清热润燥。

注: 十一月十六日,鲁维淳、刘钰请得四阿哥脉浮数,系肺胃痰热、外受风凉之症,以致身热气粗,鼻有清涕,烦躁口渴。今议用清解汤一帖调理。

13. 疏解杏苏饮

组方: 羌活一钱五分 防风一钱五分 苏叶二钱 杏仁三钱(炒研) 桑皮二钱(蜜炙) 桔梗二钱 麦冬二钱 葛根二钱 贝母一钱五分(研) 前胡二钱 橘红二钱 生甘草五分

用法: 引用生姜三片,秋梨三片。午晚二帖。

功用: 清热利咽,通鼻止咳。

注: 六年四月二十五日,郝进喜请得静嫔脉浮数,系肺胃有热、外受风凉之症,以致头疼身痛,发热恶寒,鼻塞咳嗽。今用疏解杏苏饮调理。

14. 清热化饮汤

组方: 酒芩二钱 黄连八分 炙香附三钱 缩砂一钱(研) 柴胡一钱 焦曲三钱 焦楂三钱 麦芽三钱(炒) 炙半夏三钱 枳壳二钱(炒) 陈皮二钱 桔梗二钱

用法: 引用益元散三钱。午服一帖。

功用: 清热解毒,通鼻利咽。

注: 初六日,郝进喜请得祥嫔脉滑缓,系肺热受风之症,以致头疼发热,鼻塞咽痛。服疏风清热饮,表凉已解,唯胸膈满闷。今用清热化饮汤调理。

15. 清解和肝调中饮

组方: 薄荷五分 荆芥一钱五分 苦桔梗二钱 桑叶三钱 菊花三钱 酒芩二钱 枳壳二钱(炒) 焦三仙九钱 前胡一钱 竹茹三钱

用法: 引用青果七个(研)。水煎,温服。

功用: 和肝养胃,祛风止咳。

注: 四月初三日未刻,全顺、张仲元请得老佛爷脉左关弦数,右寸关浮滑而数,肝胃有热,肺气欠调,滞热受风,以致鼻息较干,时作咳嗽,牵引咽喉微疼,皮肤作痒,筋脉欠和。今议用清解和肝调中饮调理。

16. 清热调中饮

组方: 羚羊角一钱五分 次生地三钱 生白芍三钱 钩藤三钱 酒芩二钱 炙桑叶三钱 枳壳二钱(炒) 前胡二钱 玉金二钱(研) 苦桔梗二钱

用法: 引用青果五个(研)。水煎,温服。

功用: 清热化痰,润肺养肝。

注: 光绪二十八年四月初六日,全顺、张仲元请得老佛爷脉左关弦数,右寸关滑数有力。肝胃滞热尚盛,肺气不清,以致咳嗽痰黏,鼻涕带有血色,目皮时或擘动。今议用清热调中饮调理。

17. 清热化痰调中饮

组方: 羚羊角二钱 生杭芍三钱 僵蚕三钱(炒) 钩藤三钱 酒芩二钱 前胡二钱 橘红一钱五分(老树) 枳壳二钱(炒) 川玉金二钱(研) 杏仁三钱(研)

用法: 引用一捻金七分。水煎,温服。

功用: 化痰止咳,清热润肺,养胃护肝。

注: 光绪二十八年四月初七日,全顺、张仲元请得老佛爷脉左关弦数,右寸关滑数有力。肝胃带热尚盛,肺气欠调,经络瘀滞痰湿,以致时作咳嗽,唾痰黏,鼻涕带有血色,目皮擘动,胸膈不爽。今议用清热化痰调中饮调治。

18. 清胃抑火化饮

组方: 次生地四钱 元参三钱 牛蒡子二钱(研) 连翘二钱 霜桑叶三钱 白芷二钱 苏薄荷一钱 酒连一钱 焦三仙各三钱 枳壳二钱(炒) 天花粉三钱 生甘草八分

用法: 引用橘红一钱(老树)。水煎,温服。

功用: 清喉利咽,养胃护肝,润肺化滞。

注: 光绪二十九年十一月初八日,庄守和、姚宝生请得老佛爷脉右寸关滑数,左关弦数。肝胃热盛,肺经饮热熏蒸,以致头闷鼻干,牙齿咽喉作痛。今议用清胃抑火化饮之法调治。

19. 加味三仙饮

组方: 焦三仙九钱 橘红一钱五分(老树) 霜桑叶三钱 薄荷八分 紫苏叶一钱 酒芩三钱 甘菊花二钱 赤苓三钱

用法: 水煎,温服。

功用: 清喉利咽,养胃护肝,润肺化滞。

注: 光绪二十九年十一月初八日百刻,庄守和、姚宝生请得老佛爷脉息右寸关滑数,左关弦数。肝胃热盛,肺经饮热熏蒸,以致头闷鼻干,牙齿咽喉作

痛。谨拟老佛爷加味三仙饮。

20. 清解抑火化滞汤

组方:荆芥一钱 次生地四钱 蔓荆子二钱(炒) 甘菊花三钱 酒芩三钱 薄荷一钱 天花粉三钱 元参四钱 焦三仙九钱 枳实二钱(炒) 酒川军二钱 生甘草八分

用法:引用灯心二寸。水煎,温服。

功用:止痛止血,抑火化滞,养胃护肝。

注:光绪二十九年十一月初九日,庄守和、姚宝生请得老佛爷脉右寸关滑数,左关弦数。肝肺有火,肠胃蓄滞生热,风热未净,以致头微疼痛,耳中觉响,鼻涕时带血。今议用清解抑火化滞之法调理。

21. 清肝胃热化滞汤

组方:细生地四钱 甘菊花三钱 薄荷一钱五分 桑叶三钱 酒黄芩三钱 羚羊角一钱五分 橘红二钱(老树) 枳壳二钱(炒) 焦三仙九钱 生甘草八分

用法:引用鲜青果九个(研)。水煎,温服。

功用:清热止痛,养肝护胃。

注:光绪二十九年十一月初十日,庄守和、姚宝生请得老佛爷脉右寸关滑数,左关弦数。肝胃有火,蓄有滞热,熏蒸上焦,风热未净,以致头面有时窜疼,鼻息不爽。今议用清肝胃热化滞之法调治。

22. 清热理气汤

组方:细生地四钱 甘菊花三钱 知母二钱 桑叶三钱 酒黄芩三钱 羚羊角一钱五分 橘红二钱(老树) 枳壳二钱(炒) 焦三仙九钱 生甘草八分

用法:引用佛手柑一钱五分,鲜青果九个(研)。水煎,温服。

功用:通鼻化滞,清热和胃。

注:光绪二十九年十一月十一日,庄守和、姚宝生请得老佛爷脉息右寸关滑数,左关弦数。上焦火热渐轻,肝胃滞热不净,以致膈间气道不畅,有时鼻息不爽,谷食欠香。今议用清热理气之法调理。

23. 清肺化滞汤

组方:川郁金二钱(研) 元参三钱 桔梗三钱 川贝三钱(研) 霜桑叶三钱 黄芩二钱(炒) 知母二钱 蝉衣二钱 焦三仙各二钱 橘红一钱(老树) 生甘草八分

用法:引用鲜芦根二支(切碎)。水煎,温服。

功用:清热化滞,润肺止涕。

注:光绪三十年正月初三日,庄守和、姚宝生请得老佛爷脉左关弦数,右寸关滑数。寒火郁肺,大肠蓄有滞热,以致声音不爽,有时鼻流清涕。今议用清

肺利咽兼化滞热之法调理。

24. 清热化滞汤

组方: 川郁金二钱(研) 元参三钱 桔梗三钱 川贝三钱(研) 霜桑叶三钱 黄芩二钱(炒) 知母二钱 蝉衣二钱 焦三仙各二钱 橘红一钱(老树) 枳壳一钱五分 生甘草八分

用法: 引用鲜芦根二支(切碎)。水煎,温服。

功用: 清热化滞,润肺止涕。

注: 光绪三十年正月初四日,庄守和、张仲元、姚宝生请得老佛爷脉左关弦数,右寸关滑数。肺火未清,大肠蓄有滞热未净,声音较昨清爽,有时鼻流清涕。今议用清肺利音兼化滞热之法调理。

25. 清胃抑火化饮汤

组方: 次生地四钱 元参三钱 牛蒡子二钱(研) 连翘二钱 霜桑叶三钱 白芷二钱 苏薄荷一钱 酒连一钱(研) 焦三仙各三钱 枳壳二钱(炒) 天花粉三钱 生甘草八分

用法: 引用橘红一钱(老树)。水煎,温服。

功用: 清咽利喉,清热润肺。

注: 光绪三十三年十一月初八日,庄守和、姚宝生请得老佛爷脉右寸关滑数,左关弦数。肝胃热盛,肺经饮热、熏蒸,以致头闷鼻干,牙齿咽喉作痛。今议用清胃抑火化饮之法调理。

26. 清肝胃热化滞汤

组方: 细生地三钱 甘菊花三钱 薄荷一钱五分 桑叶三钱 酒黄芩三钱 羚羊角一钱五分 橘红二钱(老树) 枳壳二钱(炒) 焦三仙九钱 生甘草八分

用法: 引用鲜青果九个(研)。水煎,温服。

功用: 清肝胃热,清热化滞。

注: 光绪三十三年十一月初十日,庄守和、姚宝生请得老佛爷脉右寸关滑数,左关弦数。肝胃有火,蓄有滞热,熏蒸上焦,风热未净,以致头面有时窜疼,鼻息不爽。今议用清肝胃热、化滞之法调理。

27. 清热理气汤

组方: 细生地四钱 甘菊花三钱 知母二钱 桑叶三钱 酒黄芩三钱 羚羊角一钱五分 橘红二钱(老树) 枳壳二钱(炒) 焦三仙九钱 生甘草八分

用法: 引用佛手柑一钱五分,鲜青果九个(研)。水煎,温服。

功用: 清热化滞,通鼻止痒。

注:光绪三十三年十一月十一日,庄守和、姚宝生请得老佛爷脉息右寸关滑数,左关弦数。上焦火热见轻,肝胃滞热不净,以致膈间气道不畅,有时鼻息不爽,谷食欠香。今议用清热理气之法调理。

28. 清解化热饮

组方:藿香一钱五分 苏叶八分 菊花二钱 桑叶二钱 建曲一钱五分 银花二钱 橘红一钱 益元散二钱(煎)

用法:引用鲜荷叶一角。水煎,温服。

功用:养胃润肺。

注:光绪三十四年七月十六日申刻,张仲元、李德源请得皇太后脉左寸微浮,关部近数,右寸关滑数,肺胃蓄热感寒,以致头闷微疼,鼻流清涕,恶寒发热,口中无味。谨拟清解化热之法调理。

29. 和胃化湿饮

组方:赤茯苓二钱 橘红八分 菊花一钱五分 银花一钱 谷芽一钱五分(炒) 金石斛一钱五分 竹茹一钱 益元散一钱五分(煎)

用法:引用鲜荷叶一角。老米汤煎药。口服。

功用:养胃润肺。

注:光绪三十四年七月十七,张仲元、李德源请得皇太后脉左寸关弦而近数,右关滑而鼓指,肠胃欠和,湿滞下行,以致头闷微疼,鼻流清涕。谨拟和胃化湿之法调理。

30. 宣郁清热法

组方:南薄荷一钱 荆芥炭七分 菊花三钱 桑叶三钱 中生地三钱 生杭芍三钱 羚羊角一钱 瓜蒌三钱(研) 枳壳六分(炒) 茵陈二钱 连翘三钱 酒芩二钱

用法:引用荷叶一钱五分,芦根二支(切碎)。水煎,温服。

功用:清热止咳。

注:闰二月初七日,臣张仲元、忠勋请得皇太后脉左关沉弦,右寸关滑而近数,阳气郁遏,湿热熏蒸,以致早晨额闷头晕,有时咳嗽,鼻涕带红。谨拟宣郁清热之法调理。

31. 和中降逆法

组方:苏梗子三钱(研) 旋覆花三钱(包煎) 前胡三钱 杏仁三钱(研) 法半夏三钱 生桑皮三钱 橘红三钱(老树) 苦桔梗三钱 全当归三钱 地骨皮三钱 羚羊角一钱五分 黄芩三钱

用法:引用生姜三片,小枣肉五个,鸡金三钱。水煎,温服。

功用:和中降逆。

注:二月初十日,臣张仲元请得老佛爷脉左关弦而近缓,右寸关滑而稍数,精神清爽,咳嗽见轻,唯肝胃欠和,郁结寒火未净,以致有时咳嗽,鼻中觉干。谨拟和中降逆之法调理。

32. 犀牛地黄汤

组方:犀牛八分　小生地三钱　桑叶一钱五分　菊花一钱五分　丹皮二钱　山栀仁一钱五分　赤芍一钱　炒元参二钱　大麦冬三钱

用法:引用鲜藕五片。水煎,温服。

功用:血自归经。

注:宣统元年四月初一日亥刻,御医周鸣凤请得皇上脉左关数大,右部浮洪。缘血分蓄热,循肝肺之经脉上炎,以致鼻血入流。谨拟犀牛地黄汤使血自归经。

33. 清热止血汤

组方:青皮子二钱(研)　灸香附一钱五分　生地三钱　赤芍二钱　牡丹皮三钱　黑栀子三钱　归尾二钱　川续断二钱　怀牛膝一钱五分　酒芩三钱　丹参一钱　泽兰一钱

用法:引用茜草二钱,木香三分。水煎,温服。

功用:去热养肝,止痛止血。

注:宣统十四年十一月二十五日,赵文魁请得淑妃脉右寸关滑而近数,左寸关弦而稍数。气道较畅,只肝热未清,以致热升上焦,鼻衄肢烧。今拟清热和肝止血之法调理。

34. 清热养肝汤

组方:青皮子二钱(研)　赤芍二钱　归尾二钱　泽兰二钱　牡丹皮二钱　黑栀子二钱　胆草一钱　牛膝二钱　枳壳二钱(炒)　腹皮一钱　木香三分

用法:引用焦楂三钱。水煎,温服。

功用:养肝止血。

注:宣统十四年十一月二十八日,赵文魁请得淑妃脉右关沉滑,左关沉弦。诸症均愈。唯肺热尚欠调畅,鼻血未清。谨拟清热和肝调中之法调理。

35. 清肺止咳汤

组方:杏仁泥三钱　前胡三钱　莱菔子二钱(炒)　苏子二钱(研)　灸桑皮三钱　夏曲三钱　广皮二钱　条芩三钱　瓜蒌仁四钱(研)　川柏三钱　煅礞石四钱

用法:引用灸麻黄二分。水煎,温服。

功用：清肺止咳，化痰止血。

注：宣统六年九月二十四日，赵文魁看得老太太脉右关滑数，左关沉弦。肺经郁热，蓄滞痰饮。以致鼻干口燥，咳嗽有痰。今用清肺止嗽化痰之法调治。

36. 益阴清热汤

组方：中生地四钱　麦冬三钱　生杭芍三钱　元参三钱　糖瓜蒌四钱　羚羊角一钱　焦三仙六钱　苦桔梗三钱　生桑皮三钱　菊花三钱　青竹茹二钱　橘红二钱（老树）

用法：引用鲜青果七个（研）。水煎，温服。

功用：畅道止渴。

注：宣统元年十月十七日，张仲元看得总管脉左关稍弦，右寸关滑而近数。气道欠畅，唯上焦余热不净，口鼻觉干。今用益阴清热之法调治。

第四章 清太医院五官科医案外治法

第一节 清太医院五官科医案外用方剂种类

清太医院医案中记载的外用方剂也丰富多样，广泛应用于御医的诊疗过程中，这些方剂既有对古方的继承，也有在古方基础上的创新，以剂型为标准划分，大致可以分为以下几类。

（1）散剂。将单味或多味药物研磨粉碎制成的干燥粉末状制剂，可以撒、掺、扑、吹等。适用于咽喉、口齿、耳、鼻、眼、脐，以及疮疡、外伤局部，应用广泛。《清宫外治医方精华》一书对散剂整理较完善，共选录散剂150首。

（2）煎剂。单味或多味药物加水浸泡后，再加以煎煮，而得药汁，熏洗或漱口，适用于外部创伤及口腔。

（3）药膏。以猪油、麻油、黄蜡、白蜡、蜂蜜等为基质，有的以水煎或油煎，去渣后浓缩成膏，外敷。药膏常应用于消肿、拔毒、生肌等外治方面；通过外贴，还能起到内治作用，如驱风寒、和气血、消痰癖、通经活络、祛风湿、治跌打损伤等。中药外用膏剂分为药膏与膏药两类，药膏即中药软膏剂，是将中药细粉或经提取后浓缩，加入适宜的基质，混合均匀制成的一种易于涂布于皮肤、黏膜的半固体外用制剂。

（4）膏药。即传统的黑膏药，属于硬膏剂，是将药料放进植物油中油炸，去渣后在高温下加入铅丹，炼制成黑色外用硬膏。膏药在常温下为固态，用时须预热使之软化，再贴于相应部位，外敷。

（5）丸剂。将药物细末或经提取后浓缩，加入适当辅料而制成丸剂，内服，多用于内科。丸剂包括蜜丸、水丸。在清太古方中，有炼蜜为丸、水泛为丸、黄蜡为丸、粟泥为丸、乳香汁化蟾酥为丸、捣成泥为丸等多种方式。

（6）锭剂。用药物细末和适当的赋形剂制成的固体制剂，以木瓜酒、胆汁、江米糊、白面糊等作黏合剂成锭。内外兼用，常用于疮疡外科和急救。

（7）丹剂。以水银、水硝等天然无机矿物类中药，经加热升华熔合而制成的不同结晶形状的无机化合物的制品。口服。适用于疮疡科。制作丹剂的过程称为炼丹。其中,红升丹、白降丹等均为中医疮疡科常用丹剂。

(8)油剂。以油脂类浸出中药中的有效成分而制得的含药的"油",也有的混入少量药粉。涂抹全身各个部位。具有舒筋活络、运行气血、调理十二经络、补充十二经络能量、调节阴阳及各种代谢活动的作用,同时还能舒缓精神及身体,而且毒副反应小,疗效持久稳定。采用的是中医理论,可以补泻兼施,即虚可补、实可泻,直接作用于气血、脏腑、经络的循环,效果良好。

(9)酒剂。以含适当浓度乙醇的白酒或黄酒为溶媒,浸出中药的有效成分而制得的澄明液体制剂。可以内服、外用。用于日常保健,用于风寒湿,具有祛风活血、止痛散瘀的作用。为了矫味,常酌加适量的冰糖或蜂蜜。但小儿、孕妇、心脏病及高血压患者不宜服用。

(10)外治用品。将中药或其加工品置于某种日常衣冠用品或床上用品之中,而间接施于人体,药物虽不直接接触皮肤、黏膜,同样可以发挥外治的作用。用于日常保健。

在清太医院医案中,除了上述常规药剂,还记载着一些特殊的剂型。例如,药材直接进行简单的切片,而不做其他工序处理;或者是在药材原有形状上进行加工,以便于对患者进行治疗,如磁石、麝香、生地等单味塞耳方;还有一些制成中药烟熏剂,用于空气消毒,预防瘟疫流行,如避瘟丹、逼虫香等;还有药捻剂,如塞到牙缝中消炎止痛的牙痛药捻。这些特殊剂型在治疗五官科病方面取得相当不错的治疗效果,虽然使用频率不高,但其医用价值却很值得我们去深入挖掘,并在此基础上进行大胆的创新。

第二节　清太医院外用方剂临床应用的特点

清太医院外用方剂的特点有以下几方面。

(1)内容丰富而且种类齐全。前辈学者和中医大家在对清太医院医案研究中,进行了不断的筛选、验证、总结,萃取了其中绝大部分的外用组方,初步整理出来就有将近千首,被选编《清宫外治医方精华》一书中的就有640首,包括用于治疗内、外、妇、儿、骨伤、五官、皮肤等各科的急、慢性疾病的10余种剂型和近20种给药方法、途径,可以说,几乎临床各种疾病都有对应的外治医方。用于养生保健、预防疾病的外用组方在清太医院医案中也不在少数,仅选录慈禧、光绪部分医方的《慈禧光绪医方选议》一书中,外治医方就将近200

首,约占全书医方的一半。由此可见,外治方法在清宫医案中所占的分量之重。

(2)具体问题具体分析,不拘泥于成规。清太医院医案中所记录的外治医方超过二十种,基本涵盖了中国传统医学关于外治的所有方法。即使是同一种疾病的治疗方法,御医们也有不同的治疗方案和手段。例如,治疗头痛,外治法就有洗头方、敷贴方、鼻闻方、点眼角法四种;而治疗牙痛方面,常用的有外用散方、漱口方,还有一些不常用的如烟熨方、吹鼻方及点眼角法等;腰肢疼痛等身体关节疼痛方面,有薄贴、熏洗、药熨、涂抹、膏摩、药物束腰带等法。采用哪种方法,都是结合病患的实际情况而进行选择,并不是一成不变的。

在用药方面,清太医院有些用药方法很独特。例如,鸡子药熨方组方:取荆芥穗二钱、羌活二钱、白芷二钱、僵蚕三钱、明天麻二钱、炒青皮三钱,此方具有疏风平肝、理气止痛、祛湿清眩的疗效。这个药方在清太医院医案中记载曾用于治疗慈禧头眩微痛、胸膈不爽、肠胃湿滞、气机不畅的病症。御医在煎药之后,将其药汁与去皮熟鸡子同煮,使药味入透,再取鸡子熨疗患处。

再如,摩腰止痛和络方,取生香附三钱、全当归三钱、元红花一钱、晚蚕沙一钱五分、桑寄生三钱、香独活一钱五分、威灵仙一钱五分、宣木瓜一钱五分、雄黄二分、麝香一分,研成细末后,用煮熟的蜜调为丸,用时用绍酒化开,烘热蘸于手掌,摩擦到患者腰部痛处,可以治疗腰胯酸痛症,案例记载御医曾用此方给光绪帝缓解腰酸症状。

(3)诊断谨慎,用药大胆,实效为先。在治疗过程中一旦出现差池,御医就有性命之忧,即使不出现差池,若是给药不当,疗效不显著,也同样会受到责罚。因此,御医在治疗时,非常重视实效,力求达到药到病除的效果。基于上述考虑,很多情况下也会选择得当的外治方法,以满足安全及疗效快的要求。例如,洗足跟痛方,取防己四钱、淡木瓜二钱、净乳香三钱、晚蚕沙三钱、丝瓜络三钱、丹皮三钱,煎浓汤熏洗,具有缓解足跟痛的效果。在医案中记载,皇帝《起居注》中载"昨晚洗后稍松"。

(4)治疗方法科学,用药合理。清太医院御医一般会在遣方用药前,利用辨证的方法对病症进行充分的分析,以便取得良好的疗效。例如,洗腿方,取酒归尾三钱、青风藤三钱、宣木瓜三钱、炒赤芍三钱、透骨草三钱、防风一钱五分,主治四肢疼痛。医案记载:光绪皇帝肩背四肢疼痛,御医审证求因,系血虚风湿入络所致,拟洗腿方以归尾、赤芍和营养血活血,青风藤、木瓜、透骨草与防风祛风湿通经络,虽是仅六味药,但辨证用药十分严谨。

（5）用药剂量合理，制药工艺讲究。出于安全和疗效的考量，宫中外治医方对于药物的剂量、配比和制作方法十分讲究。医案记载，御医赵文魁为治光绪头痛、目眩的症状，先后拟清上祛湿沐方（明天麻二钱、薄荷二钱、赤芍二钱、藁本二钱、甘菊花二钱、桑叶二钱、僵蚕二钱）与清上抑湿沐方（明天麻二钱、薄荷二钱、赤芍二钱、甘菊二钱、冬桑叶一钱、藁本二钱、僵蚕三钱）两首洗头方。两个药方药味相同，只是在药量上稍微有所增减，充分表明御医对用药剂量、配比的细心斟酌。

另外，御医对于外治所用药物的炮制也十分讲究。例如，宫中秘传通窍仙方（弹熟新棉花一两、生半夏一两、黎芦一两、北细辛一两、猪牙皂一两、蟾蜍一钱），属于闻药气治疗嚏病的方法，但炮制时却并非将药物简单地粉碎，而是"弹熟新棉花一两，先用生半夏一两，水洗净，以水三碗，煎至一碗，将棉花拌透，过夜取出，扯碎晒干二次；用黎芦一两，洗去土，净，亦照前用水煎法去渣取汁，泡棉花透过夜，取出晒干三次；用北细辛一两，煎水泡花，晒干四次，用猪牙皂一两，打碎，煎水去渣，浸花晒干。以上四次煎汁，须滤净渣，将汁拌花方妙。四次药汁制完，将生半夏等四味渣共合一处，水煎，换水二三次，滤去渣，将汁共熬三饭碗，先取一茶盅，泡真蟾蜍一钱化开，将前棉浸透揉合一块，要极匀，晒干，复将前余汁浸晒"，经过上述复杂的制作，让药汁尽渗棉中，应用这些药的气味治病，其制作方法极为讲究。

（6）注重多方并用，以提高疗效。在治疗过程中，有时为见效快，或仅用一个药方无法达到治疗目的时，多方联用便成为一种常见的治法。例如，光绪用的腰痛外治法（独活五钱、川乌三钱、香附五钱、防己四钱、川芎四钱、乳香四钱、没药四钱、乌药五钱、桑枝二尺），便是将药物粗末配制成两份，一份煎汤采用外洗方法，擦干后再用另一份炒热敷至患处，双方齐用，提高疗效。

（7）内服外敷，共同协作。为快速控制病情，达到良好的疗效，御医常将内治与外治法结合使用。清太医院医案中，此类临床治疗记载有很多。例如，慈禧因"肝胃有火，湿热上蒸"，目赤红肿，御医予清热化湿方内服，又用清热明目洗眼方（甘菊三钱、霜桑叶三钱、银花三钱、薄荷三分、黄连八分、夏枯草三钱）水煎，熏洗。另外，有的外治方也可内服，如碧雪方（朴硝一两、芒硝一两、石膏一两、寒水石一两、甘草一两、青黛一两、象牙屑五钱、紫金化毒散二两、光慈姑二两、千金子二两、文蛤一两、朱砂五钱、雄黄五钱、草河车二两、麝香五分），内服外用都可以，尤其是病重时，除外用，也可内服作为辅助。

（8）重视医嘱，注重忌宜。太医院外治医方中，很多都注明用药时宜忌等事项,这对疾病的治疗、康复和防止复发有一定的意义。例如,用瘰疬千捶膏(松香一斤、乳香七钱五分、没药七钱五分、杏仁六十六个、麝香一分、轻粉一钱五分、天麻一两、阿魏二钱、铜绿七钱五分)治瘰疡、痰核时,应"戒愤怒、忧思,忌烟、酒、厚味等物"。又如,用洗眼碧玉丸(归尾五钱、防风五钱、栀子五钱、菊花五钱、杏仁五钱、郁李仁五钱、白矾三钱、胆矾三钱、川连三钱、袭仁一钱、甘草二钱)时,应"忌房事、烟、酒、动火之物"。这些细致的、科学的医嘱,应在诊治过程中需要重点注意,可避免因宜忌而影响疗效。

总而言之,清太医院外用方剂特点很多,我们应当去其糟粕,取其精华。清太医院医案在某些方面也存有夸张、失实的现象,所以应以审慎之态度对待这些外用组方,诸如"效妙如神""功用异常""无不神效""诸疮神方""有起死回生之力"等过誉之词。

第三节　清太医院外用方剂临床应用的注意事项

临床应用清太医院医案外用方剂时的注意事项有以下几方面。

(1)要在选方上注重辨证。可以说,辨证论治是中医药理论的灵魂,因此,我们在选用清宫外治医方时也必须遵循这个原理,让选方与患者的病症相吻合。例如,肝热目疾应用钩藤洗目方,风热目疾则用桑菊洗方,兼有阴虚血瘀则用由桑、菊、赤芍、谷精草组方的熏洗方。

(2)要注意治疗期间的情感及饮食忌口。在对病患按组方进行外治的同时,也要关注他的情感、饮食及生活习惯、嗜好的调理,这样对于身体康复和防止病症复发有很好的作用。例如,某些外治医方所说,熏洗时宜避风;治瘰疬等应戒愤怒、忧思,忌烟、酒、厚味等物;治某些眼疾应忌房劳、烟、酒、动火之物;治皮肤病应忌辛辣、辛热、烟、酒。

(3)要注意少用稀贵药品。来源于濒危野生动物的药材如虎骨、犀角是禁用的,其他一些稀缺药、贵重药,除非必须,否则尽量不用,或者尽量减少用量。即使用时,如果有人工制成品、人工培植品或代用品应该优先选用。

(4)用药要随病症变化而调整。在确定选用某个外治方后,还需根据患者的具体主症、兼症情况进行灵活变通、加减化裁。例如,头痛外贴方是治头痛较好的外治方,当患者没有无风瘫兼症时,可将白附子去除,只用川芎、白芷即可,若患者属于风热头痛,可以酌情添加薄荷、菊花之类,若患者属于风寒头痛,则适宜增加一些荆芥穗、防风。

（5）制法用法要遵制性。药物炮制、制剂加工等,传统的工艺方法蕴含着科学性,应当遵循,若想要进行一定的变动,必须要有科学依据,这样才能保证安全和疗效。即使是辅料的选用、辅助制剂的使用方法也有其规制的要求。例如,以香油、芝麻酱调敷有助于滋润肌肤,兑白酒擦洗、熨疗有利于舒筋通络,姜汁调药炒熨可增散寒之效,以醋浸泡万应锭外涂则有利于生物碱类有效成分的溶出。

（6）有毒药物要谨慎使用。以毒攻毒在临床应用中应极为谨慎。含有剧毒大毒药物的医方,最好不用,必要时也要进行再三斟酌。毒性略小的有毒药物、有害重金属药物的医方,也要慎用、少用。在使用这类药物时,要按规定进行炮制、配制,对于用量、适用范围应严格掌握,并向患者讲明注意事项,做好追踪观察。

（7）疗效需要客观评价。应当采用客观的态度对外治医方的功用、应用进行认识及评价。不能轻易相信原组方中某些夸张、过誉的描绘。有的组方主治范围很广,但是未必都有好的疗效,因此,在应用时还应当分清这个组方对于什么病症最有功用。

（8）一定要预防误服、误用。除少数外治制剂可以兼作内服外,大多数外治制剂只限于外用,不可内服。特别是含有毒、刺激性、腐蚀性的药物,要明确注明禁止内服,同时应该要做好外治制剂的保管工作,严密防止患者误服和非适应证患者误用。

总而言之,清太医院医案中所记载外用方剂虽大多经过长期检验,但是对外用方剂我们还是应该用严谨的、现代的科学方法、手段,对外治医方的成分、工艺、药效及疗效客观指标等进行多方验证、研究,以达到去粗取精、去伪存真的目的,从而将传统医学进一步发扬光大,将清太医院医案中经典的外用方剂应用到现代疗法中。

第四节　清太医院五官科医案治疗的常用外用方剂

一、治口方

1. 解郁舒肺和脉膏

组方:生香附六钱　僵蚕五钱　石菖蒲五钱　青皮五钱　片姜黄五钱　全当归一两赤芍药五钱　透骨草八钱　苏梗四钱　白芥子四钱　橘络四钱　丹参六钱　桑枝一两

鸡血藤膏八钱

　　用法:用香油三金,将油炸枯,去渣,入黄丹令其老嫩合宜,摊贴肺俞穴处。

　　功用:舒肝利肺,解郁化痰。

　　注:此方是光绪二十一年,御医李德昌等为西太后病症所拟,主要侧重于解郁。其按穴位贴药的治法也符合中医的基本理论,在当今临床仍然有广泛的应用,具有进一步研究的价值。

　　2. 万应膏(一)

　　组方:当归一钱　赤芍一钱　川芎一钱　川乌一钱　草乌一钱　木鳖一钱　苦参一钱　火麻仁一钱　官桂一钱　首乌一钱　防风一钱　羌活一钱　独活一钱　白芷一钱　白蔹一钱　两头尖一钱　杏仁一钱　乌药一钱　生军一钱　山甲一钱　元参一钱　草节一钱　枳壳一两

　　用法:用香油三斤,熬枯去渣,入黄丹一斤,收膏,再加乳香、没药、血竭各一钱。研末兑匀。

　　功用:温经通络,祛风化痰。

　　注:此方可治疗五劳七伤。遍身筋骨疼痛,腰腿软弱,可将两膏贴在盲穴、两肾俞穴;若是咳嗽痰喘,则贴肺俞穴、华盖穴、膻中穴;若是男子遗精白浊,女子赤白带下,月经不调,崩漏下血,可贴两阴交穴、关元穴;若是左瘫右痪,手足麻木,可贴两肩井穴、两曲池穴;若是痢疾日久,贴关元穴;若是腰疼贴命门穴;小肠疝气,贴关元穴;心气疼痛,贴中脘穴;走气疼,贴两章门穴;寒湿脚气,贴两三里穴;若是无名肿毒、杨梅顽疮、跌打损伤、痞块等症,贴患处。孕妇禁忌使用。

　　3. 万应膏(二)

　　组方:木香一两　大枫子一两　当归一两(尾)赤芍一两　川芎一两　川乌一两草乌一两　苦参一两　蓖麻仁一两　肉桂一两　防风一两　羌活一两　独活一两　白芷一两　白蔹一两　杏仁一两　大黄一两　山甲一两　元参一两　黄芩一两　南星一两　牛膝一两　生地一两　细辛一两　秦艽一两　连翘一两　草节一两　良姜一两　白及一两风藤一两　牙皂一两　麻黄一两　枳壳一两

　　用法:用香油十二斤,入黄丹五斤,收之。

　　功用:温经通络,解毒化痰。

　　注:专贴男妇小儿,对于五劳七伤、咳嗽痰喘、遍身筋骨疼痛、寒湿脚气、闪腰盆气、小肠疝气、流火痞块及无名肿毒、杨梅顽疮等症都有疗效。此万应膏

两方药多,温通化痰之力顽强,用治疮毒阴证。

4. 漱口药方

组方:紫荆皮三钱 防风二钱 鲜薄荷二钱 生石膏四钱 食盐三钱 生甘草二钱

用法:水煎漱口。

功用:疏风清火。

注:此方用于漱口,显系口牙有急性病痛,可疏风清火凉血外,兼以僵蚕、孩儿茶、山慈姑解毒消肿,当今人们通过实验证实后二药具有抗真菌作用。

5. 黄连赴宴散

组方:黄连、黄芩、黄柏、山栀子各一钱 细辛、干姜各三分

用法:共研极细末,用米泔水漱口后,搽涂患处。

功用:清热泻火,止咽喉肿痛,治口舌生疮、牙龈肿痛。

注:此方寒热并用,以清为主,用治口疮当有效。方法是先用米泔水漱口,后涂药于患处,或吐或咽不拘。清热止痛的功用更强。

6. 三妙膏

组方:当归一两 川芎一两 白芷一两 白蔹一两 木鳖子一两 蓖麻子一两 元参一两 苍术一两 茯苓二两 没药二两 黄柏二两 鹿角五钱 阿胶五钱 红花三钱 砂仁三钱 茴香三钱 锁阳三钱 益母草四两 黄芩二两

用法:共研细末,炼蜜为丸。

功用:清热燥湿解毒,散结通络,活血止痛,兼能扶正脱毒,治口疮。

注:此药可托毒排脓,消肿溃坚,用于治疮肿全程。此膏可使疮肿未形成时可以消除,形成后可溃退,溃退时又能快愈,所以叫作三妙。

7. 夏枯草膏

组方:南夏枯草十斤 土贝母一斤 香附一斤

用法:熬成膏,白蜜收之。

功用:祛痰散结,行气活络。

注:方中南夏枯草是主药,具有散郁结的效用。现代研究证明它对多种细菌及真菌都有抑制作用。它既可入煎药内调服,又能摊纸上贴到患处,或和丸药内服。

8. 万应灵膏

组方:木香、川芎、川膝、生地、白芷、细辛、秦艽、当归尾、枳壳、独活、枫子、

防风、羌活、黄芩、南星、半夏、蓖麻、苍术、贝母、赤芍、杏仁、两头尖、白蔹、茅香、肉桂、良姜、灵仙、续断、甘节、白附子、荆芥、藿香、艾叶、连翘、银花、川乌、藁本、青风藤、丁香、红花、乌药、元参、白鲜、文蛤降香、草乌、蝉蜕、僵蚕、山甲、苍耳、大黄各二两 蜈蚣二十条 蛇蜕三条 桃、柳、槐手指粗每枝三根

用法:香油二十斤浸药,夏三、春五、秋七、冬十日,入锅,文武火熬药枯油黑为度,麻布滤去渣,瓷器贮油,松子香,不拘多少,先下净锅溶化,然后加药油,乳香二斤,用药油四两,熬片刻,倾入水中,令人抽扯,膏即成。

功用:治风寒湿气,手足痉挛,骨节酸痛,男子痞积,妇人癥瘕,胁痛,诸般疼痛,结核转筋,顽癣顽疮,积年不愈,肿毒初发,杨梅肿块,未破者贴患处。肚腹夜痛,泻痢疟疾,贴脐上,痢白而寒者尤效。咳嗽哮喘,受寒恶心,胸膈肿闷,呕吐,妇人、男子面色萎黄兼脾胃等症及心疼,贴前心。负重伤力、浑身俱痛者,俱贴后心与腰。诸疝小肠气等症,贴脐下。

注:此方用药很多,功用广泛,对诸多疾病都有良好的效果。

9. 祛风活络贴药

组方:辛夷一钱 霜桑叶一钱 僵蚕一钱 白附子一钱

用法:共研极细面,兑大角子二两,合匀为团。

功用:祛风化痰。

注:此方是牵正散的加减化裁方。在光绪三十一年二月与次年二月慈禧均使用过此方。

二、治喉方

1. 牛黄散

组方:牛黄二钱 硼砂五分 冰片三钱 药珠三钱 黄柏三钱 黄连三钱 黄芩二钱

用法:共研极细末。

功用:清热利咽。

注:此方在《太平圣惠方》《证治准绳》中均有记载,但并不完全一致,此方系御医临时所拟的可能性比较大。

2. 石膏知柏漱口方

组方:生石膏五钱 生知母二钱 黄柏一钱五分 薄荷一钱五分 酒芩一钱五分 元明粉一钱 细辛八分

用法:水煎,漱口。

功用：清热泻火，疏风消肿，治上颚咽喉肿痛之喉风症。

注：喉风是咽喉部急性病，多是因风热火毒搏结所致。用此方可以多方兼顾，但也有药力不专的隐患。

3. 玉池散

组方：生石膏五钱(研) 黄柏三钱 细辛五分 薄荷一钱 酒芩一钱 小生地三钱 银花二钱 土蜂房三钱

用法：水煎，温漱。

功用：疏风清热，泻火解毒。

注：此方对于咽喉部急性病十分适用。

4. 石膏黄芩漱口药

组方：防风一钱 薄荷一钱 细辛一钱 黄柏一钱 酒芩一钱五分 石膏五钱 知母一钱

用法：水煎，漱口。

功用：疏风清热，解毒消肿。

注：此方是道光朝大阿哥福晋的漱口方，因记载并不十分详尽，推断是治咽喉。

三、洗头方

1. 洗头方(一)

组方：天麻一钱五分 桑叶一钱 薄荷八分 白芷一钱五分 防风一钱五分 羌活一钱 银花一钱 川椒六分

用法：水煎洗之。

功用：疏风清热，活络止痛。

注：此方系御医范一梅、佟成海为光绪拟用洗头方。医案记载，自光绪二十九年，光绪经常头痛眩晕，从所记的十余个洗头方分析，其药物以清头明目、祛风散寒为主，多用薄荷、白芷、天麻、防风、桑叶等药，并随病情变化有所加减。在光绪的起居注中，记用洗头方甚多，或许对治疗头痛眩晕有一定的作用。

本方天麻可治肝虚头痛及眩晕；薄荷、桑叶清肝明目、疏风清热；白芷、防风、羌活表解风寒、祛风止痛。唯川椒味辛性热，可散寒除湿，温中止痛，用之一则可助辛温药发散，二则可除湿浊，理肢节之痛。以后诸方均宗此方化裁而来。

2. 洗头方(二)

组方:天麻一钱五分　冬桑叶二钱　薄荷叶一钱　防风二钱　银花二钱　川椒七分　菊花一钱五分　生石膏四钱

用法:水煎,洗之。

功用:疏风清热,止痛止眩晕。

注:此方即洗头方(一)去白芷、羌活,加菊花、生石膏而成。因方(一)辛温发散之力较强,改用菊花起到辛凉解表,改用生石膏可以甘寒解肌,以防发散过度。

3. 洗头方(三)

组方:冬桑叶一钱五分　薄荷一钱五分　白芷二钱　羌活一钱　银花二钱　菊花一钱五分　蔓荆子一钱(研)　连翘一钱

用法:水煎,洗之。

功用:疏风清热,止痛止眩晕。

注:此方即洗头方(一)去天麻、防风、川椒,而加菊花、蔓荆子、连翘而成。用方大旨仍防辛散太过。而天麻主治阴虚眩晕,本方主要是治头痛,故亦减之。

4. 洗头方(四)

组方:天麻一钱　冬桑叶三钱　薄荷叶一钱　白芷二钱　甘菊花二钱　赤芍二钱(炒)　酒芩一钱五分　竹叶一钱

用法:水煎,洗之。

功用:疏风清热,止痛止眩晕。

注:此方即洗头方(一)去防风、羌活、银花、川椒,加甘菊花、赤芍、酒芩、竹叶。为御医范一梅为光绪所拟化风清热洗头方,其功用即化风清热。方中竹叶清热除烦。又,御医拟此方时正值亥刻,想必光绪此时头痛眩晕较甚,为急召所拟。由此推测,中药洗头当为治光绪头痛眩晕较为有效之法。

5. 洗头方(五)

组方:桑叶一钱　白芷一钱五分　防风一钱　羌活一钱　银花一钱五分　蔓荆子一钱　生石膏四钱　丹皮二钱

用法:水煎,洗之。

功用:疏风清热,止痛止眩晕。

注:此方即洗头方(一)去天麻、薄荷、川椒,加蔓荆子、生石膏、丹皮。用丹皮的目的是增加凉血活血的功用。

6. 洗头方（六）

组方：天麻一钱 桑叶一钱五分 薄荷一钱 白芷二钱 羌活一钱五分 川芎二钱 藁本二钱 甘菊一钱

用法：水煎，洗之。

功用：疏风清热，止痛止眩晕。

注：此方即洗头方（一）去防风、银花、川椒，加藁本、甘菊、川芎。具有祛风止痛之功用，其中川芎辛温，活血开郁为止痛之要药。

7. 头痛洗药方（一）

组方：白芷一钱五分 蝉衣一钱 藁本一钱五分 苦桔梗二钱 薄荷一钱 橘络一钱

用法：水煎，外洗。

功用：消风热，止头痛，治头目昏胀疼痛。

注：此方为御医杨世芬为光绪拟洗药方。本方对于消风热、止头痛、头目昏胀疼痛的症状有很好的缓解作用。

8. 头痛洗药方（二）

组方：霜桑叶一钱五分 防风一钱五分 薄荷一钱 天麻一钱 青连翘一钱五分 菊花一钱 生石膏三钱 川椒六分

用法：水煎，外洗。

功用：消风热，止头痛，治头目昏胀疼痛。

注：本方是御医佟成海为光绪所拟。此方清热与祛风同用，主要为了治愈风热头痛。使用川椒，可以达到患处局部有止痒及治皮肤湿疹瘙痒的双重作用。

9. 祛风清上洗药方

组方：防风三钱 川芎二钱 白芷二钱 薄荷一钱 桑叶二钱 甘菊花一钱五分 天麻一钱

用法：用水熬透，洗之。

功用：疏风热，止头痛，治头目昏重。

注：本方是御医范一梅为光绪所拟。此方与《局方》川芎茶调散、《本事方》川芎丸相似，主治偏正头痛、头目昏重等症。

川芎能上行头目，下行血海，有活血化瘀、祛风止痛的功用。现代药理研究，川芎有镇静、镇痛、止痉作用。古方芎麻散，川芎和天麻相伍，可治肝风头晕痛。

10. 清上止晕沐方

组方:明天麻二钱 薄荷二钱 甘菊花二钱 桑叶一钱 蔓荆三钱(炒) 川芎二钱 藁本二钱

用法:水煎,沐之。

功用:清热散风,止晕止痛。

注:本方一派清热散风药,适宜于肝阴不足而兼风热导致的眩晕头痛。方中蔓荆、藁本同用,应治头顶、两侧太阳经头痛之症。

四、治眼方

1. 清解明目洗药方

组方:薄荷一钱五分 蔓荆子二钱(生研) 防风二钱 酒连二钱(研) 胆草二钱(酒) 青皮三钱(炒) 川芎二钱 桑叶四钱

用法:水煎透,熏洗患处。

功用:清热祛风,调肝和血。

注:医案记载,光绪某年五月初十日,御医杨际和谨拟皇上清解明目洗药方。

2. 漱药方

组方:生石膏二钱(研) 酒芩一钱五分 忍冬一钱 丹皮一钱 苏薄荷六分 川椒五分

用法:用水熬透,漱之。

功用:祛风清热凉血。

注:医案记载,光绪某年八月初八日酉刻,御医范一梅谨拟皇上漱药方。

3. 开解六郁膏

组方:香附一两 川郁金一两 小枳实八钱 青皮八钱 山田七五钱 片姜黄六钱 广木香六钱 橘红六钱 红花五钱 全当归一两 苏梗子一两 沉香五钱 麝香二钱 莱菔子六钱 白芥子六钱 茅苍术五钱

用法:用麻油将药炸枯,去渣,兑丹为膏。摊贴肺俞穴、上脘穴。

功用:降气平喘,开解六郁。

注:此方对于解六郁有很好功用,若是选择外用,需摊贴肺俞穴、上脘穴,作为理气活血药。加入三子养亲汤,且能治肺气不畅之咳喘。

4. 舒筋活络膏

组方:夏菇草三钱 鸡血藤膏五钱 金果榄三钱 冬虫夏草四钱 金银花六钱

连翘五钱 桑寄生六钱 老鹳草五钱 没药三钱 海风藤三钱 全当归三钱 生杭芍三钱 川芎三钱 细生地三钱 川羌活三钱 威灵仙三钱 独活三钱 宣木瓜三钱 广橘红三钱 川郁金三钱(研) 半夏三钱 生甘草二钱 麝香面一钱(后入)

用法:用香油三斤,将药炸枯,滤去渣,入黄丹二斤,收膏,老嫩适宜。

功用:祛风活血,养血通络,治眼抽动症。

注:本方为四物养血,用风药舒肝,用滋阴药养肝,用藤药通络,用麝香搜剔风邪,对于络阻筋伤之症有很好的疗效。医案记载,西太后眼抽动多次用此膏贴患处,与病情适合。

5. 清上祛湿沐方

组方:明天麻二钱 薄荷二钱 赤芍二钱 藁本二钱 甘菊花二钱 桑叶二钱 僵蚕二钱(炒)

用法:水煎,沐之。

功用:化风祛湿,止痛治目眩。

注:此方为御医赵文魁为光绪拟制。

6. 清上抑湿沐方

组方:明天麻二钱 薄荷二钱 赤芍二钱 甘菊花二钱 冬桑叶一钱 藁本二钱 僵蚕三钱(炒)

用法:水煎,沐之。

功用:清上化风祛湿,止痛治目眩。

注:本方亦是御医赵文魁为光绪所拟,与清上祛湿沐方药味相同,仅药量上小有增减而易方名。

7. 清上抑火沐方

组方:甘菊花二钱 薄荷二钱 桑叶二钱 藁本二钱 明天麻二钱 僵蚕三钱(炒) 赤芍三钱 全当归三钱

用法:水煎,沐之。

功用:清上抑火,化风祛湿,治目眩。

注:此方是在前方基础上加入当归而云抑火,加入辛温之药,趁热煎沐,以达到热随汗去的目的,散也就是抑的意思,所以方名叫作抑火。

8. 桑叶洗方

组方:霜桑叶五钱

用法:水煎,每日净面后洗目用。

功用:散风清热明目。

注:霜桑叶具有明目、散风热的作用,用此方净面后洗目,是眼目清洁卫生保健良方。

9. 桑菊洗方

组方:霜桑叶三钱　白菊花二钱

用法:水煎,每日净面后洗目用。

功用:散风清热明目。

注:霜桑叶具有明目、散风热的作用,白菊花能够清肝明目。用此净面后洗目比单用桑叶效果更佳。

10. 清热明目洗眼方

组方:甘菊花三钱　霜桑叶三钱　银花三钱　薄荷三分　黄连八分(研)　夏枯草三钱

用法:水煎,熏洗。

功用:清风明目,清热泻火。

注:方中甘菊花、霜桑叶、银花、薄荷起到疏风明目的作用;黄连、夏枯草可以清热泻火,治疗治目赤眼肿有很好的疗效。医案记载,慈禧"肝胃有火,湿热上蒸",采用服清热化湿方,兼洗眼方外治。

11. 清目养阴洗眼方

组方:甘菊花三钱　霜桑叶三钱　薄荷一钱　羚羊尖一钱五分　生地三钱　夏枯草三钱

用法:共用水煎,先熏后洗。

功用:疏风明目,清热泻火。

注:此方相比上方,去掉了黄连,加入羚羊角尖、生地。加强清肝凉血的功用。医案记载,慈禧当时"肝经有火",加这两味凉肝之品与症状更为贴合。

12. 祛风洗目方

组方:南薄荷一钱　菊花三钱　桑叶三钱

用法:水煎,熏洗。

功用:疏风清热明目。

注:此方用于治慈禧眼下胞红肿疼痛,三味药皆疏散风热,菊花、桑叶又长于明目,当效。

13. 桑菊熏洗方

组方:菊花三钱　桑叶三钱　薄荷八分　防风一钱五分　龙胆草八分

用法:水煎,熏洗。

功用:疏风清热,泻火明目。

注:本方为治宣统目疾。

14. 复方龙胆洗目方

组方:龙胆草一两 荆芥穗一钱 青皮二钱 菊花三钱 川芎三钱 桑叶三钱 苦参一钱 甘草二钱 赤芍三钱 羌活一钱 薄荷三分 炙僵蚕二钱 黄柏三钱 黄芩三钱 归尾一钱 菖蒲三钱 谷精草三钱 夏枯草三钱 防风五钱 栀仁一钱

用法:水煎,洗目。

功用:清热解毒,疏风活血,治目赤肿痛。

注:本方药味甚多,在医案中比较少见,但仍是疏风清热明目,以活血凉血行气的药品进行辅佐,比较有特色。

15. 复方蔓荆洗药方

组方:蔓荆子三钱 荆芥二钱 蒺藜二钱 冬桑叶二钱 秦皮一钱

用法:水煎,趁热熏洗。

功用:疏散风热,清肝明目。

注:方中冬桑叶苦微寒,对于疏散风热明目有很好的效果,与黑芝麻搭配,可以治肝阴不足,肝火上亢之昏花。秦皮苦微涩性寒,人多食其治痢疾之功,但疗肝热目赤肿痛亦验。蔓荆子、蒺藜也有散风明目之功。荆芥则理血解毒,于血蕴热毒目赤咽痛较好。此方时予以徐本林为慈禧所拟,同日尚有敷药散方并用,以绿豆、蝉蜕、荆芥穗、泽兰、秦皮、夏枯草、连翘、白芷、蔓荆子共为细末,淡蜜水调敷。

16. 清上止痛熏目方

组方:甘菊花二钱 桑叶二钱 薄荷一钱 赤芍三钱 茺蔚子二钱 僵蚕二钱(炒)

用法:水煎,熏洗。

功用:祛风清热,养肝明目。

注:医案记载,光绪患眼疾有很多年,自光绪二十五年至三十年间,其脉案均断续见有记载。例如,光绪二十五年二月,皇上脉案述:"目中白睛纤丝未净,视物昏蒙,左眼尤甚,眼胞时觉发胀。"推测光绪所患为结膜炎之类眼病,故此期细目方特别多。

方中薄荷、桑叶、甘菊花祛风清热养肝明目;僵蚕祛风散结,可治风邪引起之目疾。茺蔚子凉肝明目,治血滞之;赤芍入肝,可泻火。上六味药,其气轻清,故用之熏目。其方与光绪病情十分贴合。

17. 清肝明目熏洗方

组方:赤芍二钱　木贼草二钱　红花二钱　甘菊花一钱　冬桑叶一钱　僵蚕二钱(炒)　珠兰茶一钱

用法:水煎,熏洗。

功用:祛风清热,活血明目。

注:本方特点在于用祛风清热明目药的同时,加入活血药品。研究证明活血化瘀法的消退作用对多种炎症均都有好的效果,乃至有用此法治疗结膜炎的报道。

18. 清风明目洗药方

组方:薄荷一钱五分　蔓荆子二钱(生研)　酒连二钱(研)　酒胆草二钱　青皮三钱(炒)　川芎二钱　桑叶四钱

用法:水煎透,熏洗患处。

功用:祛风清热,泻火明目。

注:本方是御医杨际和为光绪所拟。方中薄荷、桑叶可以清热祛风,蔓荆子、防风能够辛温发散,川芎可以调肝和血,青皮能健脾理气,酒胆草可以清肝胆湿热。黄连苦寒可泻火解表,润燥清热。现代研究证明,黄连抗菌谱很广,酒炒后其药力上行,再与其他药搭配使用,有清头明目的功用。《本草正义》述:黄连"治目疾,须合泄风行血"之品,或为经验之谈。

19. 洗目方(一)

组方:防风一钱五分　薄荷八分　菊花二钱　桑叶一钱　赤芍二钱

用法:用水熬透,洗之。

功用:祛风清热,除湿明目。

注:本方为光绪洗目方,即清上止痛熏目方去芜蔚子、僵蚕,加防风。按防风功能祛风胜湿,可散头面之风。《珍珠囊》云:"散头目中滞气、经络中留湿。"故本方加用防风在于增强宣散除湿之力。

20. 洗目方(二)

组方:霜桑叶一钱　夏枯草一钱　蝉衣一钱　薄荷叶五分　木贼草一钱　菊花一钱　香白芷一钱　当归一钱五分(酒)

用法:水煎,熏洗。

功用:清热散风,退翳明目。

注:本方也是从清热除湿祛风方中转化出来的。方中夏枯草味苦辛性寒,具有清热散结、清肝明目的作用,可以治肝火目痛。白芷辛温表散风寒,具有

通窍止痛的效果。蝉衣功可退翳,与菊花合用对于治风热目翳有良效。木贼草是明目退翳的主药,当归可以补血和血,再加入桑、菊、薄荷,有清热散风,退翳明目的功能。

21. 洗目方(三)

组方: 霜桑叶八分 薄荷八分 僵蚕一钱 蕤仁一钱(研) 赤芍一钱五分 青葙子八分

用法: 水煎,熏洗。

功用: 退翳明目。

注: 此方为光绪帝所用,在清上止痛熏目方中去掉茺蔚子、菊花,加入青葙子、蕤仁。青葙子是为治眼的主要药品,能够明目退翳。蕤仁性甘寒,对于祛风散热、养肝明目有很好的功用。《本经》谓"明目,主目赤痛伤泪出"。此药对目赤红痛、翳蔽瞳孔、视物不明,有一定疗效。

22. 洗目方(四)

组方: 甘菊花一钱 冬桑叶二钱 薄荷八分 白芍二钱 僵蚕二钱(炒) 草决明一钱 橘络一钱 当归二钱

用法: 水煎,熏洗。

功用: 祛风清热,和血通络,养肝明目。

注: 本方是在辛散祛风药中,加入平肝育阴和血通络的药品,是效法宗清上止痛熏目方进退用药。

23. 洗目方(五)

组方: 菊花一钱五分 霜桑叶一钱 赤芍二钱 蕤仁一钱五分

用法: 水煎,熏洗。

功用: 祛风清热,养肝明目。

注: 本方用药较少,配伍精当,具有祛风清热养肝的功用,洗目之药方,药味总不宜过多为妥。

24. 熏洗方(一)

组方: 生珍珠母六钱 五味子二钱 煅磁石六钱 甘菊花二钱 冬桑叶二钱 代赭石三钱

用法: 醋煎,随意熏之。

功用: 祛风平肝,滋肾明目。

注: 本方是御医赵文魁为光绪所拟,配伍合理。方中冬桑叶、甘菊花具有祛风的功能,对于上焦之热的清除有良效。五味子能够明目,现代研究证明,

对于提高正常人和眼病患者的视力,改善视野有很好的作用。代赭石主要含有三氧化二铁,有平肝镇逆作用。生珍珠母主要含有碳酸钠,可平肝潜阳。仅有报道以珍珠母为主,加苍术、人参水煎,可治内眼疾患。煅磁石主要含有四氧化三铁,《本草衍义》云:"肾虚,耳聋目昏,皆用之。"总之,本方物点是矿物、甲类、植物药同时并用。

25. 熏洗方(二)

组方:甘菊花二钱　桑叶二钱　蕤仁二钱　赤芍二钱　谷精草二钱

用法:水煎,熏洗。

功用:祛风清热平肝,滋阴活血明目。

注:本方具有增强清热明目退翳的作用。

26. 熏洗方(三)

组方:甘菊花三钱　霜桑叶三钱　蕤仁三钱　赤芍三钱　谷精草三钱　防风三钱　石决明三钱　薄荷一钱　僵蚕二钱(炒)　茶叶三钱　黄芩三钱

用法:水煎,熏洗。

功用:祛风平肝,清热明目。

注:本方为上方加入其他药品而成,其中霜桑叶、甘菊花具有清肝明目的效果,古方记载有桑麻丸、杞菊地黄丸治眼疾的案例。谷精草能够明目退翳,《本草纲目》记载其与防风等分为末,治目翳效果很好。石决明具有清肝明目的功能,《集验方》记载可治目昏。蕤仁能养肝明目,配伍桑菊可以治目赤肿痛,以药测症。该方用于治光绪风热目疾。

27. 明目除湿浴足方

组方:甘菊三钱　桑叶五钱　木瓜五钱　牛膝五钱　防己四钱　茅山术五钱　黄柏三钱　甘草三钱

用法:水煎,洗足。

功用:明目止痒,清热解毒胜湿。

注:慈禧曾使用本方达到明目止痒胜湿的效果,用桑菊与三妙散加味。三妙散本来用于治下体湿热,此方是用来明目,可能是用浴足法等上病下治的方法,也或者慈禧同时有下焦或足部湿热的症状。

28. 避瘟明目清上散

组方:南薄荷五钱　香白芷五钱　川大黄六钱　大青叶一两二钱　珠兰茶一两二钱　降香四钱　上朱砂二钱　上梅冰片一钱

用法:先将前九味研极细面后,兑冰片,再研至无声。

功用:清热解毒,芳香避瘟。

注:医案记载,光绪十三年五月十八日,御医杨际和提避瘟明目清上散闻药方。

29. 明目延龄丸又方

组方:霜桑叶二钱 甘菊二钱 羚羊尖一钱五分 生地二钱 泽泻一钱 生牡蛎二钱 蒙花一钱五分 女贞子二钱(研) 生杭芍一钱五分 枳壳一钱五分(炒)

用法:共研细面,炼蜜为小丸,每服二钱,白开水送下。

功用:明目养肝。

注:医案记载,光绪三十一年八月初七日,御医姚宝生谨拟老佛爷明目延龄丸。

30. 霜桑叶洗目方

组方:霜桑叶三钱

用法:水煎,每日净面后洗目用。

功用:散风热,明目。

注:医案记载,光绪某年正月十六日,御医拟此方为皇帝使用。

31. 明目延龄膏

组方:霜桑叶一两 菊花一两

用法:共以水熬透,去渣,再熬浓汁,少兑炼蜜收膏,每服三钱,白开水冲服。

功用:明目。

注:医案记载,光绪某年七月十七日,御医张仲元谨拟老佛爷明目延龄膏。

32. 熨治面风方

组方:荆芥穗二钱 杭菊花一钱五分 抚芎二钱 明天麻一钱五分 香白芷一钱五分 霜桑叶四钱

用法:右六味,煮熟鸡子二枚,去皮同煮多时,必令药味入里,取鸡子热熨,微凉即换一枚熨之,蚕沙一两,同黄酒炒热,绢包裹频熨。

功用:平肝祛风。

注:医案记载,光绪二十八年五月二十四日,老佛爷左眼下睑时觉跳动,御医判定系肝气不舒,风湿相搏上冲,用外治二方于后。

33. 祛风活络熨方

组方:防风三钱 白芷三钱 炙穿山甲三钱 皂角三钱 薄荷一钱

用法:共研细面,用酒水合匀,装绢袋内,蒸热熨之。

功用:宣通脏腑,贯彻经络,透达关窍。

注:医案记载,光绪二十八年六月初一日,寿药房传出皇太后用祛风活络之法三分。

34. 祛风活络贴药方(一)

组方:防风二钱　白芷二钱　白附子二钱　僵蚕三钱　细辛六分　天麻一钱五分　白菊花二钱　南星二钱　橘络二钱　薄荷一钱

用法:水煎,热熏,温洗。

功用:祛风活络。

注:医案记载,光绪二十八年六月二十一日,御医庄守和、范绍相、张仲元、忠勋谨拟老佛爷祛风活络洗药方。

35. 防风活络贴药方

组方:防风三钱　白芷三钱　白附子二钱　僵蚕三钱　天麻二钱　薄荷一钱五分

用法:共研细面,兑大皂角六两,蒸透合匀,随意敷用。

功用:防风活络。

注:医案记载,光绪二十九年正月二十七日,御医庄守和、张仲元、姚宝生谨拟老佛爷防风活络贴药法。

36. 祛风活络贴药方(二)

组方:白附子五钱　僵蚕一两　蝎尾五钱　薄荷三两　防风一两　芥穗一两　天麻一两　炙甘草一两　川羌活五钱　川芎五钱　乌头五钱　藿香五钱

用法:共为细面,用大角子四十个,香肥皂二十个,黑糖水化开,合药为锭,每锭二两。

功用:祛风活络。

注:医案记载,光绪三十年六月初三日,御医庄守和、姚宝生谨拟老佛爷祛风活络贴药法。

37. 清热祛风贴药方

组方:口防风二钱　薄荷八分

用法:共研极细面,兑大角子二两,掺匀,作锭贴之。

功用:防风温燥。

注:医案记载,光绪三十二年七月十三日,御医姚宝生谨拟老佛爷清热祛风贴药法。

38. 清肝定痛洗目方

组方:僵蚕二钱(炒) 薄荷六分 赤芍二钱 红花一钱 木贼草一钱 蕤仁一钱五分 秦皮二钱

用法:水煎洗之。

功用:养肝明目,清热解毒。

注:医案记载,光绪某年九月二十五日,御医赵文魁谨拟皇上清肝定痛洗目方。

五、治耳方

五味散

组方:黄芩一钱 黄柏一钱 轻粉一钱 青黛一钱 侧柏一钱

用法:共为细末,加冰片二分,红升丹一钱。

功用:解毒消肿,燥湿凉血,治耳疮、鬼脸疮。

注:此方又叫作上毒疮药。方中黄芩、黄柏、轻粉、青黛具有解毒燥湿杀虫的效果;青黛、侧柏具有凉血的作用,合用对于治疗头面、皮肤,患处有脓水有很好的作用。用此药干涂上,用麻油、凉水调敷。

六、治鼻方

1. 代鼻烟方

组方:鹅儿不食草二钱 细辛六分 白芷二钱 全蝎二个六钱 薄荷一钱 川芎一钱五分 青黛一钱

用法:共研细面,代鼻烟用,外传川贝八两(研末),三剂。

功用:通鼻塞。

注:此方为王肯堂《证治准绳》碧云散加减,对于治疗头痛脑酸、风痒鼻塞有很好的疗效。西太后用此方,达到目鼻并治的效果。碧云散原方为鹅儿不食草、青黛、川芎、细辛及牙皂末,研为细末,以鼻嗅涕泪为效。

此方鹅儿不食草为主药,具有辛温清散、去翳、通鼻塞的效果,《本草纲目》谓此药治"鼻塞不通,塞鼻瘜自落,又散疮肿"。今以此药治反应性鼻炎,研细粉吸入鼻孔,每日数次或用棉花浸湿拧干后,包少许药粉,卷成细条塞入鼻中半小时后取出,每日一次;或是制成油膏纱条,置鼻腔内也能取得同样效果。

2. 疏风活络方

组方:麻黄四钱　石膏二钱　桂心一钱　干姜一钱　川芎一钱　当归五分　黄芩五分　杏仁七粒　竹沥二钱

用法:共研细面,兑大角子掺匀,敷于患处。

功用:疏风活络,活血通脉。

注:医案记载,光绪三十二年十月二十三日,慈禧用此方治面风。

第五章 清太医院五官科医案组方特点

第一节 清太医院医案中五官科组方常用药物及功用

清太医院医案五官科组方常用药物,均经过御医的严格甄选,其药性在被仔细辨明后方才入药。加深对这些常用药物的了解,对我们在应用传统医学治疗五官科病时有实用价值。

五官科组方常用药物有以下几种。

(1)西青果。分布于广西、云南西南部、广东南部等地。又名藏青果。性平、味苦、微甘、涩,归肺经、大肠经。具有清热生津、利咽解毒之功用。多用于治疗慢性咽喉炎、声音嘶哑、咽喉干燥。

(2)桑叶。全国大部分地方区多有生产,尤以长江中下游及四川盆地桑区为多。桑叶是桑科植物桑的干燥叶,可食用,也可制作药物。具有降血压、降血脂、抗炎等作用。桑叶还能作为食品食用,用以泡茶更有利于身体健康。性苦、甘、寒。归肺、肝经。具有疏散风热、清肺润燥、平抑肝阳、清肝明目、凉血止血之功用。用于治疗风热感冒、肺热燥咳、头昏头痛、目赤昏花等症。

(3)桔梗。产于东北、华北、华东、华中各地及广东、广西(北部)、贵州、云南东南部(蒙自、砚山、文山)、四川(平武、凉山以东)、陕西。桔梗为桔梗科植物桔梗的根。桔梗别名苦梗、苦桔梗、玉桔梗,性苦、辛、平,入肺经。具有宣肺祛痰、利咽、排脓、止咳化痰、去除咽喉肿痛之功用,治疗肺痈咳吐脓血。阴虚久咳、气逆咳血者忌用。

(4)黄芩。野生黄芩分布于中国内蒙古中东部和东北三省大部。河北承德、内蒙古赤峰等几个最具规模的主产区,是中国北方野生中药材的主要产地之一。栽培黄芩主要分布在山东、山西、陕西、甘肃四大产区。别名山茶根、土金茶根。味苦,性寒。归肺、胆、胃、大肠经。具有清热燥湿、凉血安胎之功用。

(5)竹茹。①青秆竹:多生于平地、丘陵。分布于广东、广西。②大头典竹:生于山坡、平地或路旁。分布于广东、海南及广西。③淡竹:多生于丘陵及平原,分布于黄河流域至长江流域间及陕西秦岭等地,尤以江苏、浙江、安徽、河南、山东等省为较多。别名竹皮、青竹茹、淡竹茹、竹二青、青子竹,禾本科植物。性甘、微寒,归肺、胃、胆经。具有清热化痰、除烦止呕之功用。用于痰热咳嗽、胆火挟痰、烦热呕吐、惊悸失眠、中风痰迷、舌强不语、胃热呕吐、妊娠恶阻、胎动不安。竹茹善走阳明经,能清胃腑之热症。竹茹味甘性微寒,胃热咳哕不寐安。肺热咳嗽痰黄稠,寒热能除善呕逆。

(6)橘红。产于福建、浙江、广东、广西、江西、湖南、贵州、云南、四川等地。芸香料植物橘及其栽培变种的成熟果皮的外层红色部分。味辛、苦、性温。归肺、脾经。具有理气、健脾、消食、燥湿、醒酒、消油腻、宽中、解蟹毒之功用。主治化痰止咳、风寒咳嗽、慢性气管炎、哮喘、喉痒痰多、胸中痰滞、呕吐呃逆、饮食积滞、食积伤酒、呕恶痞闷、长期胃痛、气痛等。

(7)枳壳。主产于四川、江西、湖南、湖北、江苏。芸香科植物酸橙及其栽培变种的干燥未成熟果实。性味苦、辛、酸、微寒,归脾、胃经。具有理气开胸、行滞消胀之功用。临床常用于治胸膈痰滞、胸痞、胁胀、食积、噫气、呕逆、下痢后重、脱肛、子宫脱垂等。

(8)香附。主产于浙江、福建、湖南。别名香头草、回头青、雀头香、三棱草,性味辛、微、苦、甘、平。入肝经。具有理气解郁、调经止痛、安胎之功用。主治胁肋胀痛、乳房胀育、疝气疼痛、月经不调、脘腹痞满疼痛、嗳气吞酸、呕恶、经行腹痛、崩漏带下、胎动不安。用于肝郁气滞、胸胁、脘腹胀痛、消化不良、胸脘痞闷、寒疝腹痛、乳房胀痛、月经不调、经闭痛经等治疗。

(9)紫苏梗。产于湖北、江苏、河南、四川、广西、山东、广东、浙江、河北、山西等地。中国各地均有栽培。别名紫苏茎、苏梗、紫苏杆。性温,入肺、脾、胃经。具有行气宽中、和胃止呕之功用。用于感冒风寒、发热恶寒、头痛鼻塞、兼见咳嗽或胸闷不舒者。解表散寒,行气和胃。用于风寒感冒、咳嗽呕恶、妊娠呕吐、鱼蟹中毒。用于脾胃气滞、胸闷、呕吐之症。紫苏茶可以抗海鲜过敏,解表散寒,治疗感冒,解鱼蟹毒。紫苏还能减轻胸腹胀满的症状,亦能治疗牙周炎,抑制花粉过敏症。

(10)胖大海。分布于广东湛江、海南、广东东兴、云南西双版纳等地。别名大海、大海子、大洞果。本品味甘性寒,质轻宣散,上入肺经清宣肺气,为喉科良药;下归大肠经清肠通便,用治热结便秘所致的上部火毒证,因药力较弱,只适用于轻症。具有清热润肺、解毒利咽的功用,主治干咳无痰、喉痛、音哑、骨蒸内热、吐衄下血、目赤、牙痛、痔疮漏管。

（11）甘草。分布在东北、华北、陕西、甘肃、青海、新疆、山东。别名密草、国老、粉草、甜草，而以"国老"独著。甘草性平，味甘，归十二经。具有补脾益气、滋咳润肺、缓急解毒、调和百药之功用。甘草有"生用"与"蜜炙"之别。炙甘草主治脾胃功能减退、大便溏薄，乏力发热及咳嗽、心悸等。生甘草主治咽喉肿痛、痈疽疮疡、胃肠道溃疡及解药毒、食物中毒等。

（12）薄荷。广泛分布于全国各地，其中江苏、安徽为传统地道产区。别名鱼香草，为唇形科植物薄荷或家薄荷的全草或叶。性辛，味凉，入肺、肝经。具有疏散风热、清利咽喉、透疹止痒、消炎镇痛之功用。主治风热表证、头痛眩晕、目赤肿痛、咽痛声哑、鼻渊、牙痛、麻疹不透、隐疹瘙痒、肝郁胁肋脘胀、瘰疬结核等症。薄荷也有美容的功用。薄荷茶可用来洗头，能消除头皮，令头发清爽，洗发后更有天然的清香，令人精神一振。薄荷汁外敷则可令肌肤更光滑。另外，长期以晒干的薄荷叶来刷牙，可以令牙齿洁白和口气清新。

（13）芥穗。全国大部分地区均产，主产于江苏、浙江、江西等地。唇形科植物荆芥的花穗，气芳香。味微涩而凉。归肺、肝经。具有解表散风、透疹、消疮、止血之功用。用于感冒、麻疹透发不畅、便血、崩漏、鼻衄。发表，祛风，理血。炒炭止血。用于感冒发热、头痛、咽喉肿痛、中风口噤、吐血、衄血、便血、崩漏、产后血晕、痈肿、疮疥、瘰疬。

（14）柴胡。分布于东北、华北、西北、华东、湖北、四川等地。柴胡为伞形科植物柴胡或狭叶柴胡的干燥根。分为北柴胡及南柴胡。别名地熏、茈胡、山菜、茹草、柴草。味苦、辛，性微寒，入肝、胆经。清热解表，和解少阳，疏肝解郁，升阳举陷。用于感冒发热、寒热往来、疟疾、肝郁气滞、胸肋胀痛、脱肛、子宫脱落、月经不调。

（15）连翘。产于河北、山西、陕西、山东、安徽西部、河南、湖北、四川。木樨科连翘属植物，中药味苦，性微寒。归肺、心、胆经。具有清热解毒、散结消肿之功用。蒙药味苦，性凉。主治热病初起，风热感冒、发热、心烦、咽喉肿痛、斑疹、丹毒、瘰疬、痈疮肿毒、急性肾炎、热淋。

（16）黄连。分布于四川、贵州、湖南、湖北、陕西南部。为毛茛科植物黄连、三角叶黄连、峨眉野连或云南黄连的干燥根茎。别名味连、雅连、川连、云连。性味苦、寒，归心、胃、肝、大肠经。具有清热燥湿、泻火解毒之功用。用于湿热痞满、呕吐、泻痢、黄疸、高热神昏、心火亢盛、心烦不寐、血热吐衄、目赤吞酸、牙痛、消渴、痈肿疔疮。外治湿疹、湿疮、耳道流脓。酒黄连善清上焦火热。用于目赤、口疮。姜黄连清胃和胃止呕，用于寒热互结、湿热中阻、痞满呕吐。

萸黄连舒肝和胃止呕,用于肝胃不和、呕吐吞酸。主治泻火、燥湿、解毒、杀虫。治时行热毒,伤寒,热盛心烦,痞满呕逆,菌痢,热泻腹痛,肺结按,吐、衄、下血,消渴,疳积,蛔虫病,百日咳,咽喉肿痛,火眼,口疮等。使用时须注意:黄连大苦大寒,过服、久服易伤脾胃,脾胃虚寒者忌用;苦燥易伤阴津,阴虚津伤者慎用。

(17)厚朴。分布于陕西、甘肃、浙江、江西、湖北、湖南、四川、贵州等地,主产于四川、湖北、浙江。别名烈朴、赤朴、厚皮。气味苦、温、无毒。归脾、胃、大肠经。主治脾胃虚损。

(18)茯苓。分布于河北、河南、山东、安徽、浙江、福建、广东、广西、湖南、湖北、四川、贵州、云南、山西等地。主产于安徽、云南、湖北。别名云苓、松苓、茯灵。茯苓原生物为多孔菌科真菌茯苓的干燥菌核,多寄生于马尾松或赤松的根部。为寄生在松树根上的菌类植物,形状像甘薯,外皮黑褐色,里面白色或粉红色。性味甘、淡、平,入心、肺、脾经。古人称茯苓为"四时神药",因为茯苓功用非常广泛,不分四季,将茯苓与各种药物配伍,不管寒、温、风、湿诸疾,都能发挥其独特功用。茯苓味甘、淡、性平,入药具有利水渗湿、益脾和胃、宁心安神之功用。现代医学研究,茯苓能增强机体免疫功能,茯苓多糖有明显的抗肿瘤及保肝脏作用。

(19)陈皮。产于福建、浙江、广东、广西、江西、湖南、贵州、云南、四川等地。陈皮是茶枝柑剥下的皮经过陈化三年以上的果皮,《国家药典》正名为"橘皮",而中医及民间常称为"陈皮"。性味辛、苦、温。归脾肺经。陈皮主治脾胃不和、脘腹胀痛、不思饮食、呕吐哕逆;痰湿阻肺、咳嗽痰多、胸膈满闷、头目眩晕;水肿、小便不利、大便秘结;乳痈疥癣,中鱼蟹毒、酒毒。

了解并掌握清太医院医案中五官科治疗组方中常用药物的特点,对于传承中医学、运用中医药学中的精华为患者服务,进一步开发代茶饮法都有极大的帮助。

第二节　清太医院五官科医案组方特点

中药组方基于辨证的基础,根据患者的具体病情,利用药物的药性,斟酌药物的用量,进行科学合理配伍后形成组方,按照中医理论,搭配原则分为"君、臣、佐、使"四个部分。《素问·至真要大论》曰:"主病之谓君,佐君之谓臣,应臣之谓使。""君"药,顾名思义,是众药的核心,是治疗主要病症的药物;"臣"药,则是起辅助作用,以更好发挥主要疗效的药物;"佐"药,是协助主药治疗并发症，或用以与某些药物中和，以清除它们的毒性、烈性，避免给人体带来不良反应的药物；"使"药，是对诸药进行调和的药物。清太医院在药物配伍原则的指导下，灵活变化，对于不同的病症均能达到良好的效果。例如，清初名医徐灵胎曾云，仲景制方，"方之治病有定，病之变迁无定"就体现了他们的行医思想。而五官科作为清太医院医案中的重要组成部分，与所有医案中组方一样，拥有普遍相同的特点。

清太医院五官科医案组方特点有以下几个方面。

（1）立方严谨，组方灵活，注重与时俱进。每个药品均有自己的特性，而药品的不同组合所达到的效果更是大相径庭。因为是为皇家服务，所以五官科组方与其他科组方相同，"用药谨慎"是第一原则，在谨慎的同时，也讲究实效，因此，组方也体现出很大的灵活性，在经方上变通应用，以能够迅速对症，快速治愈患者，取得立竿见影的效果。对于当时民间温病学派的崛起，清宫御医也并未故步自封，而是认真研究，取长补短，尤其是五官科组方更是如此。例如，清太医院医案记载，慈禧用加味白虎汤治咽喉舌干，口渴引饮，时作咳嗽，便是参照了民间的温病学派组方；又如，道光朝顺常在以"脉息弦数，原系肺胃热盛，外受风凉，以致恶寒，胸胁胀痛，牙龈宣肿，牵引咽喉作痛，饮食难下"，病因是瘟热过盛，采用外擦玉露霜，内服柴葛陷胸汤的方法进行治疗，这便是使用小陷胸汤全方，第二天便取得了明显疗效，咽喉肿痛的症状逐渐消失。

除五官科外，清太医院御医利用民间时方治疗其他科疾病的记载也不在少数。例如，嘉庆皇帝脉案记载五苓散组方说道："皇上用，五苓散二料：云苓八钱，炒于术四钱，泽泻六钱，猪冬六钱，紫油桂八分（去粗皮），共研细面，再服一钱，焦三仙汤送下。"又如，嘉庆朝二阿哥患"红白痢"，以香连胃苓汤治疗，次日即获显效。慈禧之用苓桂术甘汤治疗"水泄""水气作鸣"，并曾以猪苓汤、文蛤散加减治"口渴水泄"，有效。由此可见，五苓散类方在当时宫中医疗时也得到了相对普遍的应用。

（2）不墨守陈规，大胆创新，推广通腑治法。清太医院医案在组方上，虽有很多传承，但却并不拘泥于此，根据新的病情变化，对组方革陈出新并加以记载是常见的。而在组方的治法上，通腑治法应用则最为广泛。通腑治法正是运用这一机制，认为多数病症都是从腑而生，而且在疾病治疗过程中，首先要见到实效，其次需要巩固病情，通腑治法可以达到这一目的。

清宫太医院医案中，可以找到通腑除滞法在妇科月经病及幼科病的应用。

例如，咸丰朝贞贵妃于咸丰二年六月以"荣分未行""冲任之脉闭塞"，配活血通经丸常服，方中用了酒军及玄明粉。这就是通腑除滞法在妇科中的应用实例。又如，宣统三年七月，御医张仲元以溥仪"郁寒化热，以致肠胃燥结……周身皮肤发热，口黏而渴，有时躁汗，腹中闷胀，身肢懒倦，谨拟古方调胃承气汤调理"，在此之前，还用过一捻金及酒军等；后因结合治疗谵语加清热化燥法而好转，时溥仪仍居紫禁城，年仅五岁余。这个案例则是通腑除滞法在儿科中的应用表现。

通腑除滞法方剂很多，除承气剂外，凉膈散、当归龙荟丸等方也经常被用来泻实通腑；有时也用控涎丹、礞石滚痰丸、大黄附子汤等来达到效果。而皇家日常饮用的大黄茶，也具有清热、通腑、健胃的功用，有的剂量为每日五钱之多，可以说这是一种大胆的创新，也从一方面证明清太医院在谨慎基础上的革新出新精神。

相关通腑除滞法案例还有嘉庆朝二阿哥福晋"原系停饮受凉之症"，治疗后，"胸闷疼痛渐减，唯里热未净"，用调中润燥汤（油当归三钱、火麻仁三钱、郁李仁二钱、杏仁二钱、酒川军二钱、次生地三钱、生甘草五分、焦楂三钱、炒枳实一钱五分，引蜂蜜一茶匙，兑服），方中寓承气意，次日见好；后再加元明粉一钱五分冲服调理，"翌日诸症俱好"；最后"用保和丸避风缓缓调理"。

乾隆朝十五阿哥福晋于乾隆四十年九月十四日所用之清解和中汤内就用了枳实、酒军、厚朴各一钱五分，疗效突出。

道光朝孝慎成皇后以"膈间痰热，胸胁胀闷，夜间少寐，用药调治，诸病渐减，唯痰热尚盛""议用控涎丹五丸调理"。御医张新、苏钰等处方为："大戟三钱（面裹烘），白芥子三钱（姜汁炒），甘遂三钱（醋炒），共研细面，姜汁枣肉为丸。如桐子大"。应用次日，诸病渐减。按控涎丹为《三因极一病证方论》方，又称子龙丸或妙应丸，通腑逐水力大。

通腑除滞方中的凉膈散为《局方》中著名而有效的通腑泻火、清热解毒的方剂，也经常被采用。例如，咸丰皇帝的嫔妃同治三年十二月以外感后"胸满头眩，咽嗌肿痛，身肢酸软，时有烦躁"，御医冯铨处方凉膈散加味治疗。道光朝之顺常在，于道光十七年十月二十三日以"肺胃热盛，外受风凉，服过疏解柴葛等汤，牙眼溃破出脓，咽喉肿痛俱减，唯温热未净"，御医回清泰止予"内服加减凉隔饮，午晚二帖，外仍吹牛黄散调理"，取得明显效果。

总而言之，正因清太医院医案组方的严谨性、灵活性、与时俱进、不断革陈出新等众多特点，故对现今中医临床具有借鉴和指导意义。

第六章　清太医院代茶饮方剂在现代临床中的应用

第一节　清太医院代茶饮在现代临床应用中的特色

清太医院医案中所记载的代茶饮对于现代临床应用仍具有一定的指导意义,也因其突出的特色和明显的优势,容易被人们接受,从而为能得到更大的推广奠定了坚实的基础。中药代茶饮在经济上、医疗上具有极高价值,在保健调理和治疗方面作用显著,与现代人们的需求相适宜,因此,人们非常乐于使用中药代茶饮。中药代茶饮多用于养生、保健、调理等医疗中,用以缓解和治疗身心疾病,而清太医院医案代茶饮在现代临床应用中也形成了自己的特色。

清太医院医案代茶饮在现代临床应用中的特色有以下几方面。

(1)取材广泛,制作简单,有良好的群众基础。清太医院医案中的代茶饮虽说是为皇家进行医疗服务,但是组方药材却都十分常见,来源广泛,而且制作方法也并不复杂,根据其组方便可以照本操作。例如,一些案例记载的代茶饮材料,如陈皮、山楂、生姜、大枣、山药、绿豆、梨等均是普通药材。从操作方法上来看也比较简单,以治疗风寒感冒的组方为例,便是用生姜、苏叶、红糖配成饮方,煮水泡茶服用,从而起到发汗驱寒的功用。医案中绝大部分代茶饮的制作方法均像上述组方一样容易操作,方法一般都是用沸水冲泡,稍复杂一些的也只是用水稍加煎煮而已。再从制作器皿来看,医案记载的代茶饮制作器皿也均是日常生活里十分常见的,不像中药汤剂那样,需要专用的器皿加以一定时段的煎制,有相对较高的要求。

(2)组方十分灵活、利于调配。中药代茶饮作为传统中医的组成部分,拥有中医辨证论治的理论,因此,组方并非一成不变,在药物的选择及用量上,会根据病症的不同而进行相应的调整。这点对于今天的临床应用有很好的指导意义。

(3)治疗过程平和,适宜慢性疾病调理。中药代茶饮药量比较少,药性平和,是一种适合长期服用、高频次服用的药剂。一些慢性疾病若是采用常规医疗手段,会给患者的生活带来严重影响并对患者的精神造成很大的压力,而采用中药代茶饮则能够最大限度地减少患者的精神压力,不惊扰患者的日常生活,同时也不会给患者的肠胃带来不必要的负担。因此,对于慢性病及长期不适症状的调养与治疗是非常适宜的。

(4)用药量少、口味甘淡,符合现代人们需求。因为中药代茶饮的主要制作方法是冲泡,而中药材一经冲泡,便能够充分释放其药性,再经反复冲泡后,药性可以得到最大限度地溶解,以发挥药效。基于此优势,中药代茶饮的组方无论是在药物数量还是在药物质量上都普遍较少,因此耗材不多。药物的味道以甘淡为主,现代的中药代茶饮更是口味多样,利于下咽,为儿童服药困难提供了较好的解决方案。例如,《本草纲目》中的"桑蜜茶"组方,将每片桑叶沾上蜂蜜,阴干后用水煮后代茶饮用,以此治疗小儿渴疾。组方中的桑叶甘寒清润,配上甘甜的蜂蜜,可以共同起到清肺润燥的功用,对于治疗小儿夏季热口渴很有效果,而且此代茶饮喝起来甘甜可口,患儿易于接受。中药代茶饮甘淡的口味也可以让慢性疾病患者及保健养生的人们长期服用起来没有困扰,使人们在治疗慢性疾病及养生保健的同时享受到可口的饮品,为实现最终的目标增添了无穷动力。

第二节　清太医院代茶饮方剂的现代临床应用

从现实意义而言,当前我国社会经济繁荣,人们的物质生活水平大大提高,精神文明生活日益丰富,医疗卫生条件不断完善,人们对于健康的要求也随之发生了变化,人们越来越意识到"未病先防"的重要性,与此同时,功能性疾病、慢性疾病也越来越多地困扰着人们的正常生活,中药代茶饮自身的优势对于这些变化可以说是无缝对接。因此,研究并分析清宫代茶饮方剂的现代临床应用是一件很有意义的事情,尤其是研究清宫代茶饮在五官科病治疗方面的现代临床应用,填补这方面的空白更显得重要。下面就着重介绍清宫代茶饮在五官科病治疗方面的临床应用及使用方法。

一、对于咽痛、咽炎等咽喉疾病的临床治疗

咽喉疾病是耳鼻咽喉科疾病常见的一种,主要有咽痛、扁桃体炎、慢性咽炎等。其中,慢性咽炎是这些病症中最常见而且最难以治愈的一个,而代茶饮

对于治疗慢性咽炎具有一定的功用。慢性咽炎也叫作咽部黏膜、淋巴组织及黏液腺的弥漫性炎症，主要表现有咽痛、咽痒、咽干、咽部异物感、烧灼感等。该病常见于中年人，病程长，病情顽固，而且容易反复发作。目前，西药治疗临床上多使用抗生素为主要疗法，同时以药物含化、超短波、糖皮质激素雾化吸入等治疗方法进行辅助。从清太医院医案所载的代茶饮方剂在治疗咽炎、咽痛方面的记载中，可以看到有十分明显的效果。

除慢性咽炎外，咽痛也是咽部疾病较常见的一种，清太医院医案中也常见以中药代茶饮治疗咽痛的记载。每逢秋季，在自然规律的作用下，人们会出现胃中灼热的感受，便会养成喜食冷饮的习惯，这样容易导致出现身体燥邪、口干唇燥、咽喉疼痛的症状。此时服用专用的代茶饮，可以达到润喉生津、化痰下气的效果。清太医院医案中提及的"宫廷青茶饮"即属于此类，青茶又称乌龙茶，属于半发酵及全发酵茶，在中国六大茶类中，独具鲜明的汉族特色。我们常见的青茶有铁观音、武夷岩茶、台湾乌龙等。其中，铁观音清香雅韵，冲泡后带有天然的、馥郁持久的兰花香气，也获得了"七泡有余香"的美誉。研究发现，铁观音具有抗衰老、抗动脉硬化、防治糖尿病、减肥健美、防治龋齿、清热降火等诸多功用，其含有多种机化学成分，如茶多酚、儿茶素、多种氨基酸等，并且锰、铁、氟、钾、钠等微量元素的含量也很丰富，明显高于其他茶类，尤其是含氟量之高居于各茶类之首，可以有效防治龋齿和老年骨质疏松症，是饮用青茶时的首选。

总体来说，青茶对于人体调理的功用十分显著，它可以清肺润喉，改善呼吸系统机能，从而预防呼吸系统疾病；其富含茶多酚的特点，可帮助人体调节血脂、利尿通便、抑菌抗病毒、护肝养胃、清除口腔异味；而富含的儿茶素则可以延缓老化、预防龋齿、改变肠道微生物的分布、抗菌、除臭，并达到清肠排毒、改善微循环、平衡消化系统的功用。田忠敏等人正是利用青茶的这些功用，采用液氮冷冻加中药代茶饮方法治疗慢性肥厚性咽炎从而收到了良好的疗效，成为清太医院代茶饮方剂在现代临床应用中的成功案例。

在咽喉疾病中，急性扁桃体炎是小儿上呼吸道感染常见病。儿童抵抗力较成人低，对于苦味药的接受程度也不高，因此给下药带来了不少困扰。而中药代茶饮比西药中的各类抗生素不良反应少，而且使用起来比中药普通煎剂方便很多、味道也更容易接受。因此，采用口服抗生素与中药代茶饮相结合的方式对儿童急性扁桃体炎进行临床应用是非常有效的。清太医院医案方剂中的金银花味甘寒，具有清热解毒、凉散风热的效果；黄芩味苦寒，具有清热解毒、利水燥湿、泻火止血的效用;玄参味甘、苦、咸,微寒,具有清热凉血、泻火解毒、滋阴的作用;麦冬味甘,微苦,微寒,具有养阴生津、润肺清心、止咳的作用;莲子心性苦寒,味苦,具有清热、固精、安神、强心、止血的作用;胖大海味甘,寒,对于风热、肺燥引起的咽痛音哑有奇效;甘草具有泻火解毒、润肺祛痰止咳的效用,被广泛用于治疗咽喉肿痛等症。上述这些都是清宫代茶饮方中常用的药剂,在治疗小儿急性扁桃体炎上也有一定的临床应用价值。

二、现代临床中五官科病应用清太医院代茶饮常用中药及使用方法

(1)桑叶饮片。组方为桑叶,其有两大作用,一是清热,二是补虚。具有补骨中之髓、添肾中之精、止身中之汗等功用。桑叶可应用于咳嗽患者,正如古籍中记载的它能替代茶止消渴,秋季燥热时,患者会有咳嗽症状,咳嗽有肺热咳嗽、燥热咳嗽之分,这两种咳嗽的表现不一,需对症下药。治疗风热目赤痛,单用桑叶煎汤外洗。治风眼泪下、沙眼目赤目痒,配伍菊花、决明子,具有疏风清热、清肝明目、减肥、消肿、清血的功用。例如,清太医院医案中所载的桑杏汤、桑菊汤。

(2)胖大海复方利咽含片。组方为银花10~50份,菊花10~50份,蒲公英10~50份,板蓝根10~50份,射干10~50份,玄参10~30份,桔梗10~30份,远志10~30份,杏仁10~30份,橘皮10~30份,紫苏梗10~30份,紫苏子10~30份,麦冬10~30份,胖大海10~30份,木蝴蝶10~30份,白芷10~30份,梨10~30份,乌梅10~30份,甘草10~30份,冰糖60~120份,薄荷油1~2份。多用于治疗肺热咳嗽、音哑和咽喉肿痛。增强免疫,去虚劳,补精气、抗衰老,配伍杭白菊、山楂、莲花、莲子心、枸杞子等,具有清热润肺、利咽解毒、润肠通便的功用。本发明的处方组成以中医理论方解如下:六淫之气伤人,首犯肺卫,肺主气,咽喉系肺经所属,又是人体气机出入之门户。其发病除发热恶寒等肺卫表证外,咽喉干痒、红肿、疼痛、咳嗽、音哑、化脓,甚至出现结节等咽喉及与咽喉有关的症状尤多,且缠绵难愈。本处方中银花、菊花、蒲公英、板蓝根、紫苏梗、白芷解表解毒,疏解风寒、温湿、四时不正及时疫之气;银花、甘草、桔梗、远志、杏仁、玄参清热解毒、消肿散结、宣肺利咽、祛痰止咳、解郁行气;银花、甘草与桔梗、甘草即《银花甘草汤》与《甘桔汤》之合方。本处方吸收了清宫秘方《银花代茶饮》及《玄参麦冬汤》之特点,这些古方均是前贤专为咽喉之症而备;加射干、苏子祛痰降气。病久迁延,或反复发作必伤阴耗液,故用胖大海、梨、玄参甘凉咸寒滋阴润燥;木蝴蝶润肺舒肝、畅肺气、复音声,兼

治因情志所伤而致音哑。乌梅、甘草酸甘化阴,则阴化有源。银花、菊花、甘草解毒消痈,配白芷、桔梗、木蝴蝶排脓生肌敛疮,故对肺、咽喉无论是损其用还是伤其体均有良效。

(3)麦冬饮片。组方为洋参麦冬茶,组方西洋参 3 g,麦冬 10 g,沸水浸泡,代茶饮,取自《千金方》,但在清太医院医案中也多有记载和革新,本方用西洋参益气、养阴生津,以麦冬增强养阴生津之功,用于热病气阴两伤,烦热口渴;或老人气阴虚少,咽干口燥,津液不足,舌干少苔。麦冬作为一种常见的传统中药材除了其养阴益胃、清热润燥等功用外,麦冬也有较强的抗菌作用。冬天由于天气干燥,就可用麦冬煎水代茶饮,对口渴咽干、大便干结、皮肤干燥的人都有良好的作用。用于治疗风寒感冒或者痰饮湿浊的咳嗽,配伍沙参、玉竹、人参、五味子,具有润肺养精、益胃生津、清心除烦的功用。

(4)清喉利咽颗粒。组方为黄芩、西青果、桔梗、竹茹、胖大海、橘红、枳壳、桑叶、醋香附、紫苏子、紫苏梗、沉香、薄荷脑,辅料为乳糖、蛋白糖。清喉利咽颗粒是中药制剂,源于清代宫廷古方"宽膈利咽代茶饮"为清喉利咽上品。该组方中的十三味中药均归肺经,具清热利咽、宽胸润喉、清热泻肺火之效,用于治疗风热外束、痰火上攻引起的中医喉痹之症。方中黄芩、西青果具清热解毒、利咽消肿之功用,桔梗、橘红可以化痰利咽;竹茹清热生津、胖大海清热利咽、紫苏梗、枳壳、香附、沉香可理气宽胸。紫苏子可降气化痰、桑叶可疏风解热。其中,黄芩、西青果共为君药,桔梗、橘红、竹茹、胖大海、紫苏梗、枳壳、醋香附、沉香共为臣药,紫苏子、桑叶共为佐药。诸药合用,加之薄荷脑利咽祛痰,可清热利咽,治因风热、痰火所致的咽喉肿痛病症。

(5)杏仁茶。选用精制杏仁粉为主料,用龙凤铜制大壶烧制的沸水冲制,配以杏仁、花生、芝麻、玫瑰、桂花、葡萄干、枸杞子、樱桃。白糖等十余种佐料。杏仁茶是由宫廷传入民间的一种特色传统茶饮,是清太医院医案所载经典组方中在民间中较为普及的一个组方,临床应用相当广泛。实验表明,杏仁茶对动物与正常男性均能降低血胆固醇及甘油三酯,具有防治冠心病及动脉粥样硬化的功用。

(6)枸杞桂枣代茶饮。主要成分为枸杞、桂圆、大枣、陈皮、冰糖。枸杞滋补肝肾,桂圆健脑益智,大枣滋阴补阳,陈皮燥湿化痰,冰糖补中益气,配伍使用则能起到滋阴补气、清肺润喉的作用,桂圆红枣枸杞茶为茶饮。枸杞可以滋补肝肾、明目、润肺、抗衰老。煮桂圆红枣茶的时候加少许枸杞,能增加香甜味又有营养,现代科学证实枸杞对于保护肝脏、增强造血功能、提高免疫力、抗癌等都有帮助,适合上班久坐或者经常吸烟熬夜的人群。

(7)荷叶山楂代茶饮。成分为荷叶、山楂、决明子、白菊、栀子、冰糖。荷叶排毒养颜、减肥降脂,山楂消食健胃,决明子清肝明目,白菊散风清热,栀子能清热利湿,组方使用有助于排毒瘦身,润肠通便,适合消化不良、体虚易出汗者。

可以说,中药代茶饮在清宫太医院医案中记载非常多,后经人们不断地挖掘,价值已经逐渐显现。中药代茶饮组方具有传统中医科学的辨证色彩,使用起来又非常的方便灵活,作用也十分显著,针对性强、适应性广,可以随病症程度不同做适量的增减,能够充分的节省药材,与当前提倡节约型社会建设的风气相吻合。它适宜长期使用,传统的中药代茶饮作为治疗病患药物的属性更多一些,而现在的中药代茶饮则是作为一种保健饮品的属性更高一些,它在传统代茶饮的基础上融入现代文化,制成的新型代茶饮一般是药效较小但是口感很好,适宜当作饮品被日常使用。

第三节　清太医院五官科医案名方现代临床应用

清朝的历史档案保存最为完整,也是历朝历代中最多的,尤其太医院医案的完整性完胜其他任何朝代,这为我们研究传统医学提供了珍贵的史料,其中淬炼出的名方广泛应用于现代临床实践中,为人民群众的健康保驾护航,以下便是清太医院医案五官科名方的总结。

(1)牛黄清心丸。组方为牛黄、当归、川芎、甘草、山药、黄芩、炒苦杏仁、大豆黄卷、大枣、炒白术、茯苓、桔梗、防风、柴胡、阿胶、干姜、白芍、人参、六神曲(炒)、肉桂、麦冬、白蔹、蒲黄(炒)、人工麝香、冰片、水牛角浓缩粉、羚羊角、朱砂、雄黄。本丸主要用于治疗高血压、脑血管病出现的头晕、口眼歪斜、牙关紧闭、痰涎壅盛,还常常用于治疗口腔溃疡。尽管牛黄清心丸的临床适应证比较广泛,但其药物性能还是泻药多于补药,凉药多于热药,因此,临床多用于中医辨证属于热症患者。牛黄清心丸是我国古代有效验方,也是清宫秘方之一,经历了200多年的临床应用,至今已成为临床常用中成药,目前市售之牛黄清心丸因生产厂家不同,与古方之牛黄清心丸有些差异,并且由于药源问题,方中的牛黄、麝香、犀角已分别改为人工牛黄、人工麝香和水牛角浓缩粉。

(2)嗓音宝。选用优质绿茶,配以多种地道中药研制而成的嗓音保健茶。具有清热生津、润喉开音等功用。袋泡茶型,汤色橙而微黄,馨香可口。嗓音宝就是在"代茶饮"组方基础上结合现代医学研制而成的。据药理分析,本品除原有绿茶有效成分外,还含有多种人体必需的氨基酸、碳水化合物、酚酸、陈皮等成分。有改善咽喉嗓音功能和恢复声带疲劳,增加咽喉部腺体分泌和祛痰等作用。

(3)清麟丸。组方为生大黄、牛乳、黑豆、绿豆、厚朴、麦芽、香附、车前草、白术、桑叶、侧柏叶、陈皮、半夏、桃叶。据《清太医院组方》记载,清麟丸具有清气安神的功用,专治男女老幼三焦积热、五脏伏火、风热上攻、头目疼痛、咽喉不清、痰火吼喘、口燥舌干、肝脏积滞、二便不利、鼻口生疮、牙疼耳聋、嘈杂恶心、红白痢疾、鼻血溺血、肠红下血、热嗽痰实、宿酒停毒、胸膈不开、风瘫蛊胀、并皆治之。

(4)万应锭。组方为胡连四斤,黄连四斤,儿茶四斤,朱砂四两,熊胆二两,冰片二两,麝香二两,古墨六斤四两,共研细面,用胆汁合药,为绿豆般小丸,上金衣。现代临床研究证明,万应锭可用于中暑头晕、咽喉肿痛、无名肿毒等症,已为常用中成药。现在所用熊胆多为人造。

(5)五味子膏。制法为五味子八两,水洗净,浸泡半日,煮烂滤去渣,再熬似饴,少加蜂蜜收膏,内服即可。五味子对炭疽杆菌、金黄色葡萄球菌、白色葡萄球菌、肺炎球菌、伤寒杆菌、霍乱弧菌有抑制作用;有调节心脏血管系统病态生理机能及改善血液循环的作用;临床用于肝炎恢复期,对转氨酶高而久不能恢复者有效;还能提高视力、听力等。五味子性味酸、甘、温,入脾肾二经,功能敛肺滋肾,生津敛汗,涩精止泻,单用有收敛补益之效果。据现代药理研究,五味子对中枢神经系统功能有调整作用。北五味子与人参相似,有助于提高心脏功能,对循环系统衰竭者配人参、麦冬,名曰参脉散,用于心力衰竭时的救治,是清宫临终救治的常用之方。用五味子酊、五味子糖浆等制剂,对治疗神经衰弱失眠症颇有效。

(6)搽牙散。组方为铜绿、雄黄、五倍子、枯矾、胡黄连、北细辛、乌梅(火煅存性)各等分。上为末。痘后余毒,攻牙生疳,1日搽进1分。

(7)十味保和汤。组方为人参、白术、茯苓、半夏(制)陈皮各3g,藿香、香附、砂仁各1.8g,炙甘草、木香各9g。十味保和汤具有补气健脾、和胃降逆的功用。治脾胃虚弱,气滞不降,时作暖气。

(8)双料喉风散。组方为珍珠、牛黄、冰片、黄连、甘草、青黛。上药为细末,清热解毒,主治咽喉肿痛、口腔糜烂、牙龈疼痛、鼻窦脓肿、耳内流脓、皮肤溃烂等。

（9）漱口方。组方为金银花二钱,赤芍二钱,薄荷一钱,僵蚕八分,生石膏四钱(炒),蒲黄一钱(生),大黄七分,食盐一匙。可以治疗齿痛,也可以用于漱口。

（10）清热化湿代茶饮。组方为甘菊三钱,霜桑叶三钱,酒芩一钱五分,云茯苓四钱,羚羊四分,炒建曲三钱,广皮一钱五分,鲜芦根二枝(切碎)。临床应用为清热化湿,治疗湿热互结中焦、上焦的方法。对于胸闷腹胀、胃纳不佳、口苦,或咽喉作痛、小便黄赤、舌苔黄腻、脉濡数等有很好的疗效。

（11）清肺利咽代茶饮。组方为南沙参10 g,生地10 g,麦冬10 g,白芍10 g,玄参10 g,大贝母10 g,苏薄荷6 g,粉丹皮10 g,射干10 g,山豆根10 g,甘草4 g。应用在慢性咽炎、咳嗽等症状。如兼风热,可以酌量添加桑叶、蝉衣、牛蒡子;如兼有痰郁症状,酌情添加瓜蒌、马兜铃、枇杷叶;肺肾阴虚明显者,和知柏地黄丸加减。

（12）清咽利膈代茶饮。组方为牛蒡三钱(研),荆芥穗一钱五分,防风一钱五分,桔梗三钱,连翘一钱五分,栀子一钱五分(炒),元参二钱,花粉二钱,枳壳一钱五分(炒),麦芽二钱,浙贝母二钱(去心),甘草七分。引用姜皮二片,荷蒂二个。后来经多方实践将此方化裁为:黄芩、西青果、桔梗、竹茹、胖大海、橘红、枳壳、桑叶、醋香附、紫苏子、紫苏梗、沉香、薄荷脑十三味中药。此方清热利咽,宽胸润喉。用于外感风热所致的咽喉发干、声音嘶哑;急慢性咽炎、扁桃体炎诸药合用,用于日常咽喉的保健,效果很好。本方见于乾隆朝医案,罗衡、田福请得十一阿哥福晋脉息浮数,系肺胃有热,微受风凉,以致烦热咽喉疼痛,左项微浮,食后呕恶。此方,后经多处调整,逐渐固定为由苏梗、黄芩、青果、香附、橘红、沉香、竹茹、胖大海等十三味中药。清宫廷古方"宽膈利咽代茶饮"便由此方化裁而来,历经清太医院不断检验,组方才最终形成。

第四节　清太医院外用方剂的现代临床应用

清太医院医案中所记载的关于用于治疗五官科病的外用方剂较少,大多是口服和代茶饮类方剂。这些外用方剂虽然量比较少,但在治疗五官科病方面效果却十分明显,在现代临床应用中也应高度重视,其中有些方剂更是沿用到现在。其中比较有价值的方剂有以下几种。

（1）塞耳方。所用药物有细辛、菖蒲、附子、白芷、川芎、生姜、熏陆香、桂心等。塞耳方具有较安全、不良反应少、用药量小、方法简便等特点,但应在专业医生的指导下应用,且操作时动作宜轻柔,以免损伤鼓膜。

近年来,有人用塞耳栓治疗耳鸣、耳聋,收到显著效果。方法为:细辛4 g,磁石、冰片各3 g,共研细末,用75%的酒精调和备用,先清洗患侧外耳道,要用小纱布包成黄豆大小并用线扎好,缓缓地塞入患耳即可,每日换药一次,3日为一疗程。

(2)登迪克清宫固齿秘方药物牙膏。成分及制剂:生大黄、熟大黄、生石膏、熟石膏、明矾、枯矾、骨碎补、当归、杜仲等药物,经煎煮酒沉提取有效成分配制而成。清宫固齿秘方牙膏对治疗牙龈炎、牙周炎是有效的。

(3)仁和恩视明眼贴。主要成分包括人参、野菊花、透骨草、石菖蒲、牡丹、丹参、决明、黄连、冰片、薄荷等。能放松脑部神经,更有效地改善血液循环,清除眼内有害自由基和毒素,改善各种眼病症状,呵护眼睛健康。结合了清代宫廷秘方,借鉴《黄帝内经》《秘传眼科龙目论》《目经大成》等多部著作中的眼疾疗法,集古方之大成,现代工艺制作而成。

(4)菊花延龄膏。做法是:取鲜菊花瓣,用火熬透,去渣再熬浓汁,炼蜜收膏。每次服用10~12 g,白开水冲服。菊花服用后能入肺、肝二经,具有解表、疏散风寒、清热清肝、明目、解毒之功用。

在清太医院医案中,慈禧太后有不少"益寿"药方,其中的"菊花延龄膏"颇值得我们重视。据现代医药学研究,菊花中含有白菊酮、胆碱、维生素 B_1、挥发油等,药理实验报告指出,菊花有降低血压的作用,有人用菊花泡茶常常饮之,取得了肯定的降压效果,为老年高血压患者所欢迎。菊花对葡萄球菌包括顽固的金黄色葡萄球菌、铜绿假单胞菌、结核杆菌和皮肤真菌等都有抑制作用。菊花对一些炎症(如乳腺炎、扁桃体炎、皮肤疖疮等)有较好的治疗效果。临床实验证明,菊花可治疗老人的宫颈糜烂,对心脏也有良好作用,它能扩张心脏的冠状动脉,增加冠状动脉的血流量,减缓心率,增加心肌收缩,故久服可有预防冠状动脉硬化的效能。